消化外科手术图解 1

# 小肠结肠外科手术

## 操作要领与技巧

第2版

原　著　渡邊昌彦
上西紀夫
後藤滿一
杉山政則

丛书主译　戴朝六　中国医科大学附属盛京医院

主　译　张雪峰　沈阳军区总医院
金红旭　沈阳军区总医院

译　者（按姓名汉语拼音排序）
蒋会勇　沈阳军区总医院
李　瑾　沈阳军区总医院
吕　赤　沈阳军区总医院
张　成　沈阳军区总医院
张智丽　沈阳军区总医院

丛书翻译秘书
赵　阳　中国医科大学附属盛京医院

人民卫生出版社

Digestive Surgery NOW-1 SHOUCHOU KECCHOU GEKA HYOUJUN SHUJUTSU SOUSA NO KOTSU TO TROUBLESHOOTING DAI 2 HAN
MASAHIKO WATANABE 2008


**图书在版编目（CIP）数据**

小肠结肠外科手术操作要领与技巧/（日）渡邊昌彦等著；张雪峰等主译. —北京：人民卫生出版社，2012.2

（消化外科手术图解；1）

ISBN 978-7-117-14793-4

Ⅰ.①小… Ⅱ.①渡…②张… Ⅲ.①小肠-肠疾病-外科手术-图解②结肠-肠疾病-外科手术-图解 Ⅳ.①R656.705－64②R656.905－64

中国版本图书馆 CIP 数据核字（2011）第 189613 号

| | | |
|---|---|---|
| 人卫社官网 | www.pmph.com | 出版物查询，在线购书 |
| 人卫医学网 | www.ipmph.com | 医学考试辅导，医学数据库服务，医学教育资源，大众健康资讯 |



**图字：01－2010－4685**

消化外科手术图解（1）

**小肠结肠外科手术操作要领与技巧**

**主　　译：** 张雪峰　金红旭
**出版发行：** 人民卫生出版社（中继线 010-59780011）
**地　　址：** 北京市朝阳区潘家园南里 19 号
**邮　　编：** 100021
**E - mail：** pmph @ pmph. com
**购书热线：** 010-59787592　010-59787584　010-65264830
**印　　刷：** 三河市宏达印刷有限公司
**经　　销：** 新华书店
**开　　本：** 889×1194　1/16　**印张：** 10
**字　　数：** 317 千字
**版　　次：** 2012 年 2 月第 1 版　2023 年 12 月第 1 版第 6 次印刷
**标准书号：** ISBN 978-7-117-14793-4/R・14794
**定　　价：** 79.00 元
**打击盗版举报电话：010-59787491　E-mail：WQ @ pmph. com**
（凡属印装质量问题请与本社市场营销中心联系退换）

# 原版序

本书是年轻外科医生必须掌握的基本手术，为使更多的医生能够在短时间内理解和应用小肠及结肠的手术操作，本手术丛书以专家标准操作为模板进行了详细讲解。编者以实用为目的，并率先规范了小肠结肠外科中外科医生所必备的全部基本操作，消化外科专家的简要总结使本书的内容更加丰富。

外科手术不外乎分离、游离、血管处理、切除、吻合等几项操作。首先我们阐述了最为重要的结直肠解剖，只要沿着正确的外科解剖层次，对肠管的外科操作基本上看不到出血。术中不仅要避免血管损伤，更应避免输尿管等的损伤。对手术过程中涉及的部位，如复杂的骨盆内解剖，十二指肠、胰腺及与之相邻的肾被膜的解剖等都进行了详细阐述，这必定对实际应用有所帮助。以清扫淋巴结为目的的血管处理技术，不仅在结肠癌，在其他肿瘤手术中也会用到。对肠造瘘、肠缝合及吻合、阑尾切除等初学者必须掌握的基本操作，也进行了认真地详述。

掌握了本书的知识和基本操作，结肠癌的标准手术就会成为简单的手术。书中还介绍了正确解剖层次的识别方法和特殊操作要点、血管走行图示、正确清扫操作技术等，并增加了使用最新止血装置和缝合器的注意事项。最后章节还增加了常见的肠梗阻肠粘连松解技巧、回肠贮袋肛管吻合术以及炎性肠病的手术操作等。

近年来，外科手术的标准化已成为共识。本书是由临床一线的专家们根据日常工作经验所撰写，实用性强，是消化外科医生不可或缺的参考书，编者热情期待本书能够得到广大读者的喜爱。

**渡邊昌彦**

# 丛书中文版序一

外科学是一门实践的科学，外科手术的成功离不开术者及其团队术前的充分准备和对手术要点的准确把握以及手术技术的娴熟运用，当然手术后的精心管理也是不可或缺的。手术前，术者及其团队需要充分复习和分析患者的资料和病情，选择合理的手术方式，需要在手术过程中能够准确把握手术操作的要点，尤其在手术的难点与容易出现危险的地方谨记谨慎操作；同时，手术的规范性也是保证手术安全、减少手术并发症的重要因素。在医疗技术日益发展的今天，随着外科基础理论研究的不断深入，手术技术、手术器械、手术方式等也在不断发展，使得手术的规范性也在不断创新与争论中日臻完善。

在外科学中，消化外科是涉及脏器最多、疾病谱最繁杂、手术方式极为繁多的一门学科。在消化外科的临床实践中，遵循疾病的发生发展规律，规范并探索每一术式的手术操作技术，准确掌握各个手术方式的要点，尽可能避免手术出现危险，提高手术的安全性，减少术后并发症，努力提高手术治疗效果以改善病人预后，仍然是外科医生尤其是中青年医生需要不断学习、提高的重要内容。由戴朝六教授组织主译的《消化外科手术图解》[原著名为《Digestive Surgery Now（DS NOW）》]系列丛书介绍了日本同仁在这方面的做法和经验总结。

该套丛书共分8册，内容包括小肠结肠、食管胃、肝脾外科、胆道胰腺外科、直肠肛门外科各种标准手术方式和复杂手术方式。全套丛书不同于其他外科手术学参考书，全书采用简洁的表述方式对要点和重点内容进行通俗易懂的详述，紧紧结合各脏器外科解剖基础理论，详述各个手术方式的要点和危险点，并介绍控制和回避风险的技巧；全书图文并茂，用大量的图片介绍和展示解剖要点和手术步骤、难点，简洁明了，阅读此书犹如观看一场手术直播。此丛书不仅反映了日本同道消化外科手术的理念和规范化程度，也反映了消化外科当前的先进水平。

我谨向大家推荐此套丛书，希望大家阅读此书能有所裨益。

**中国工程院院士**

黄志强

2010年12月23日

# 丛书中文版序二

目前关于消化外科及消化外科手术学方面的参考书很多，而且各有不同特点。随着对疾病认识的加深以及医学基本理论和医疗技术的进步与发展，手术技术与理论，以及手术入路和手术器械也在不断发展变化。尽管不同的学者对此也有各自的理解和经验体会，但提高手术安全性、降低手术风险、减少手术并发症、提高手术治疗效果、改善病人生活质量，尽可能延长病人生存期却是大家共同的认识与孜孜不倦的追求。《消化外科手术图解》是由日本消化外科各领域的著名学者编写的《Digestive Surgery Now（DS NOW）》系列丛书的中文版，介绍了消化外科各脏器手术的基础理论、各种常规和复杂手术方式及其操作技巧和一些疑难问题解答等内容。

全套丛书有如下几个特点：第一，通俗易懂，手术步骤清晰，全书采用简洁的表述方式对要点和重点内容进行深入浅出、提纲挈领的叙述；第二，重点突出，全书紧紧结合各脏器外科解剖基础理论，重点详述各个手术方式的要领，并介绍控制和回避风险的技巧，许多内容是著者实践中的心得和经验总结；第三，图文并茂，全书用大量的图片介绍和展示解剖要点和手术步骤、难点；第四，循序渐进，丛书的编排上按由简到难、从常规手术到复杂手术方式分册或先后顺序进行编排，符合学习的规律和临床实践的规范。阅读此书可使读者在脑海中浮现出各个手术的全过程、难易环节了然于胸。诚如原著序言中所述"书中内容多为各位学者在指导年轻医生实际手术时常讲的要点"，所以无论对于低年资的年轻医生还是有一定临床经验的高年资医生，此套丛书都具有很强的实用性和指导性。为此，我高兴地为国内同道推荐由我院肝胆脾外科主任戴朝六教授组织国内专家、学者翻译的《消化外科手术图解》丛书。

中国医科大学附属盛京医院外科<br>夏振龙<br>2010 年 12 月 27 日

# 丛书中文版前言

随着医学基础理论和医疗技术的发展，以及前辈们孜孜不倦的探索，外科手术技术得到了前所未有的发展；同时，手术器械的创新，也为外科手术学增添了许多新的内容，手术效果有了很大提高，也使一些原本认为是外科禁区的复杂部位手术变得可行。在外科手术技术和理论日益发展的今天，如何掌握各个手术的要点和重点、确立手术的规范化操作规程、提高手术安全性、切实减少手术并发症是年轻医生在从事外科工作过程中必须认真学习与培养的重要内容。

《消化外科手术图解》［原著名为《Digestive Surgery Now（DS NOW）》］系列丛书全套共八册，分为小肠结肠常规手术分册、食管胃常规手术分册、肝脾外科常规手术分册、胆道胰腺外科常规手术分册、直肠肛门外科常规与复杂手术分册、肝脾外科复杂手术分册、胆道胰腺外科复杂手术分册，每册均由活跃在日本消化外科临床第一线并有相当建树的著名外科专家担任主编与编者；内容包括消化外科各专业领域的标准化和一些复杂手术技术。本套丛书结合消化外科各脏器解剖的基础知识，循序渐进地讲解了各脏器的低、中、高难度的主要手术方式，重点讲解了各手术的要点和难点以及相应的手术技巧，详述了一些手术的危险点和控制、回避风险的要领，栩栩如生犹如身临其境观摩手术，具有很强的实用性和指导性。本套丛书图文并茂，描述简洁、清楚，步骤分明，极其便于读者了解和学习。因此，我们受人民卫生出版社的委托将此套丛书译成中文，希望能够为从事消化外科专业的各级医生尤其是中青年医生在实践过程中为规范、提高自己的手术操作水平提供参考与借鉴，并与国内同仁一道审视和学习日本同道在消化外科领域取得的成绩和经验，共同促进我国消化外科事业的发展。

全套丛书完全按原书的编写顺序编排翻译。在此丛书付梓出版之际，对人民卫生出版社的支持和帮助，我深表感谢；我也要感谢所有参加此丛书翻译和审校的同仁，他们在完成日常的临床工作之余为此书的翻译出版付出了大量的辛苦。由于时间仓促和我们的翻译水平有限，如有不当或失误之处，敬请各位同仁批评指正；如对译著有不理解之处，敬请参阅原著。

戴朝六

2010年12月21日

# 作者名录


**担当編集委員**　渡邊　昌彦　北里大学医学部外科教授

**執筆者**（掲載順）

絹笠　祐介　静岡県立静岡がんセンター大腸外科副医長
齊藤　修治　静岡県立静岡がんセンター大腸外科副医長
石井　正之　静岡県立静岡がんセンター大腸外科医長
國場　幸均　京都府立医科大学消化器外科鏡視外科光学講座准教授
岡本　和真　京都府立医科大学消化器外科
阪倉　長平　京都府立医科大学消化器外科講師
大辻　英吾　京都府立医科大学消化器外科教授
西川　晋右　青森県立中央病院外科副部長
青木　計績　青森県立中央病院外科副部長
森田　隆幸　青森県立中央病院外科部長
長谷川博俊　慶應義塾大学医学部外科講師
石井　良幸　慶應義塾大学医学部外科
北川　雄光　慶應義塾大学医学部外科教授
大塚　幸喜　岩手医科大学外科学講師
板橋　哲也　岩手医科大学外科学
若林　　剛　岩手医科大学外科学教授
中埜　廣樹　兵庫医科大学外科
池内　浩基　兵庫医科大学外科准教授
冨田　尚裕　兵庫医科大学外科教授
山口　茂樹　埼玉医科大学国際医療センター下部消化管外科教授
小澤修太郎　埼玉医科大学国際医療センター下部消化管外科講師
佐藤　貴弘　埼玉医科大学国際医療センター下部消化管外科講師
福永　正氣　順天堂大学浦安病院外科教授
永仮　邦彦　順天堂大学浦安病院外科講師
吉川征一郎　順天堂大学浦安病院外科
奥田　準二　大阪医科大学一般・消化器外科准教授
谷川　允彦　大阪医科大学一般・消化器外科教授
小杉　千弘　帝京大学ちば総合医療センター外科講師
幸田　圭史　帝京大学ちば総合医療センター外科教授
安田　秀喜　帝京大学ちば総合医療センター外科教授
舟山　裕士　東北労災病院外科・大腸肛門外科部長
高橋　賢一　東北労災病院外科・大腸肛門外科副部長
徳村　弘実　東北労災病院副院長・外科部長
三木　誓雄　三重大学大学院医学系研究科消化管・小児外科准教授
荒木　俊光　三重大学大学院医学系研究科消化管・小児外科講師
吉山　繁幸　三重大学大学院医学系研究科消化管・小児外科
楠　　正人　三重大学大学院医学系研究科消化管・小児外科教授

# 目录

# 直肠的外科解剖（TME 相关的盆腔解剖）

絹笠祐介，齊藤修治，石井正之　静岡県立静岡がんセンター大腸外科

直肠癌手术中全直肠系膜切除（total mesorectal excision，TME）是兼顾根治性和功能性的术式。解剖认知错误不仅会增加术中及术后并发症，还达不到根治效果。游离直肠时必须沿着正确的解剖层次仔细操作，既要避免肿瘤的残留，又要避免损伤需要保留的神经。

要掌握容易引起神经损伤的解剖部位，必要时通过术前 MRI 等检查对术中肿瘤容易残留的部位进行准确评估。根据术前和术中的情况，必要时可选择牺牲保留脏器的功能性（**图 1**）。

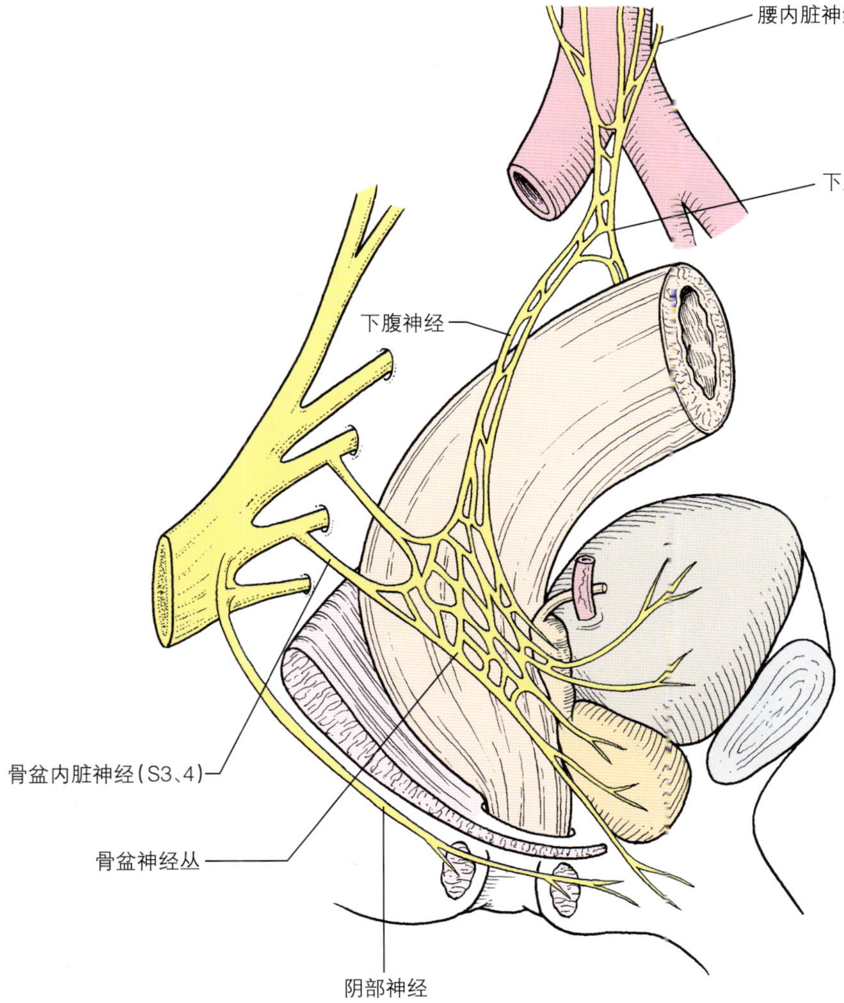


**图 1　直肠和周围脏器、神经的解剖关系**

直肠周围有交感神经的下腹神经和副交感神经的骨盆内脏神经走行。两者在直肠的前外侧形成骨盆神经丛，发出脏支支配泌尿生殖系统。下腹神经主要与射精功能有关，骨盆内脏神经主要与勃起、排尿、排便功能有关

## 术前检查

(1) 通过肛门指诊判断肿瘤与肛缘的距离、浸润深度及与周围脏器(前列腺、阴道、子宫)的关系。

(2) 依据术前 MRI 和 CT 影像评价肿瘤是否侵及直肠固有筋膜外,直肠系膜内和侧方淋巴结有无转移。

## 手术顺序(图 2)

[ 1 ] 游离左侧结肠

[ 2 ] 中央淋巴结清扫、处理肠系膜下动脉(IMA)

[ 3 ] 分离直肠后壁

[ 4 ] 分离直肠前壁

[ 5 ] 分离直肠侧壁

[ 6 ] 直肠冲洗、切断

[ 7 ] 吻合

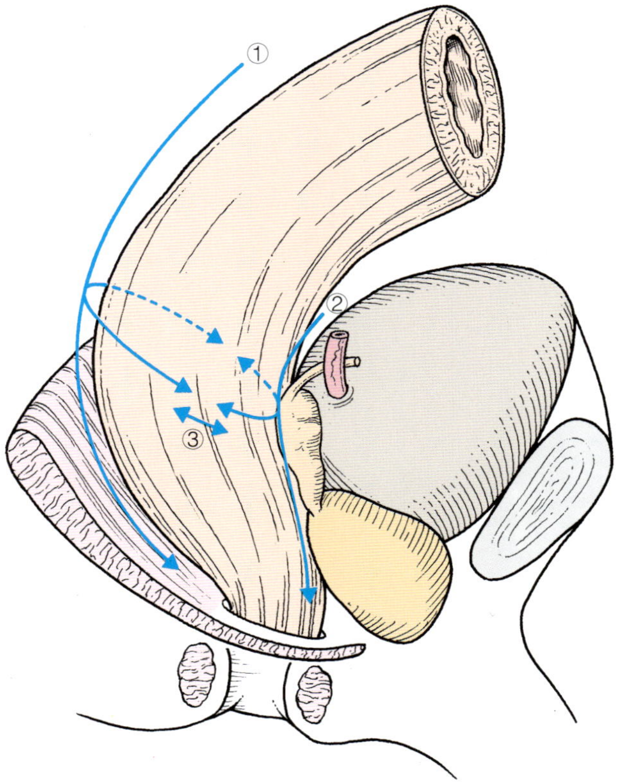


**图 2 手术顺序**

直肠的游离可按照解剖层次容易辨认的顺序进行,后壁→前壁→侧壁,逐渐向肛侧分离

# 手术操作

## 1 游离左侧结肠

### ●外侧入路

分离左侧结肠和侧腹膜的生理粘连，切开、分离 Toldt 筋膜。保护输尿管前方的肾筋膜，向内侧充分游离结肠。

### ●内侧入路

于腹主动脉—右侧髂总动脉的右侧缘切开脏层腹膜，向外分离的同时确认输尿管和性腺血管（睾丸、卵巢动静脉）。注意与外侧入路相比，容易分离过深。

## 2 中央淋巴结清扫、处理肠系膜下动脉

### ●D3 清扫

要清扫腹主动脉前面包含淋巴结的脂肪组织，需在肠系膜下动脉根部附近切断腰内脏神经发出的结肠支，显露肠系膜下动脉根部，将其骨骼化清扫。若要保留左结肠动脉分支，则需剥除脂肪，沿肠系膜下动脉清扫至分叉部。

## 3 分离直肠后壁

### ●骶骨岬～第 3 骶骨水平

将直肠向前方牵引，沿下腹神经前筋膜和直肠固有筋膜间的疏松组织间隙分离。一般是在辨认直肠系膜脂肪组织和直肠固有筋膜的同时进行分离，这样才能保持良好的层次，避免分离过深（图 3）。

图 3　游离直肠后方（上部）

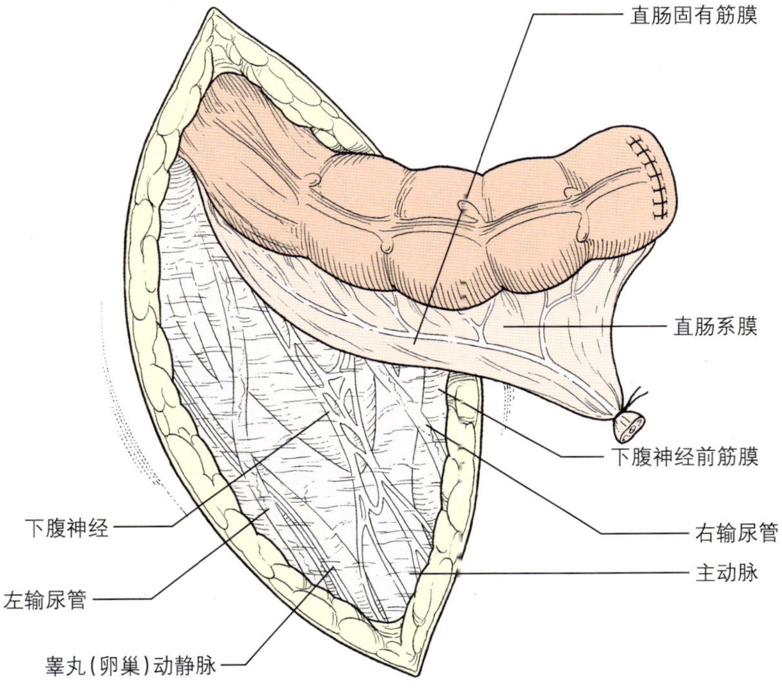


**手术要点**　保护下腹神经前筋膜

沿下腹神经前筋膜和直肠固有筋膜间的疏松组织间隙分离，可见下腹神经走行于下腹神经前筋膜的后方。一般是在辨认直肠系膜脂肪组织和直肠固有筋膜的同时进行分离，这样才能保持良好的层次，避免分离过深。

图 4　切断下腹神经的直肠支

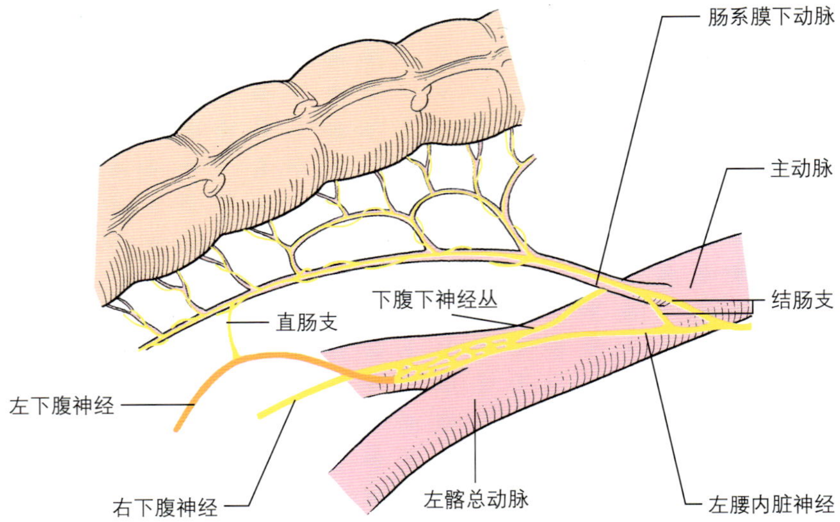


左下腹神经常向直肠上动脉周围发出直肠支，将直肠向腹侧牵拉时应注意左下腹神经可能随之被提起，容易损伤（图 4）。

**危险点**

**注意下腹神经损伤**

虽然下腹神经向直肠发出的直肠支有个体差异，但大多走行于左下腹神经和直肠上动脉周围，注意向腹侧牵拉直肠系膜时左下腹神经常被直肠支牵起。

## ●直肠骶骨筋膜

在第 3、4 骶骨水平，骶骨和直肠系膜之间可出现直肠骶骨筋膜（rectosacral fascia），是下腹神经前筋膜和直肠固有筋膜粘连的部分。有些患者可以分开此两层筋膜向肛侧分离，如切开直肠骶骨筋膜向肛侧分离，则进入了更深的一个层面（图 5）。

图 5　分离直肠后壁

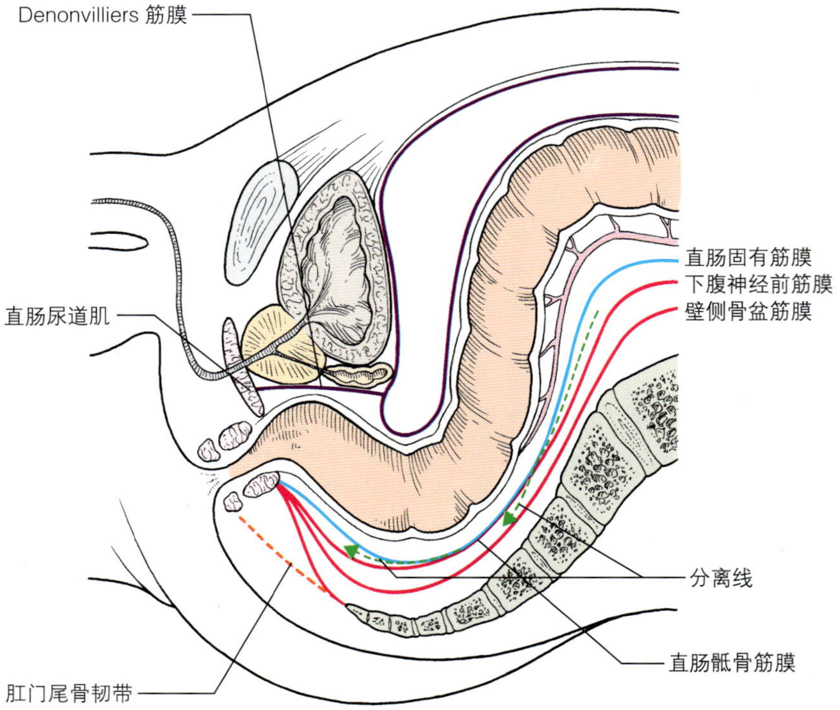


**手术要点**　直肠后方筋膜的构成

直肠骶骨筋膜是直肠固有筋膜和下腹神经前筋膜粘连而成。切开此筋膜向肛侧分离并向两侧延伸时，一定要知道进入了更深的一个层面，要注意避免神经（下腹神经～骨盆神经丛）损伤。

## 必须掌握的解剖

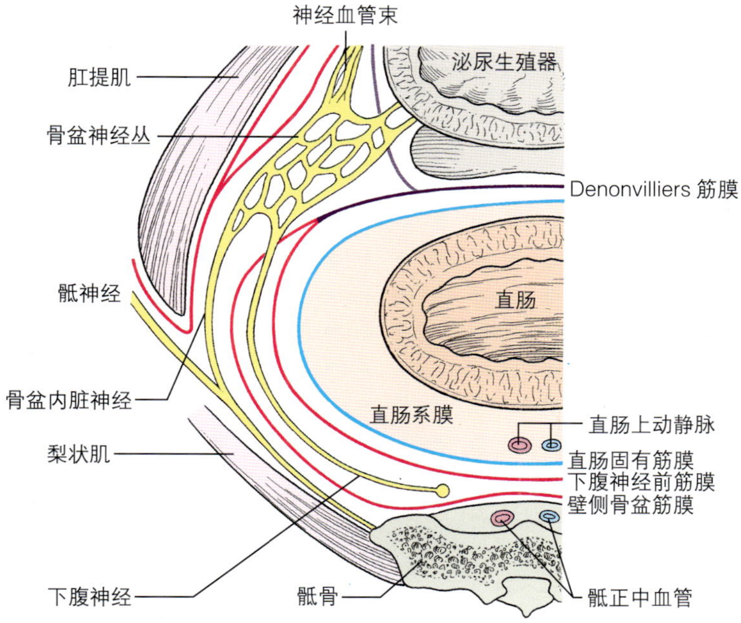


### 直肠周围筋膜的构成

为兼顾直肠癌手术的根治性和功能性，必须了解直肠周围筋膜的构成。直肠固有筋膜和下腹神经之间在直肠后方是下腹神经前筋膜，前方是 Denonvilliers 筋膜，这些筋膜是手术时保护神经的标识。另外，骨盆内脏神经汇入骨盆神经丛，壁侧骨盆筋膜覆于其表面，此筋膜和下腹神经前筋膜与 Denonvilliers 筋膜相互汇合。

分离时术者的左手和助手的拉钩给予分离部位适当的张力，要时刻想着是在哪一层次分离，正确的层次可避免出血。

## 4 分离直肠前壁

用拉钩或左手牵引直肠给腹膜返折部适当的张力，切开腹膜。进入 Denonvilliers 筋膜与直肠固有筋膜之间疏松组织时，可沿此间隙一直分离到直肠尿道肌。若将 Denonvilliers 筋膜置于切除侧，前列腺中部分离将很困难，此时应切开此筋膜向肛侧分离（图 6）。

图 6　分离直肠前壁

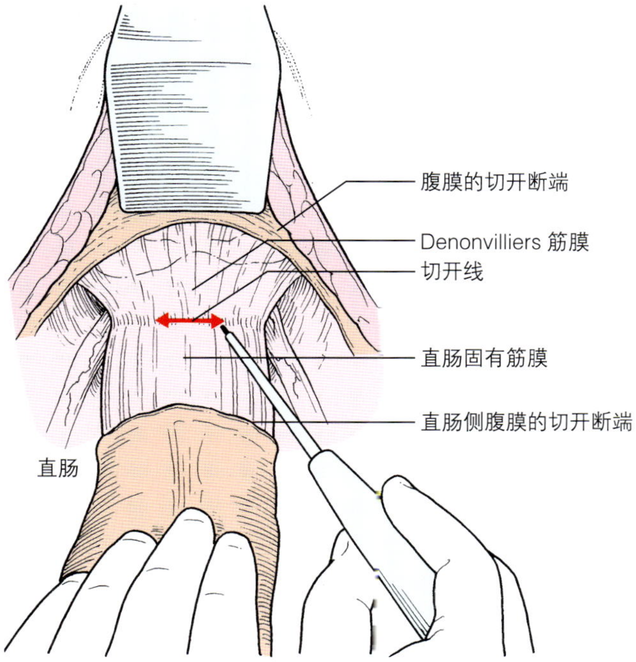


**手术要点**　腹膜返折部的切开 ~ 下段直肠前壁的分离

**用拉钩或左手牵引直肠给腹膜返折部适当的张力，使其紧张并在最低处切开腹膜返折部，自然会进入 Denonvilliers 筋膜与直肠固有筋膜间的疏松间隙，沿此间隙一直可以分离到直肠尿道肌。**

## 必须掌握的解剖

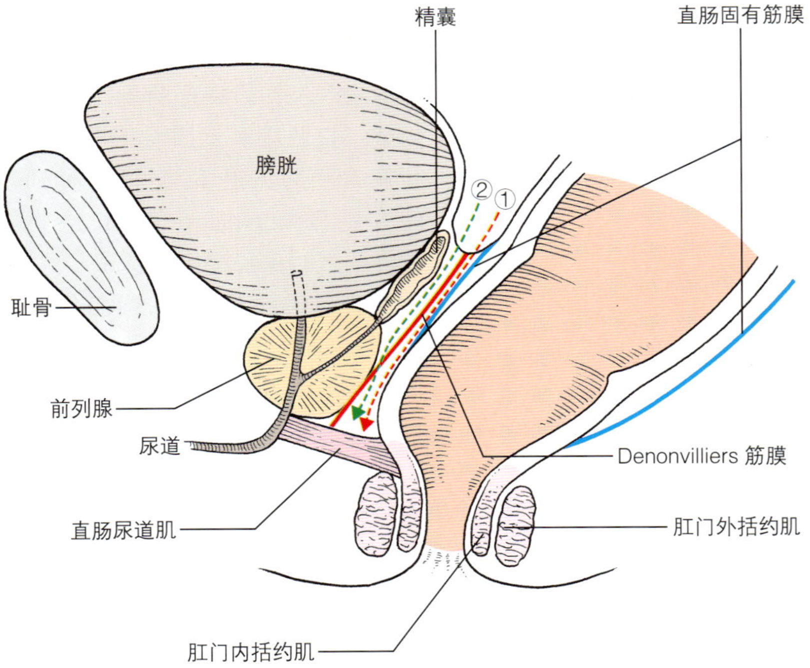


**Denonvilliers 筋膜和分离层面**

Denonvilliers 筋膜是分隔于直肠固有筋膜和前列腺、精囊以及要保护的神经之间的筋膜。一般在年轻男性较厚，多数在前列腺中部与前列腺被膜粘连，分离困难。当 Denonvilliers 筋膜附着于切除侧时，不切开此筋膜很难继续向肛侧分离，逐渐向外侧分离时很容易进入含有神经的区域。女性的直肠阴道隔膜与此相当，但一般比 Denonvilliers 筋膜薄，进入前后哪个层次都能很容易分离到肛管。

## 5 分离直肠侧壁

侧韧带（lateral ligament）是骨盆神经丛的直肠支和侧方淋巴管等结构进入直肠的部位，是一系列层结构消失的部位。分离时应视为后方与前方分离层的延续，需慎重分离并保护神经。

直肠中动脉从输精管动脉或阴道动脉（多为膀胱下动脉分支）发出，多经直肠前外侧而不是经侧韧带进入直肠，因此分离该部位时容易出血（**图 7**）。

**图 7　分离直肠侧壁**

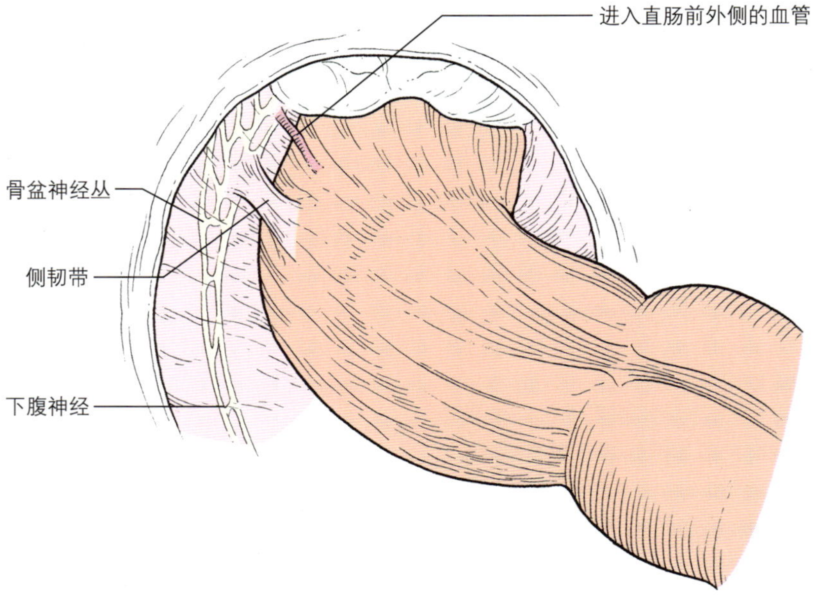

**危险点**

**侧韧带中直肠中动脉的部位**

侧韧带是连接腹膜返折部以下直肠侧壁与骨盆壁的结缔组织索，是直肠侧方淋巴流向的通路。骨盆神经丛发出的直肠支作为主要结构包含于侧韧带中。与不易出血且容易分离的直肠前后壁不同，直肠前外侧壁～侧壁中常有横穿层结构的神经、淋巴管及血管，是 TME 手术的困难部位之一。直肠中动脉自髂内动脉主干发出，经侧韧带进入直肠侧壁出现的频率并不高，反而是经膀胱下动脉末梢支发出，从精囊或阴道的外侧附近进入直肠者较多。分离时注意避免造成出血及在其背侧走行神经的损伤。

## 必须掌握的解剖

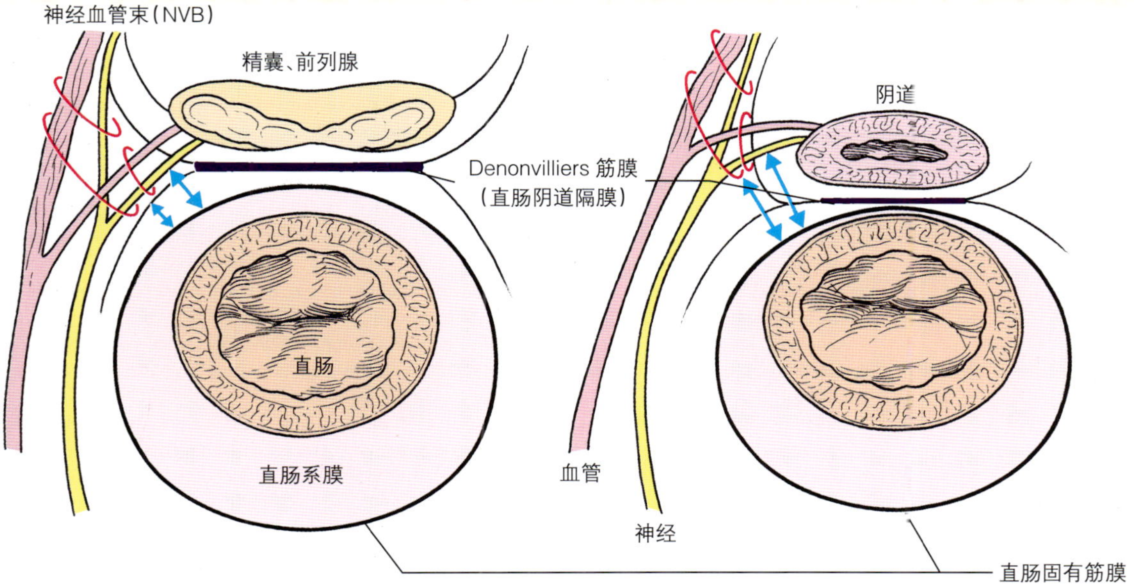


**神经血管束(neurovascular bundle,NVB)——男女不同**

由于骨盆神经丛发出的脏支和阴部内动静脉发出的末梢支共同进入泌尿生殖器，该部位被称为神经血管束。背侧走行的阴茎海绵体神经与勃起有关，因位于骨盆深部，故直视下很难看到。TME 手术时在前列腺或阴道的后外侧，即在直肠的前外侧分离时容易造成损伤。Denonvilliers 筋膜的外侧是 NVB 和直肠固有筋膜的界线。男性的骨盆狭小且有精囊和前列腺突出，直肠壁和 NVB 的距离小，分离一般比女性困难。

## 6 直肠冲洗、切断

前切除时肿瘤肛侧直肠充分游离后，用直肠钳夹闭肿瘤肛侧，冲洗残留肠管。尽可能距肿瘤2cm以上（至少要1cm以上），垂直于直肠纵轴用闭合器切断直肠。不能保证足够的切除距离时，可经肛门切除包括部分内括约肌在内的直肠。

## 7 吻合

器械吻合时，至少应用直径28mm以上的吻合器经肛门插入吻合。DST不可能时，可行经肛门吻合。必要时行暂时性肠造瘘。

### 参考文献


1) Church JM, Raudkivi PJ, Hill GL : The surgical anatomy of the rectum—a review with particular relevance to the hazards of rectal mobilisation. Int J Colorectal Dis 2 : 158-166, 1987.
2) Kinugasa Y, Murakami G, Uchimoto K, et al : Operating behind Denonvilliers' fascia for reliable preservation of urogenital autonomic nerves in total mesorectal excision : a histologic study using cadaveric specimens, including a surgical experiment using fresh cadaveric models. Dis Colon Rectum 49 : 1024-1032, 2006.
3) Kinugasa Y, Murakami G, Suzuki D, Sugihara K : Histological identification of fascial structures posterolateral to the rectum. Br J Surg 94 : 620-626, 2007.
4) Sato K, Sato T : The vascular and neuronal composition of the lateral ligament of the rectum and the rectosacral fascia. Surg Radiol Anat 13 : 17-22, 1991.
5) Takenaka A, Murakami G, Matsubara A, et al : Variation in course of cavernous nerve with special reference to details of topographic relationships near prostatic apex : histologic study using male cadavers. Urology 65 : 136-142, 2005.
6) Uchimoto K, Murakami G, Kinugasa Y, et al : Rectourethralis muscle and pitfalls of anterior perineal dissection in abdominoperineal resection and intersphincteric resection for rectal cancer. Anat Sci Int 82 : 8-15, 2007.
7) 絹笠祐介，齊藤修治，石井正之：直腸癌手術に必要な外科解剖の要点．消化器外科 30 : 1303-1310, 2007.

# 肠管的游离

國場幸均，岡本和真，阪倉長平，大辻英吾　京都府立医科大学消化器外科

盲肠、升结肠、降结肠及直肠固定于后腹膜，横结肠和乙状结肠通过肠系膜与后腹膜连接。肠管的游离操作主要是对与后腹膜连接的部位进行正确的解剖分离。分离时保持分离层面无血是保证术野清晰并安全顺利地进行手术操作的关键。结肠手术时腹膜后有不可损伤的输尿管、睾丸（卵巢）动静脉等多种脏器，如果不能把握这些结构的三维解剖关系将不可避免地造成误伤。

结肠分离操作中重要的是对腹膜后筋膜粘连形成的Toldt筋膜的认识。所谓Toldt筋膜是脏层腹膜和壁层腹膜的愈合部，不是以一层筋膜的形式存在而是两层筋膜的愈合。因此在游离操作开始时如何将粘连的两层筋膜很好地分离是游离操作的关键点。

术者与助手配合给粘连筋膜以相对的张力，将筋膜间疏松的结缔组织用电刀切开，尽量保持无血的分离操作（**图 1**）。保持良好的视野可避免损伤腹膜后的输尿管、睾丸（卵巢）动静脉等，并安全地游离肠管（**图 2**）。游离左侧结肠时避免损伤输尿管、睾丸（卵巢）动静脉、下腹下神经丛及脾脏，游离右侧结肠时避免损伤输尿管、睾丸（卵巢）动静脉、十二指肠及胰腺。

本章依据外科解剖层次讲解如何安全地游离肠管。

**图 1　基本的游离操作**
两层筋膜并不总是按照一定的方向粘连。术者与助手配合给粘连筋膜面以相对的张力，将筋膜间的疏松结缔组织用电刀切开

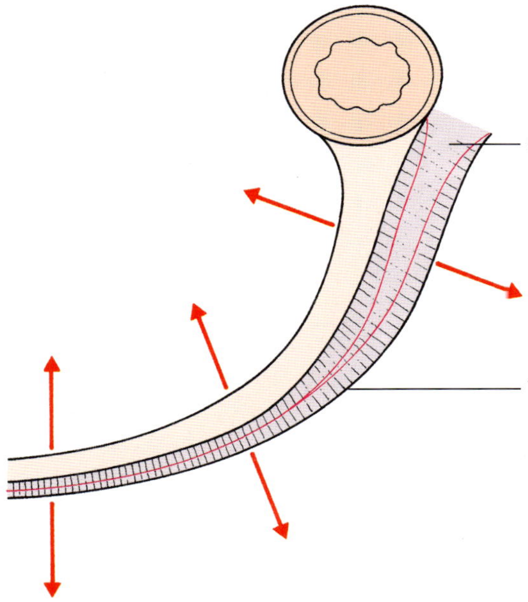

**图 2　游离降结肠相关的外科解剖**

在降结肠外侧对愈合筋膜进行分离能够保证良好的视野，避免损伤腹膜后的输尿管、睾丸（卵巢）动静脉，安全地游离肠管

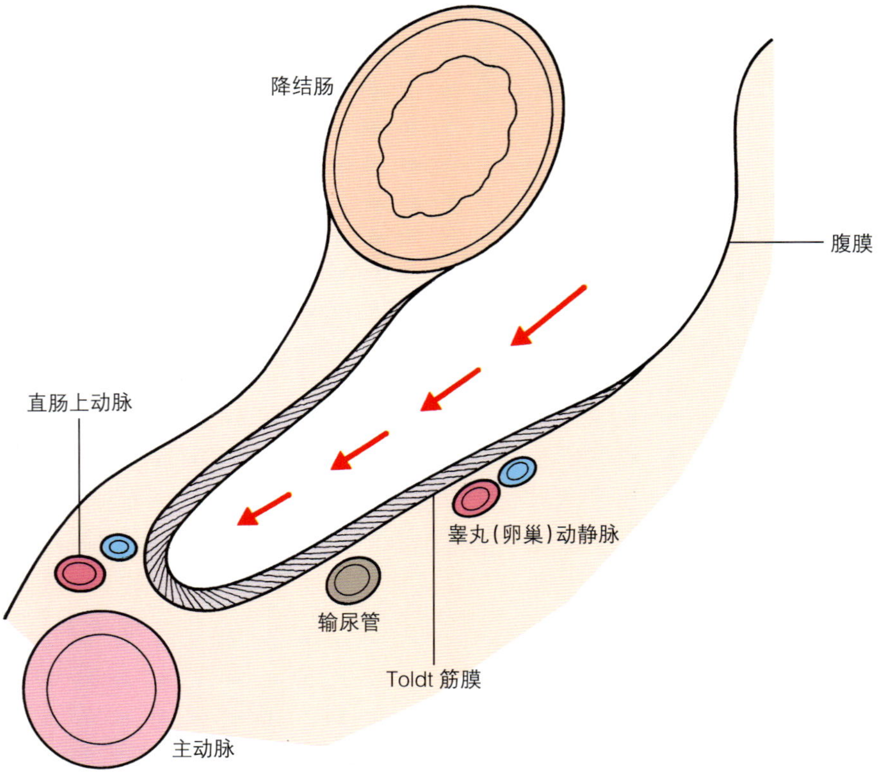

# 手 术 操 作

## 1 游离左侧结肠

### ●乙状结肠

沿降结肠向下探查乙状结肠时，多数情况下可见脂肪垂和乙状结肠系膜左叶与侧腹膜不均匀地粘连。这些粘连可用电刀仔细分离，注意不要轻易切开侧腹膜。如果切开会使分离层进到侧腹膜的背侧，继续向内侧分离时容易分离过深，结果可能导致睾丸（卵巢）动静脉和输尿管的损伤（**图 3**）。仔细分离脏层腹膜和壁层腹膜间隙将乙状结肠系膜向腹侧展开，即可直视下见到降结肠外侧的 Monks 白线（**图 4**），应在此处开始 Toldt 筋膜的分离操作。将降乙状结肠结合部头侧的降结肠稍微向腹侧牵拉，从外侧缘开始用电刀切开 Monks 白线。术者与助手配合给粘连筋膜面以一定的张力，将筋膜间疏松的结缔组织用电刀切开，不但可以保持分离层面无血，而且可以保证在腹膜下筋膜覆盖的睾丸（卵巢）动静脉和输尿管的前面分离。乙状结肠切除时肠管的游离范围是头侧在肾筋膜前叶的前面越过肾下极，尾侧至髂总动脉前面达直肠旁沟，内侧至左输尿管内侧下腹下神经丛，并将其分离到背侧。经此分离操作可将左结肠动脉 - 乙状结肠动静脉 - 直肠上动静脉分离到腹侧，而背侧的睾丸（卵巢）动静脉和输尿管得到保护（**图 5**）。

**图 3　游离肠管时的注意点(降乙状结肠结合部)**
如果切开壁层腹膜会使分离层面过深，可能成为睾丸（卵巢）动静脉和输尿管损伤的原因

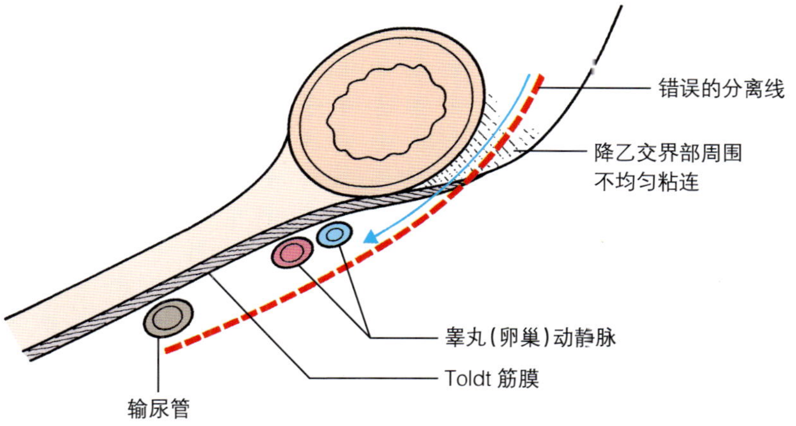


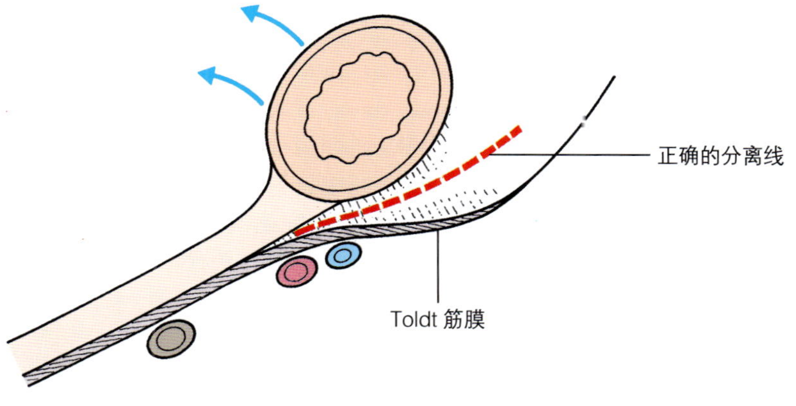

**图 4　Monks 白线**

仔细分离脏层腹膜和壁层腹膜间隙，将乙状结肠系膜向腹侧展开，即可直视下见到降结肠外侧的 Monks 白线

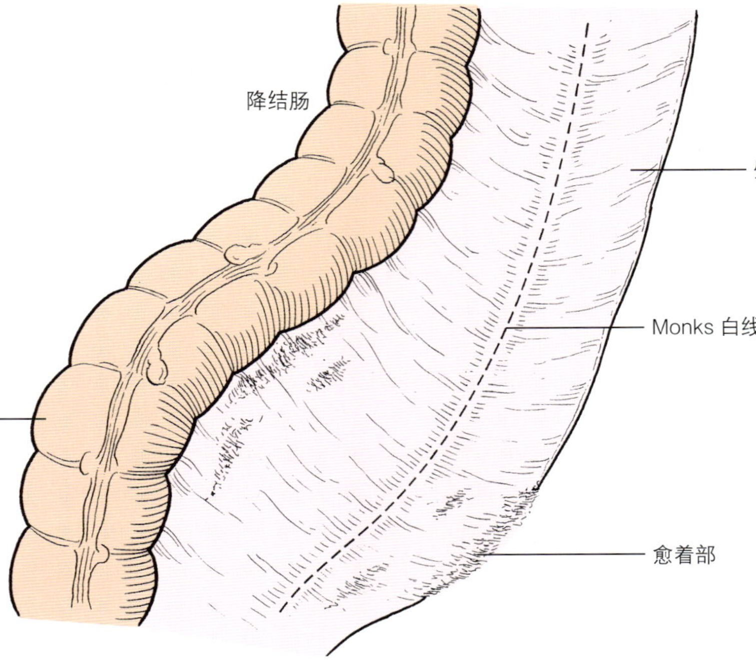


**图 5　乙状结肠切除肠管的游离范围**

头侧在肾筋膜前叶的前面越过肾下极，尾侧至髂总动脉前面达直肠旁沟，内侧至左输尿管内侧下腹下神经丛，并将其分离到背侧

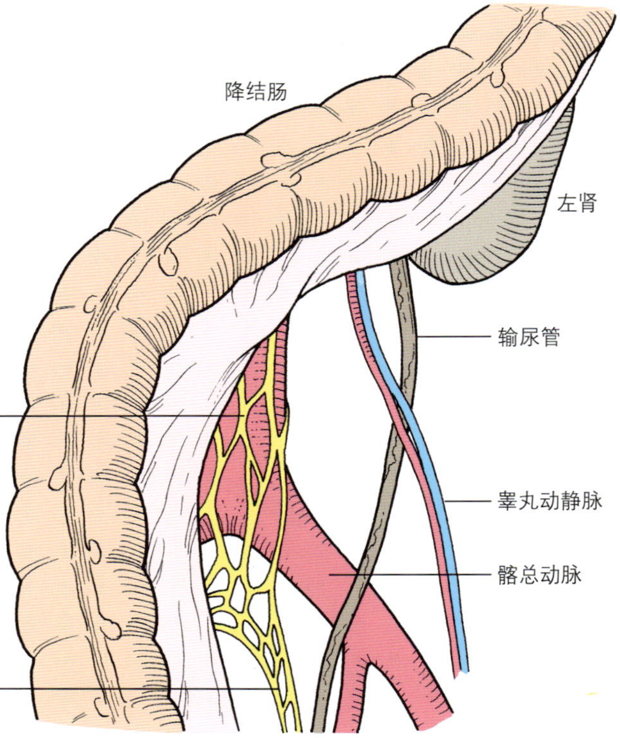


然后将乙状结肠向腹侧牵引，确认左右两侧肠系膜根部，于下腹下神经丛前面切开，此前位于直肠上动脉背侧的下腹下神经丛已经全部分离至背侧。在下腹下神经丛的前面进一步向尾侧分离，见到覆于下腹神经前筋膜下的左、右下腹神经完好无损后完成游离操作（**图 6**）。

## ●脾曲部

脾曲部的解剖复杂不易掌握。脾曲是区分横结肠和降结肠的标志，是结肠走行的最高处，位于左肋弓下的深部。头侧为脾脏、内侧为胃、外侧为横膈、背侧是左肾，并被相应的韧带固定（**图 7**）。

**图 6　乙状结肠系膜的切开和下腹下神经丛的保护**
在直肠上动脉的背侧和下腹下神经丛的前面切开肠系膜，并沿着下腹下神经丛的前面向尾侧寻找，保护左右下腹神经

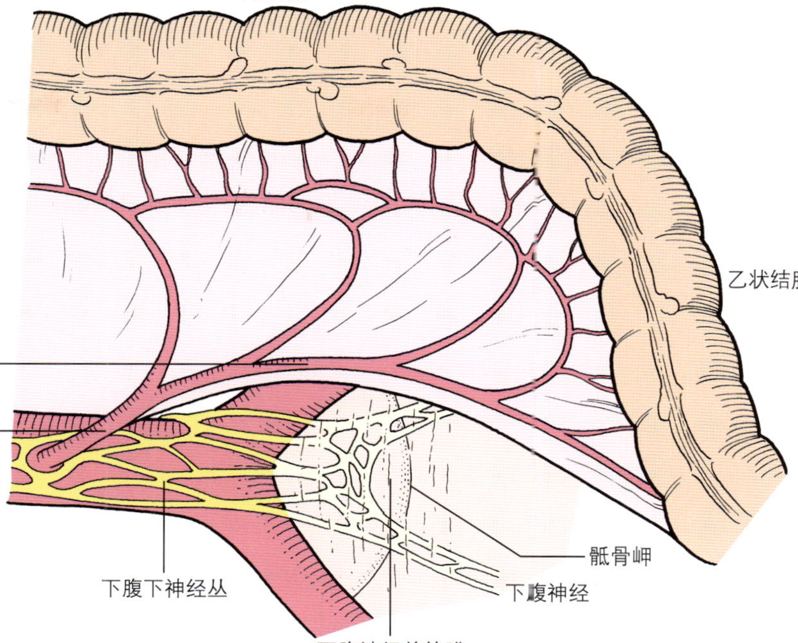


**图 7　脾曲部的脏器**

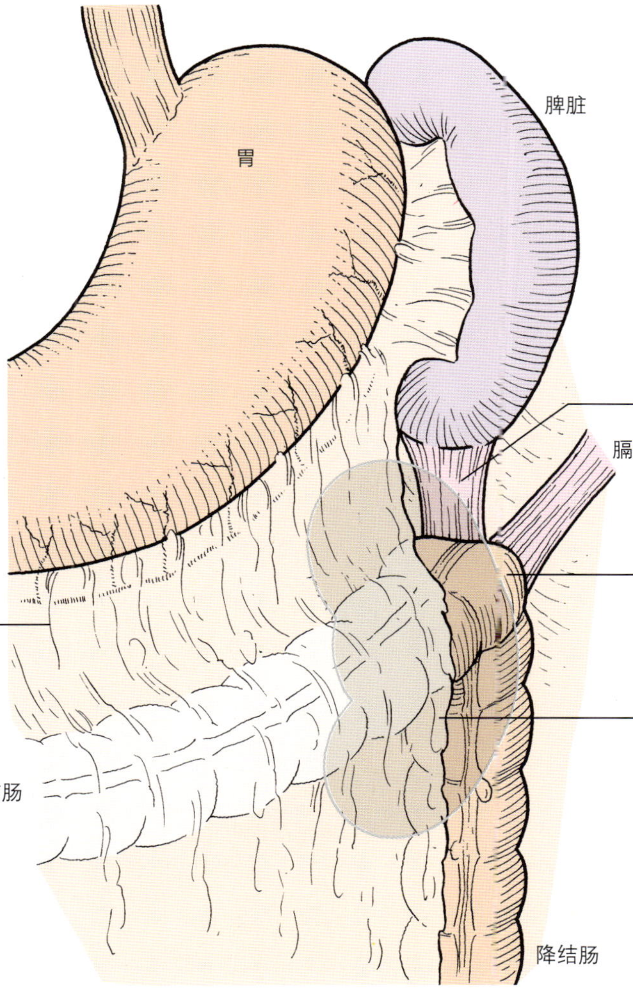


## 手术要点

**确认立体的解剖关系。**

为安全地游离脾曲部，首先在切断与各脏器间附着的韧带时避免损伤邻近脏器，此外如何充分游离与脾曲相连的横结肠和降结肠也是重点。

分离从固定脾曲外侧的膈结肠韧带和头侧的脾结肠韧带开始。术野显露好时可从尾侧直接切开胃结肠韧带开放网膜囊，如果大网膜肥厚覆盖网膜囊导致开放困难，可从脾曲的横结肠侧开始游离。首先在横结肠中央附近切开大网膜开放网膜囊，向脾曲逐步切断大网膜，此时应避免过度牵拉胃网膜左动静脉和脾下极以免造成出血。结扎、切断胃结肠韧带和脾结肠韧带，对大网膜内的静脉出血也应仔细止血。切开胰腺下缘的横结肠系膜，并延续至肾筋膜前叶前面的分离层，即可完成脾曲部的游离（**图 8**）。

**图 8　游离脾曲部**

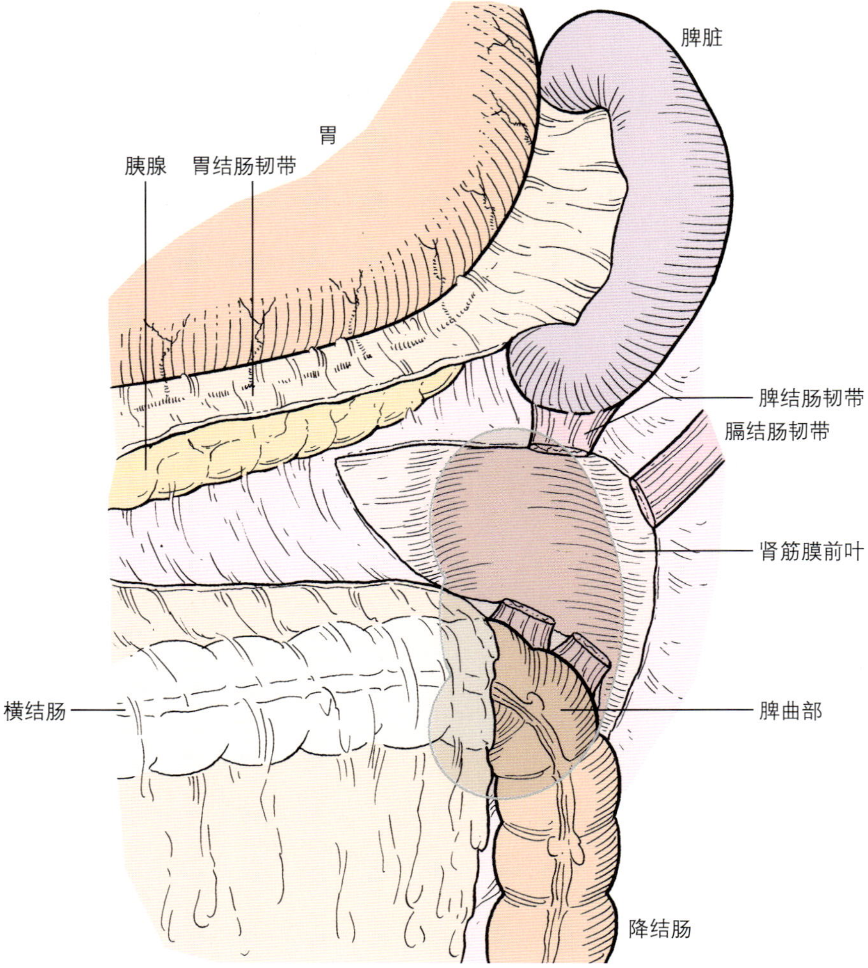


## 手术要点

**尽早安全显露肾筋膜前叶的分离层面。**

### ●盲肠～升结肠

右侧结肠的分离操作从盲肠外侧缘开始，将盲肠适度向内侧牵拉，电刀切开Toldt筋膜的粘连部。继续向尾侧切开，绕过盲肠尾侧，由盲肠外侧切开至末端回肠系膜附着部并进一步到达十二指肠附近。此时如能透过腹膜确认跨过髂总动脉的输尿管或见其蠕动，并在其外侧见到卵巢动静脉（女性）、向内环方向走行的睾丸动静脉（男性），以后的分离操作就安全了（图9）。

由于右侧结肠与后腹膜的粘连较疏松，其分离操作较左侧结肠容易。术者与助手配合将回盲部向腹侧及头侧牵引，使Toldt筋膜有适当的张力，电刀切开筋膜间疏松的结缔组织，腹膜后的小血管用电刀及时止血，即可保持清洁无血的术野。

从盲肠沿Toldt筋膜向头侧分离升结肠时，分离平面位于肾筋膜前面达肝曲部，内侧为十二指肠（图10）。从尾侧开始的分离操作至此结束，下一步是肝曲部的游离。

### ●肝曲部

将肝曲部向尾侧牵拉，可见起自肝下缘并覆于肾筋膜前面的肝结肠韧带。切断肝结肠韧带并显露出血较少的肾筋膜前面的剥离层是游离肝曲的关键。从升结肠外侧的分离处术者将左手示指插到肾筋膜前面，向十二指肠方向结扎切断或用电刀切断肝结肠韧带。

肾筋膜前叶与胰头十二指肠前筋膜相连续，在此层面分离可保护十二指肠和胰腺（图11）。

图9　盲肠至升结肠的分离

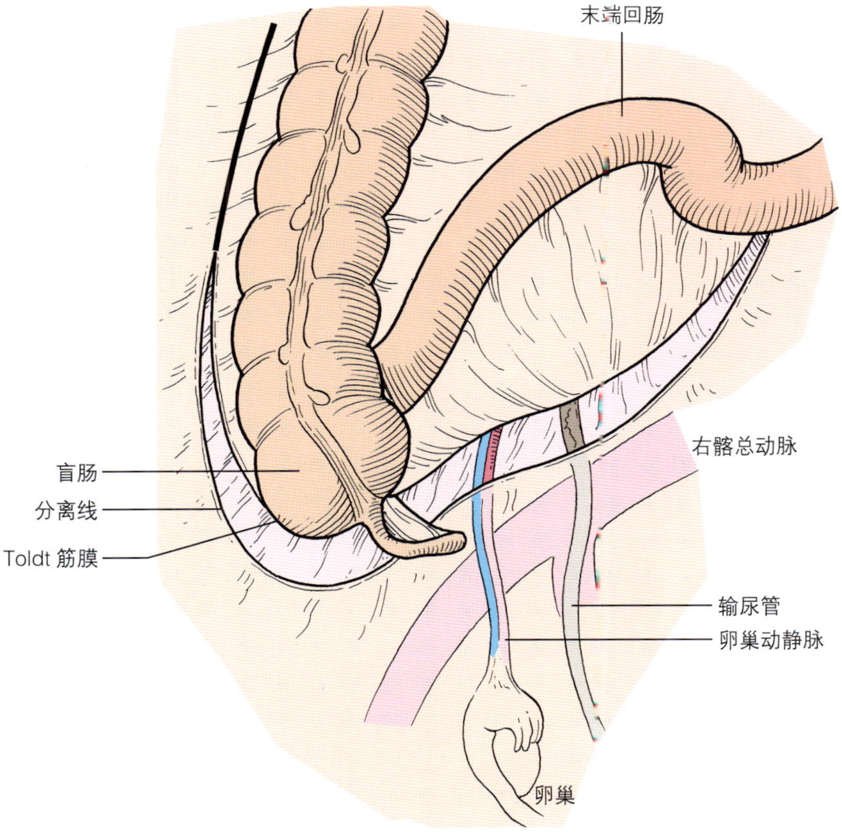


**手术要点**

适度向腹侧牵拉回盲部，用电刀进行分离操作。

图 10　游离升结肠

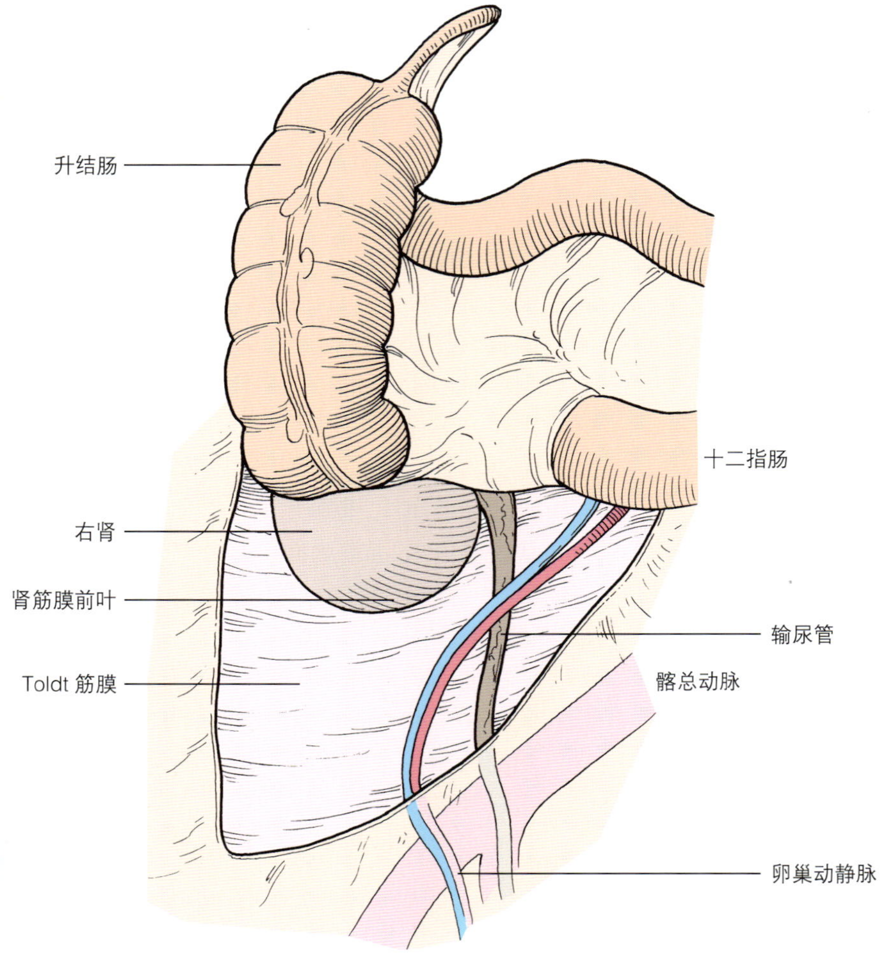


**手术要点**

以肾筋膜前叶和十二指肠前面为分离层面，避免分离过深。

图 11　肝曲部的游离

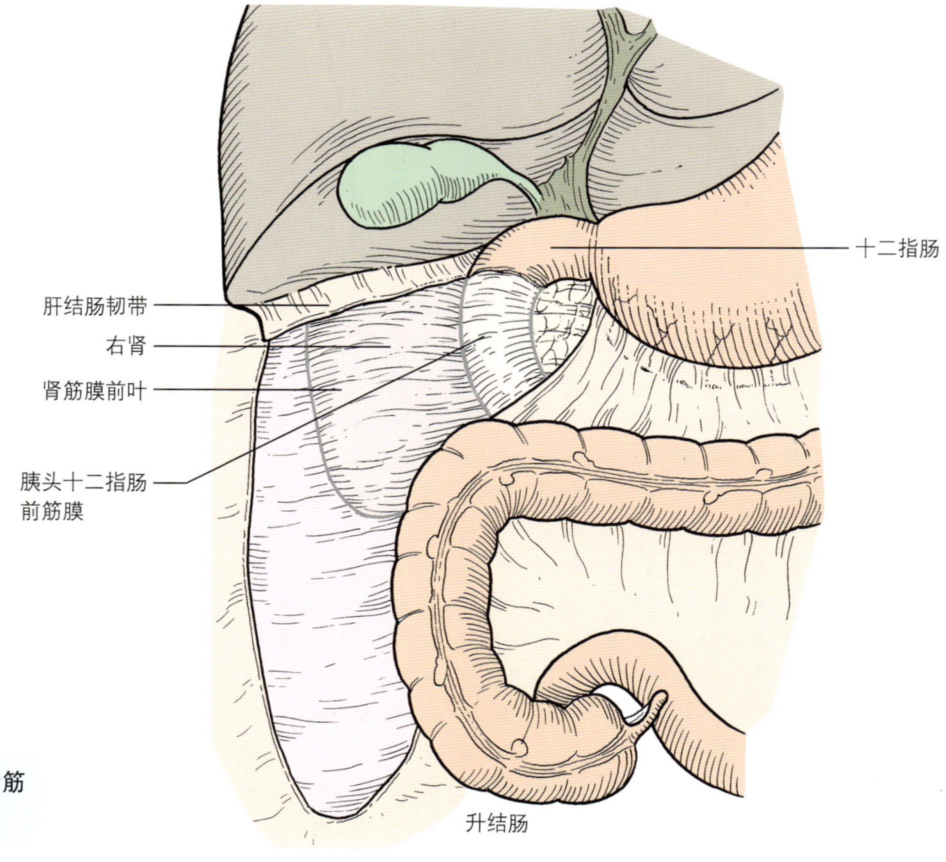


**手术要点**

与游离脾曲相同，应尽早显露肾筋膜前叶并延续到十二指肠前面。

# 血管处理（清扫）

西川晋右，青木計績，森田隆幸　青森中央病院外科

没有癌细胞残留的R0手术是消化道恶性肿瘤切除的基本要求，因此不仅要切除目标脏器还要切除包含淋巴结的周围结缔组织。在消化道恶性肿瘤手术中，沿着血管的淋巴结清扫技术是最基本的操作之一，既要保护好主要的血管又要清扫淋巴结以提高根治性。本章将以右半结肠切除术对外科干（surgical trunk）的清扫、左侧结肠 - 直肠手术对肠系膜下动脉起始部的清扫以及直肠手术对侧方淋巴结的清扫为模板，阐述与淋巴结清扫和血管处理相关的操作。

## 术前检查

（1）综合内镜、灌肠造影、CT、MRI等影像资料，确定肿瘤的浸润深度、有无周围侵犯、淋巴结转移及肝转移等进行术前分期。

（2）为了能够确实、安全地进行清扫操作，掌握局部解剖是很重要的。了解正常的局部解剖，边确认解剖标志边进行清扫是基本的方法。腹腔内脂肪较多或再次手术粘连重的病例经常难以确定目标血管，并且血管的分支形态和走行常有变异，所以有必要对术前CT、超声等影像资料进行详细分析。

# 手 术 操 作

## 1 右半结肠切除时外科干的清扫和血管处理

右半结肠切除术对消化外科医生来说是早期就应学会的手术操作，但对盲肠及回盲瓣附近的升结肠癌和肝曲附近的癌行右半结肠切除时的手术难度有很大不同。对肝曲附近的结肠癌行 D3 右半结肠切除时，有必要清除结肠中动静脉起始部的淋巴结。支配右半结肠的血管变异较多，尤其要熟悉胰头周围的解剖并根据血管走行采取适当的手术方式。

### ●外科干

从胃结肠静脉干到回结肠静脉汇入部之间的肠系膜上静脉称为外科干，是清扫沿肠系膜上动脉分布淋巴结的标志。位于胃结肠静脉干近端水平的肠系膜上动脉更偏向左侧，清扫结肠中动脉根部时应加以注意（**图 1**）。

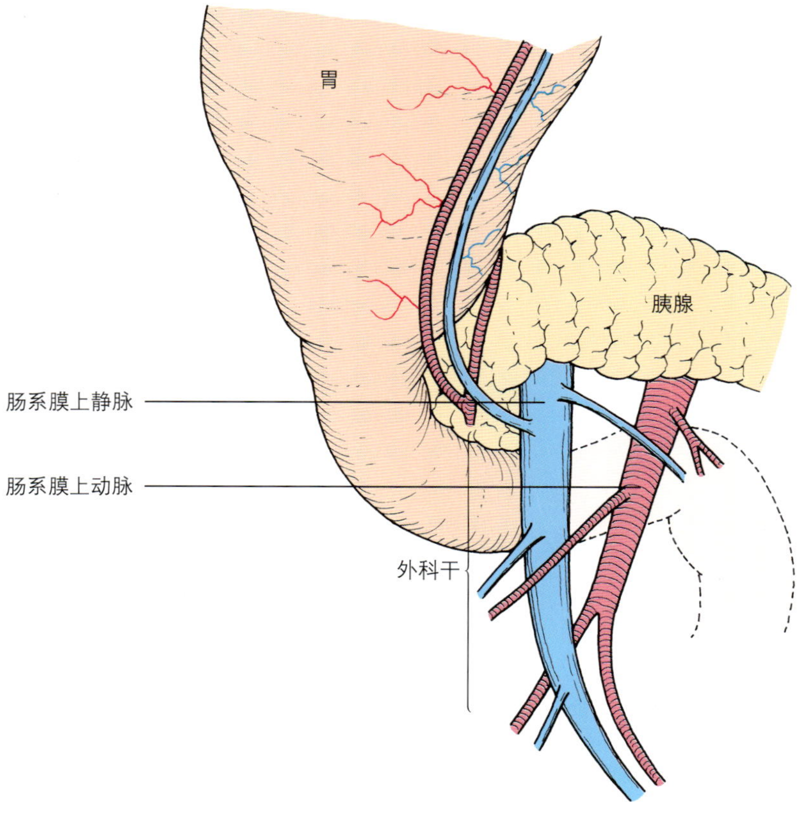


**图 1　外科干**
从 Henle 胃结肠静脉干到回结肠静脉汇入部之间的肠系膜上静脉称为外科干，是清扫淋巴结的标志。外科干与肠系膜上动脉伴行，但位于 Henle 静脉干近端水平的肠系膜上动脉更偏向左侧

## ●处理回结肠动静脉和清扫外科干

将升结肠和回肠扇形牵开可见肠系膜上动静脉的走行。从回肠预定切除部位向外科干用电刀切开小肠系膜的浆膜，标记为切除线。结肠中动静脉起始部没有淋巴结转移时可切断结肠中动脉右支(图 2a)，结肠中动静脉是病变的主干动脉时在结肠中动静脉的起始部切断(图 2b)。在回肠预定切除部位结扎切断边缘动脉后，沿标记的切除线切断回肠系膜至回结肠动静脉汇入部。切开肠系膜上静脉前面的浆膜，钝性分开结缔组织达肠系膜上静脉前面。提起周围结缔组织，切开并显露肠系膜上静脉左缘。门脉系血管管壁很薄，钳夹容易造成损伤，应注意仅夹持从血管壁分离下来的结缔组织。一旦静脉壁损伤造成大量出血，切忌盲目钳夹，以免造成更大的损伤，应压迫损伤部位的近端和远端以减少出血，确认出血部位后用血管缝合线褥式缝合或 Z 形缝合止血。显露回结肠动静脉起始部，清扫 No.203 后双重结扎切断。进一步向头侧清扫肠系膜上静脉前面，于起始部结扎切断右结肠动静脉(右结肠动脉约有半数是从结肠中动脉发出，约 30% 从肠系膜上动脉发出，还有一些是缺如的)[1](图 3)。

**图 2　切除范围**

标准的操作是在根部处理回结肠动脉、右结肠动脉、结肠中动脉(a)。横结肠近中央部的进展期癌在根部处理结肠中动脉(b)

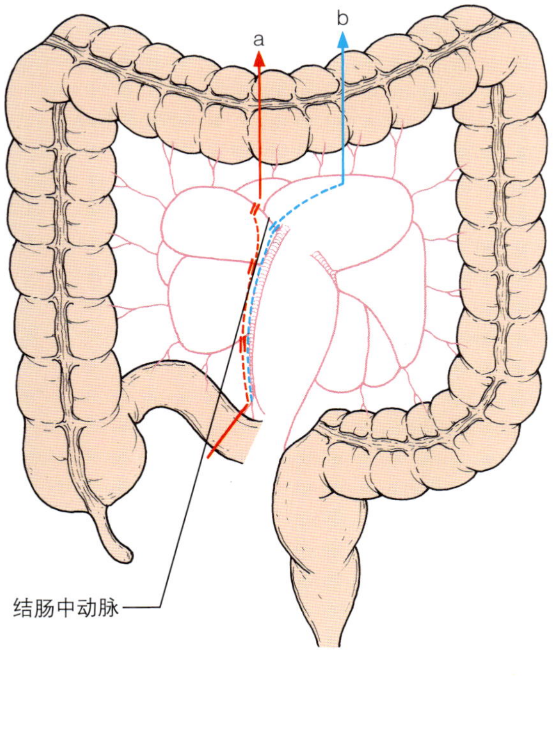


**图 3　处理回结肠动静脉和清扫外科干**

在回结肠动脉根部显露外科干，清扫 No.203，根部双重结扎切断该动静脉。沿肠系膜上静脉向上清扫外科干，根部处理右结肠动静脉

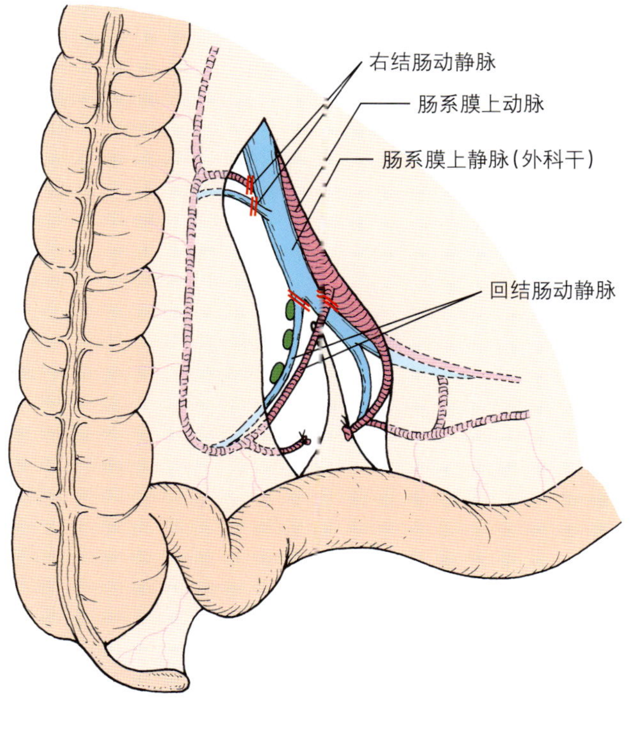


### 手术要点

门脉系统的血管壁薄，很容易造成损伤，只能夹持从血管壁分离下来的结缔组织，逐步显露血管壁。

进入外科干的层面要用钳子沿血管壁分离并切除周围组织。保持一定的层面向近端分离很重要，不要错开该分离层面。

## ●处理结肠中动静脉

充分游离结肠肝曲对安全处理结肠中动脉很重要。切开网膜囊后，助手将横结肠向肛侧牵拉，从横结肠预定切除线向右侧分离胃结肠韧带前后叶，在胰腺下缘确认 Henle 胃结肠静脉干（图 4）。结扎切断向结肠方向发出的副右结肠静脉。手术要点是给横结肠系膜适当的张力，但过度牵拉很容易撕裂门脉分支而造成大量出血（图 5）。

清扫结肠中动静脉起始部时要分离到胰腺后并显露肠系膜上动静脉的分支（图 6）。

这里描述的是从外科干远端向近端的逆行性清扫方法，常用此法是因为容易达到正确的分离层面，也有先处理结肠中动静脉后向远端清扫的顺行性方法。

**图 4　游离肝曲部**

从横结肠预定切除线向右侧切开大网膜，分离胃结肠韧带前后叶，在胰腺下缘显露 Henle 胃结肠静脉干

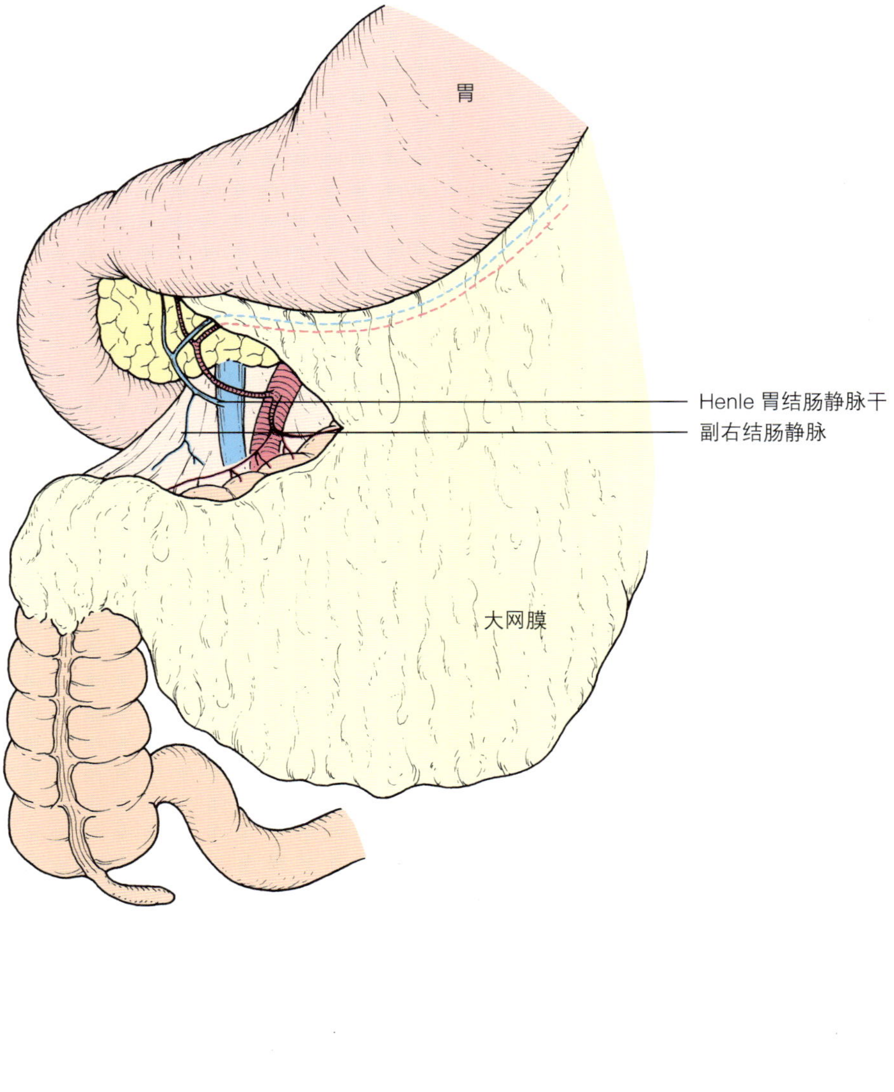

**图 5　切断副右结肠静脉**

手根部结扎切断从 Henle 胃结肠静脉干向结肠发出的副右结肠静脉

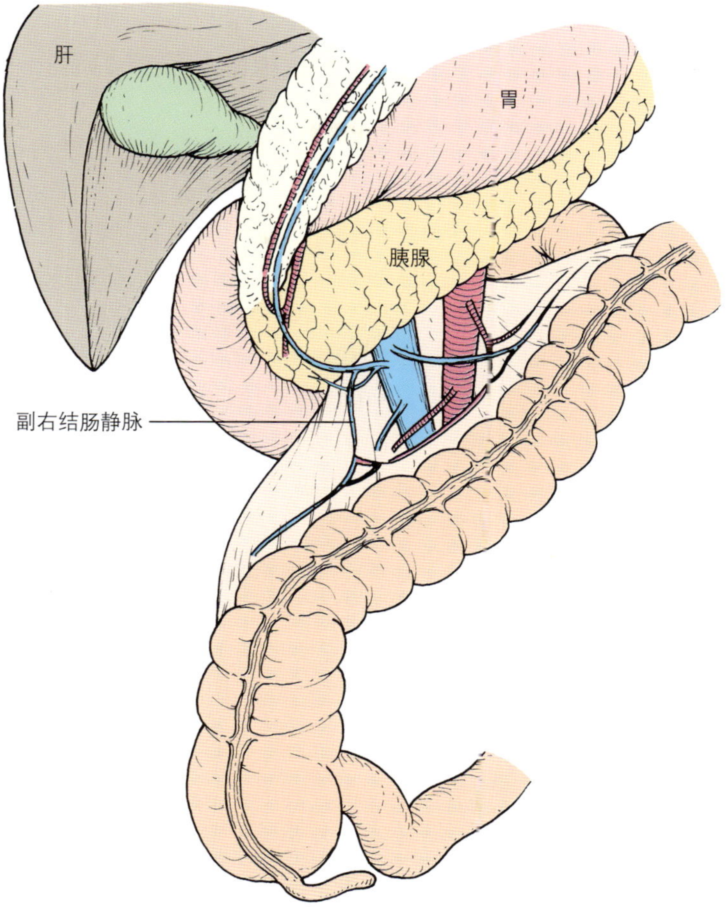


**危险点**　静脉分支很容易被撕裂，注意不要过度牵拉横结肠。

**图 6　处理结肠中动静脉**

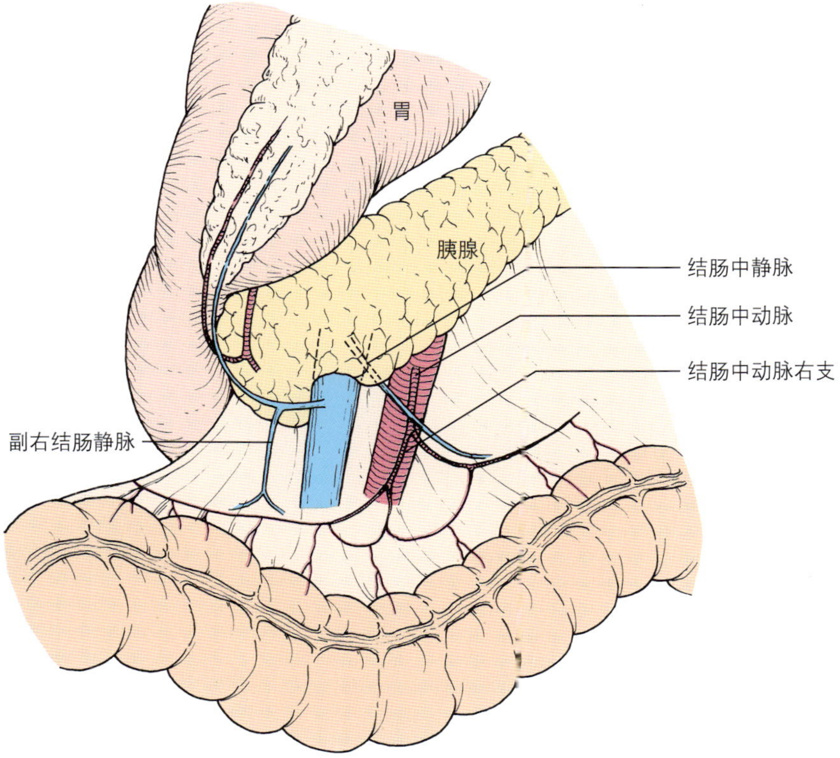


## 手术要点

结肠中动脉的变异较多，在胰腺后面确认与外科干的位置关系很重要。
为了清扫到结肠中动静脉根部，需分离到胰腺后面并显露肠系膜上动静脉的分支。

以追求根治性和保存术后功能为目标的血管周围清扫时，保护神经丛很重要。左侧结肠 - 直肠切除要保护自主神经，清扫时必须认清解剖层次。为保护下腹神经和骨盆神经丛，必须保持后腹膜下筋膜的完整。追加侧方清扫时要切开髂内外动静脉的血管鞘，清扫周围结缔组织。

## ●清扫肠系膜下动脉起始部

在乙状结肠外侧切开 Monk 白线，将后腹膜下筋膜（肾筋膜前叶）和乙状结肠系膜之间的结合组织切开，自然将输尿管、睾丸（卵巢）动静脉保留于输尿管下腹神经前筋膜的后方（**图 7**）。保持这个层面继续向右侧分离可见主动脉前面纵行的白色纤维性组织即下腹下神经丛，保护此神经丛并用电刀切除周围的脂肪组织（**图 8**）。游离乙状结肠至右侧腹膜后，将乙状结肠牵向左侧，沿主动脉右缘向头侧切开后腹膜至肠系膜下动脉起始部。肠系膜下动脉位于十二指肠水平部的正下方，由主动脉正中发出，因此在十二指肠水平部附近切开后腹膜进入主动脉前面的层面，向尾侧分离即可显露肠系膜下动脉起始部（**图 9**）。接近肠系膜下动脉起始部时可见腰结肠神经，切断此神经显露肠系膜下动脉时要注意保护腰内脏神经和下

**图 7　游离乙状结肠 - 降结肠**

切开乙状结肠左叶和后腹膜下筋膜间的生理粘连部（Toldt's fusion fascia）

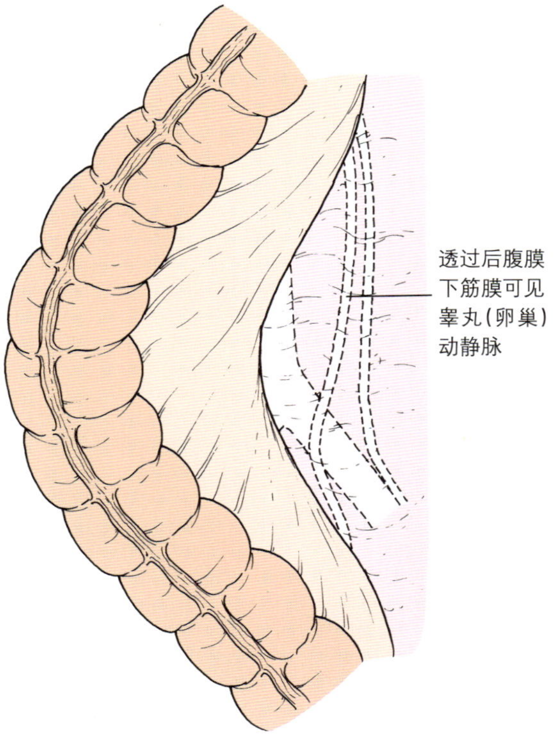


**手术要点**

只要保持正确的分离层面，输尿管和睾丸（卵巢）动静脉可自然地保留在后腹膜下筋膜的背侧。

**图 8　分离下腹下神经丛**

向内侧分离乙状结肠系膜，可见主动脉前方走行的下腹下神经丛，切断其向结肠方向的细小分支

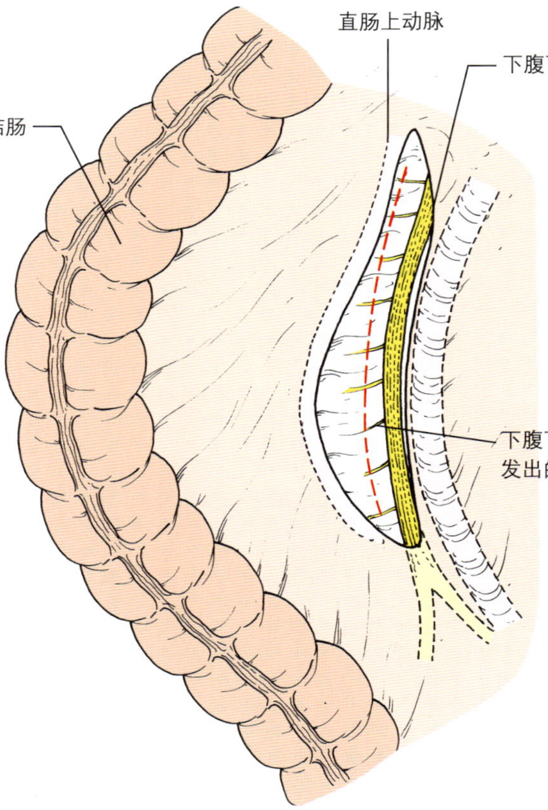


**手术要点**

直视下确认下腹下神经丛并加以保护。

腹下神经丛(**图 10**)。距起始部约 5mm 双重结扎切断肠系膜下动脉，在相同高度双重结扎切断肠系膜下静脉。当起始部没有明确的淋巴结转移时，也可从起始部向远端清扫肠系膜下动脉周围，至发出左结肠动脉分支后切断[2]。

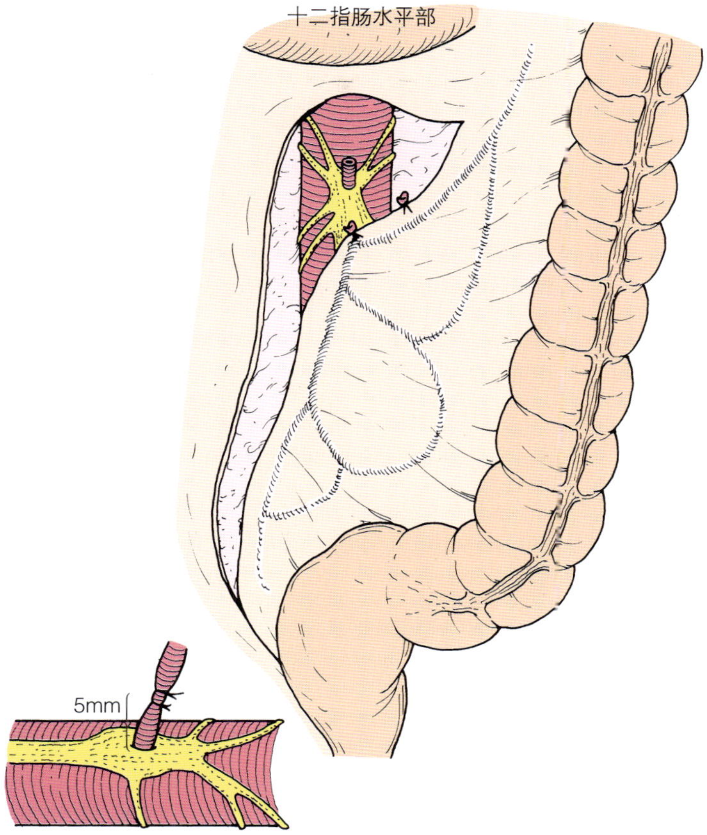


**图 9　切断肠系膜下动脉根部时交感神经的保留**

将乙状结肠系膜向尾侧牵引，在起始部双重结扎切断肠系膜下动脉。操作中尽量避免损伤含有交感神经纤维的后腹膜下筋膜

## 手术要点

**清扫肠系膜下动脉起始部时，正确辨认交感神经纤维与周围组织的解剖学关系很重要。距起始部约 5mm 双重结扎切断肠系膜下动脉。**

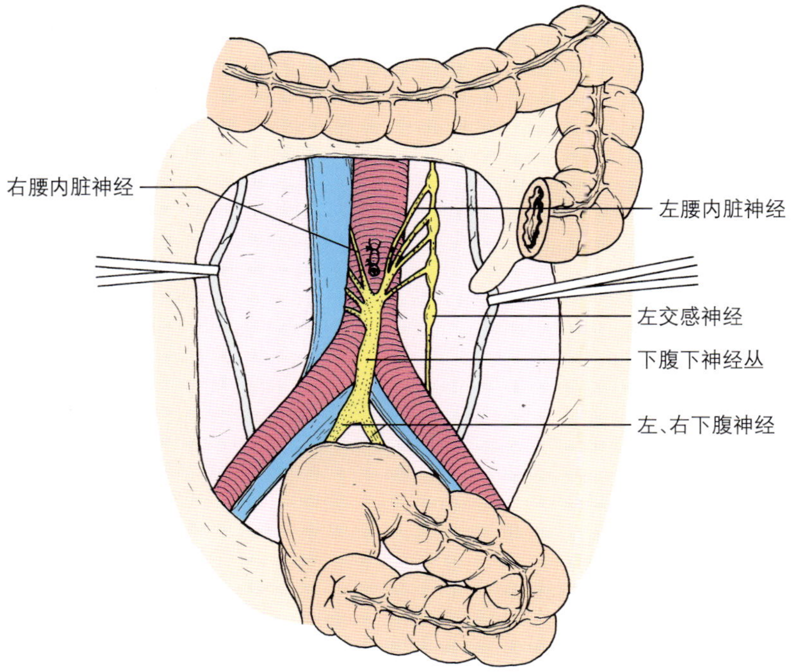


**图 10　清扫后保留交感神经的术野**

可见左右腰内脏神经、下腹下神经丛、左右下腹神经。浸润深度为 sSM、sMP 的病例没必要分离神经纤维

## ●侧方清扫

侧方清扫对很少发生侧方转移的较早期下段直肠癌来说并无必要，但对腹膜返折下(Rb)的进展期癌和 RbP 癌，分别有 15% 和 25% 出现以髂内末梢(No.263D)、髂内中央(No.263P)、闭孔淋巴结(No.283)和髂总淋巴结(No.273)为中心的侧方淋巴结转移。从下段直肠癌的组织类型和浸润深度分析侧方转移率，高分化腺癌浸润深度超过 pSS(pA)，中低分化腺癌、黏液癌的浸润深度超过 pMP 时侧方转移率超过 10%。因此笔者参考术前诊断，对高分化腺癌浸润深度超过 pA、中低分化腺癌浸润深度超过 pMP 的病例进行了腹膜外入路的侧方淋巴结清扫[3]。从局部解剖的角度出发，真正需要清扫的侧方淋巴结主要是从直肠下部前侧壁发出与前列腺、精囊或阴道等的淋巴管汇合后穿过骨盆神经丛的髂内淋巴结，以及进一步沿闭孔神经或闭孔动静脉上行达髂内动脉起始部的淋巴结。因此侧方淋巴结清扫的顺序是：①腹膜外入路的闭孔淋巴结；②髂内淋巴结；③直肠中动脉根部淋巴结。侧方清扫时能否保留骨盆神经丛应参考肿瘤的组织类型、浸润深度及位置等决定。

首先用止血钳夹持腹膜的正中下缘进入膀胱前间隙(Retzius 腔)，广泛分离膀胱侧间隙和直肠侧间隙(**图 11**)。这些腔隙是腹膜和肌层之间的疏松结缔组织间隙，可用手分离达闭孔，几乎无出血。但要注意在前列腺周围避免损伤覆于前列腺前面的 Santorini 静脉丛和膀胱前列腺静脉丛。出血时不要胡乱止血，应以干纱布填塞压迫止血，然后进行缝合止血。膀胱的剥离按照**图 11** 所示，用止血钳夹持腹膜沿膀胱侧壁锐性分离。

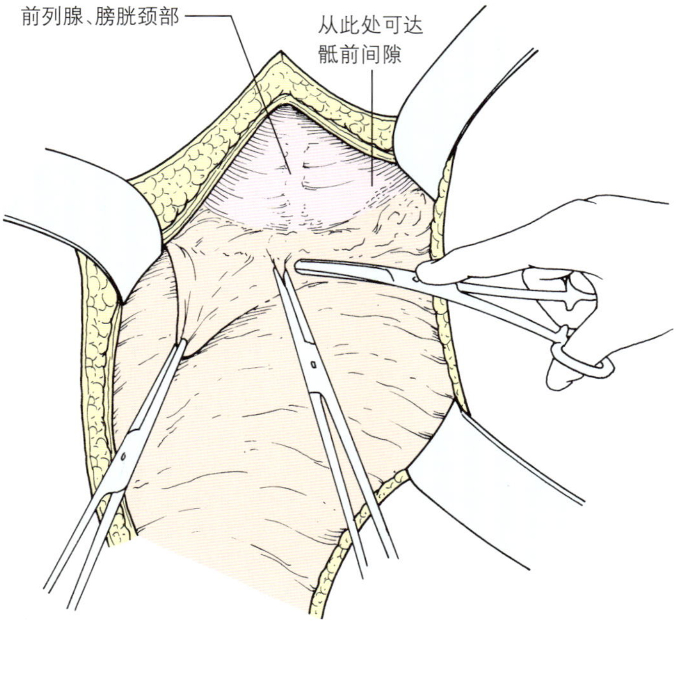


**图 11　经腹膜外入路膀胱前间隙和侧间隙的分离**
为避免损伤前列腺前面的 Santorini 静脉丛和膀胱前列腺静脉丛，应用 Cooper 剪刀等锐性分离，在尾侧沿骨盆隔膜与先分离出的直肠后壁(骶前间隙)连接，使后续的操作更容易

将此腹膜切开线与直肠左右的腹膜切开线汇合并弧行掀开腹膜，可在直视下显露髂内血管区域（**图 12**）。将髂外动脉向头侧拉开可见其下脂肪组织内的闭孔神经和动脉，清扫髂外动脉和闭孔动脉周围的淋巴结。继而清扫髂内动静脉周围，在辨认膀胱上动脉、髂内动脉、臀上动脉和闭孔动脉的同时进行清扫，经以上操作可直视下显露骨盆神经丛外侧（**图 13**）。这一区域如果有淋巴结转移就不再考虑保留骨盆神经丛，在基底部结扎切断骨盆神经丛行扩大清扫。尤其是相当于No.263 的部位（骨盆神经丛的基底部和膀胱下动脉分支部以下的髂内动脉区域）有明确转移时应同时切除髂内血管[4]。

**图 12　切开膀胱侧间隙腹膜**

在膀胱侧间隙处切开腹膜并剥离膀胱。将此腹膜切开线与直肠侧方的腹膜切开线汇合并掀开，可直视下显露髂内血管区域及所有的侧方区域

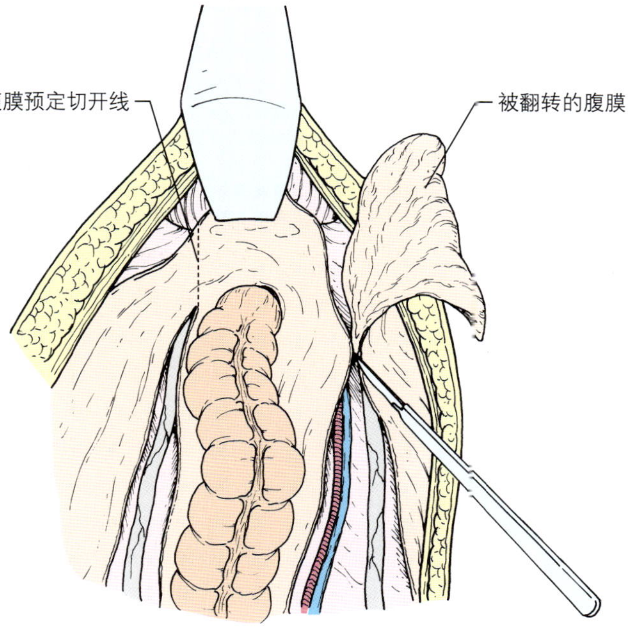


**图 13　显露侧方区域**

将腹膜掀开即可直视下显露侧方区域。通常按髂外动脉区域、闭孔、髂内动脉区域的顺序进行清扫

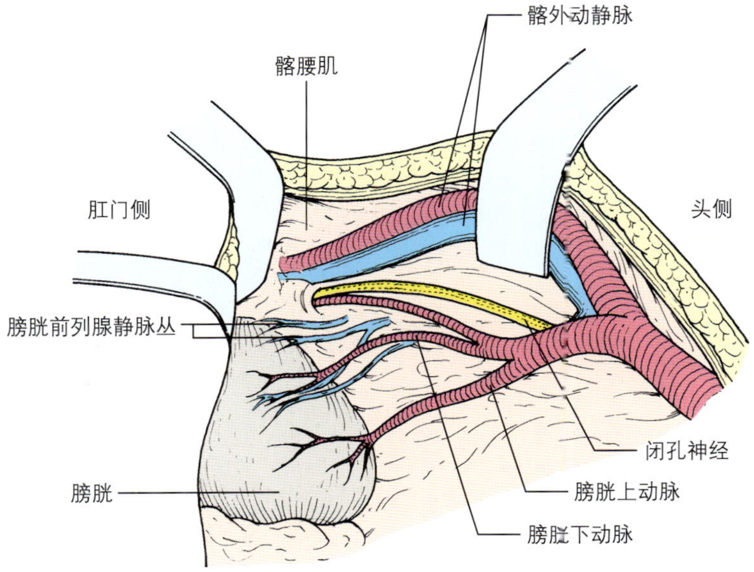

清扫是有意将需要保留的予以保留，其余都切除的操作。多数情况下清扫的对象主要是血管周围组织，沿着血管周围清扫是消化道恶性肿瘤根治切除中最基本的操作之一。但不必要的扩大清扫只能增加术中的风险和术后的功能障碍。为达到尽可能保留功能又最大限度地根治的目标，充分了解解剖学知识只是基础，在此之上经常考虑“能保留什么”更为重要。

## 参考文献


1) 森田隆幸ほか：右半結腸切除術．Knack＆Pitfalls—大腸・肛門外科の要点と盲点（第２版），文光堂，2004，p148-152.

2) 森田隆幸ほか：S状結腸切除術．Knack＆Pitfalls—大腸・肛門外科の要点と盲点（第２版），文光堂，2004，p160-164.

3) 森田隆幸：下部直腸癌における側方リンパ節郭清の功罪．外科，628（別冊）：924-927，2000.

4) 西川晋右ほか：腹会陰式直腸切断術の標準術式と骨盤内臓全摘術の適応と方法．消化器外科，30：1345-1355，2007.

5) 森田隆幸ほか：直腸癌根治手術としての自律神経温存手術の実際．消化器外科，21：325-335，1991.

6) 森田隆幸ほか：大腸癌手術—切除の実際．臨床腫瘍プラクティス．1（2）：156-158，2005.

# 人工肛门造设术

長谷川博俊，石井良幸，北川雄光　慶應義塾大学医学部外科

人工肛门造设术是消化外科尤其是结肠外科的基本手术。暂时性的人工肛门是在低位前切除及全结肠切除术后为确保吻合口的安全而造设的，对克罗恩病、复杂肛瘘等也可为控制直肠、肛门炎症而造设。在低位前切除术时以粪便转流为目的造设的暂时性人工肛门，曾经以横结肠造瘘为多，但考虑减少臭味、方便造瘘口管理以及便于闭瘘等因素，最近反而袢式回肠造口术（loop ileostomy）更受欢迎。

对腹会阴联合直肠切除术、结肠憩室穿孔等急重症手术，要采用永久性结肠人工肛门（end colostomy）造设术。即使是暂时性人工肛门造设，也并非所有的暂时性人工肛门都能得到还纳，有变成永久性人工肛门的可能，所以不论何种情况下都应造设一个患者和家属容易很好管理的人工肛门。而且对人工肛门还纳手术也应认真对待，不能因为是简单的手术而轻视。

# 袢式回肠造口术

## 术前检查

造口的位置很重要，所以必须在术前进行标记（**图 1**）。有 WOC（wound ostomy continence）护士的医院可由他们实施。以下是标记的原则。

(1) 患者本人容易管理。

(2) 不受体位变换的影响，皮肤保持平坦且不易出现皱褶。

(3) 通过腹直肌。

(4) 远离肋弓、髂前上棘以及皮肤瘢痕。

标记不能只做一个，要标记多个（第 2、第 3 个候补）以应对不能在预定位置造设的情况。

### ●麻醉和体位

通常全麻，在患者全身状态和呼吸功能很差时也可行硬膜外麻醉、腰麻或局麻。

图 1　造口部位

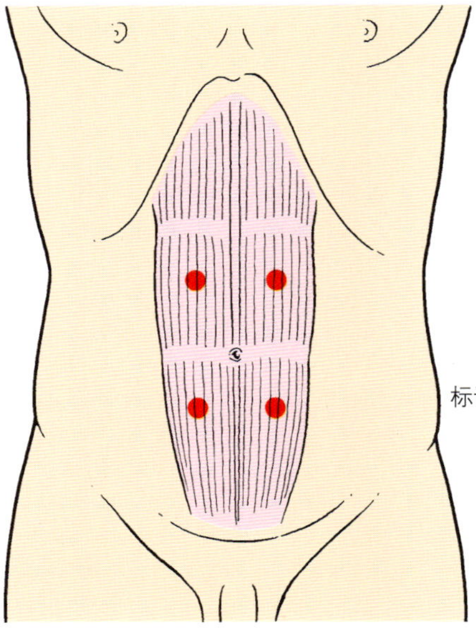


## 手术顺序

［1］小切口开腹

［2］腹壁造口

［3］确定回肠远端并提出腹腔

［4］关腹

［5］切开固定回肠远端

# 手 术 操 作

## 1 小切口开腹

袢式回肠造口多数是在大切口开腹状态下，以粪便转流为目的造设的。在没有预先开腹、造口位置不确定及末端回肠位置难以确定等情况下取下腹正中切口。

患者消瘦时，可经腹部造口的切口直视下观察腹腔，确认末端回肠，即省略正中切口直接行腹壁造口。

还有不采用正中切口而在腹腔镜下操作者（后述）。

## 2 腹壁造口

用 Kocher 钳（有齿直钳）抓持标记好的造口位置，切除 500 日元硬币大小（相当于 1 元人民币硬币）的圆形皮肤（**图 2**）。皮下脂肪不要切除过多，拉钩显露腹直肌前鞘，十字切开腹直肌前鞘，显露肌肉（**图 3**）。沿肌纤维方向用手术钳分离并用拉钩拉开，显露腹直肌后鞘（**图 4**）。此时注意避免损伤腹壁下动静脉。如果损伤，应用结扎等方法有效地止血。

显露后鞘后十字切开后鞘及腹膜（**图 5**）。此时如果已经开腹可以用 Kocher 钳将腹壁向内侧牵引，大纱布垫在切口下，避免切开后鞘时损伤肠管（**图 6**），腹壁造口大小以通过两横指为宜。腹壁造口后以纱布通过造口，确认是否已充分止血。

**图 2　切皮**

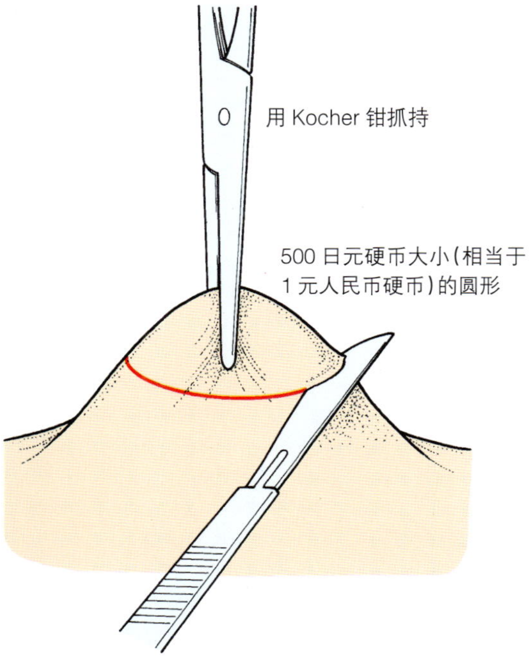


**图 3　切开腹直肌前鞘**

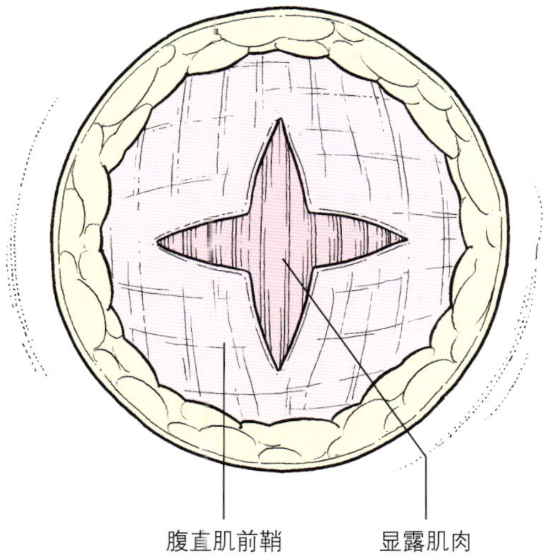

图 4　分离腹直肌和显露后鞘

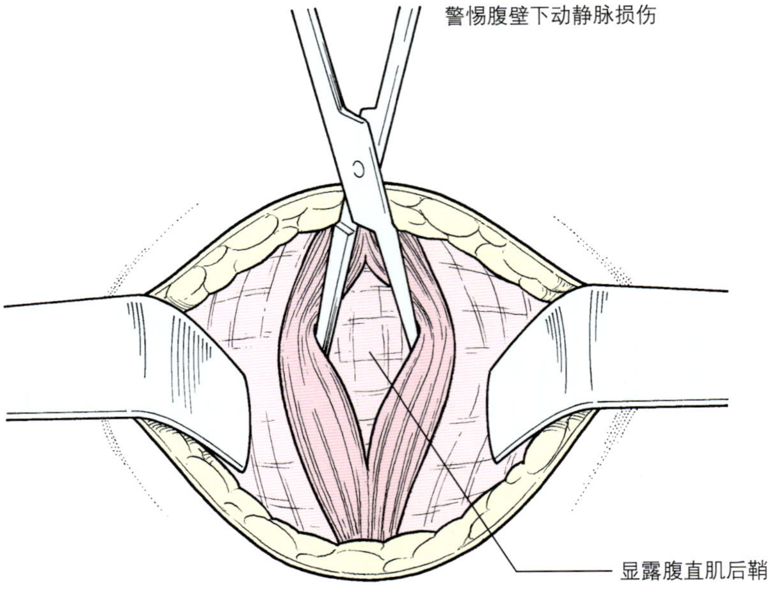


图 5　切开腹直肌后鞘和腹膜

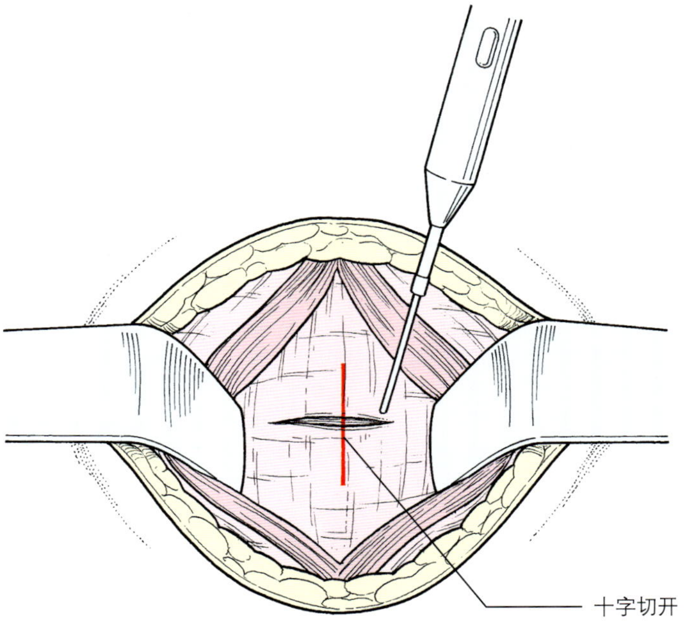


图 6　切开腹直肌前鞘、后鞘和腹膜

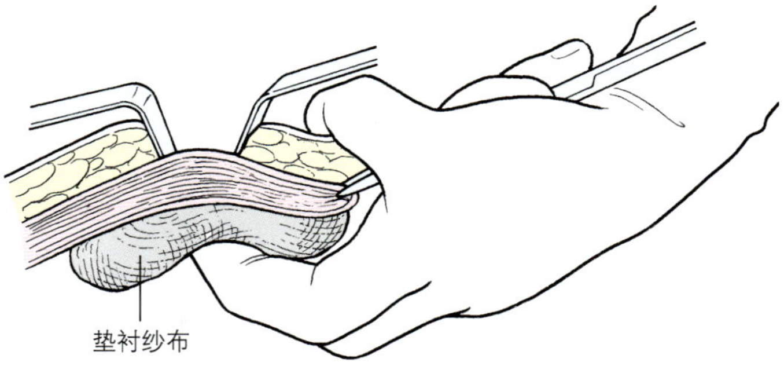

## 3 确定回肠远端并提出腹腔

在开腹情况下确定回肠远端很容易，消瘦的患者从造瘘口即可直视下确认回肠远端。确认的标志是末端回肠的回盲襞（Treves fold）。

确定回肠远端后距回肠末端 30~40cm 将回肠从造口处提出腹壁外（**图 7**）。肠系膜戳口穿过软管或牵引带，注意避免损伤肠壁和血管弓。远端回肠缝合一针做标记，提出肠管时要确定无张力并避免扭转。有的外科医生主张近端肠管应当靠近尾侧，但一定要确保肠管无扭转和张力。为使人工肛门还纳时容易分离有时用隔离膜包绕肠管。

**图 7　回肠提出腹腔与肠切开、外翻**

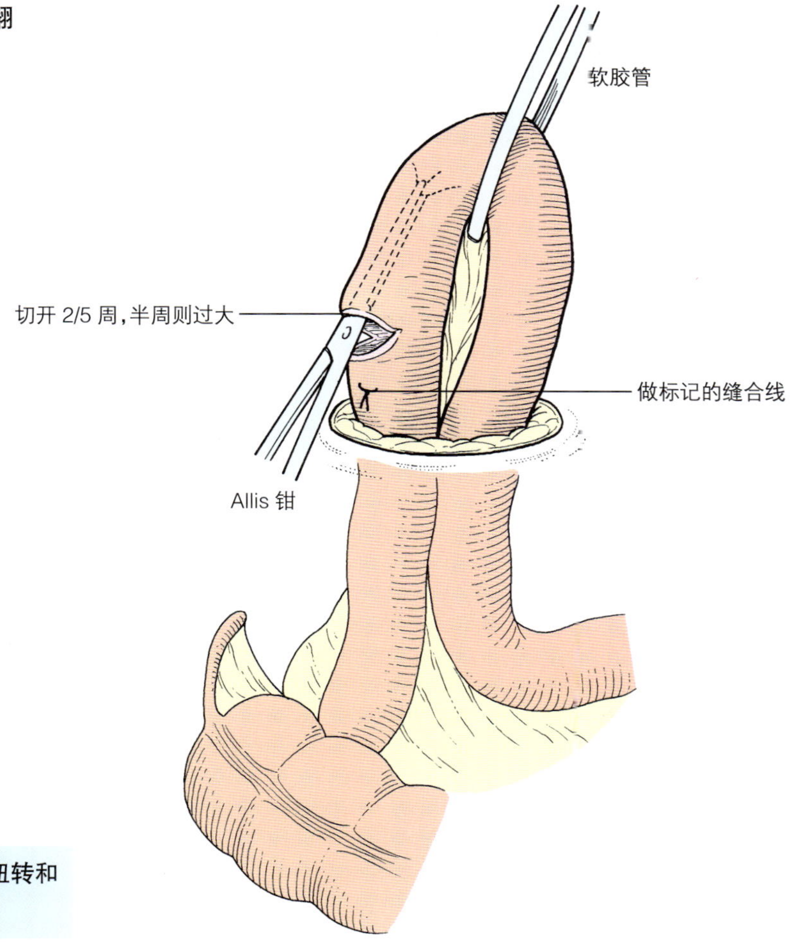


**手术要点**

**提出近段肠管时要避免近端肠管的扭转和张力。**

## 4 关腹

正中切口要用三层缝合，不要只缝两层，切开肠管前保护好切口。

没必要缝合固定腹直肌前鞘与肠管浆膜。

在回肠远端侧切开 2/5 周，插入 Allis 钳（鼠齿钳）外翻近端侧（**图 7**），回肠切开不要过大（半周则过大）。远端肠管全层与皮肤真皮层用 4-0 可吸收线缝合，近端肠管切缘全层、肠管浆膜与皮肤间断缝合 3~4 针，间隔处可以将皮肤真皮与肠管全层缝合。近端肠管外翻突出 2~3cm 为宜（**图 8**）。

肥胖患者肠系膜较厚，提出肠管张力较大时可使用支撑棒，但这种情况很少。将支撑棒穿过肠系膜与皮肤固定，约 1 周后拔除支撑棒（**图 9**）。

**图 8 回肠与皮肤的固定**

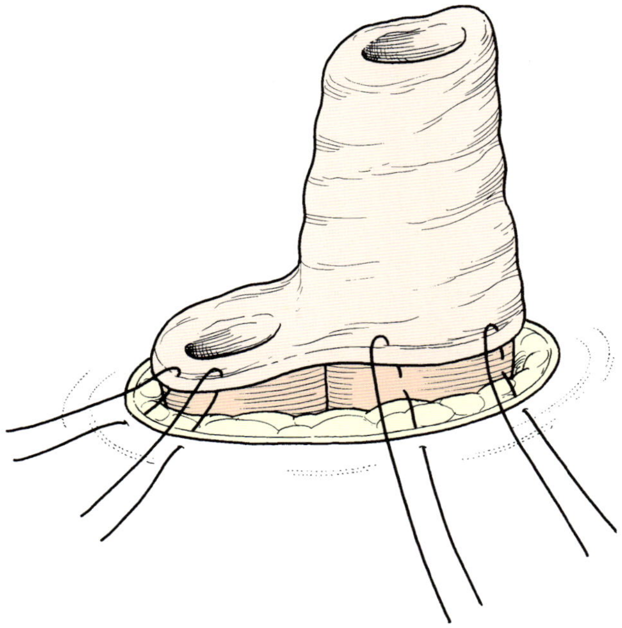

**图 9 支撑棒的使用和固定**

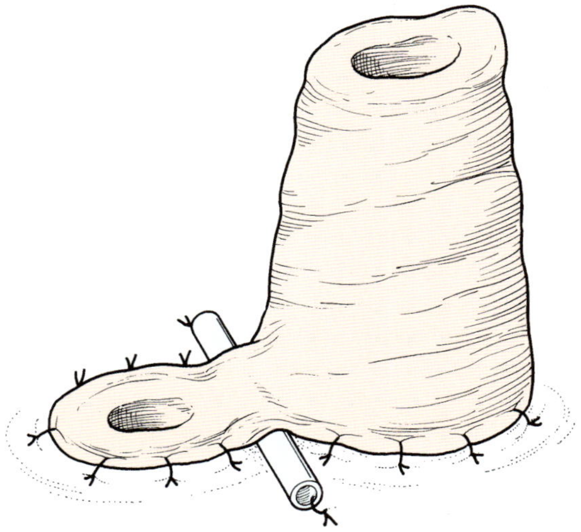


## 腹腔镜辅助下袢式回肠造口术

脐上部插入 12mm 戳卡建立气腹，于造口部位和耻骨上分别插入 5mm 戳卡，探查腹腔。

确定回肠远端，经造口部位戳卡插入内镜钳（Endo Clinch）抓持拟提出造口的回肠，在其远端侧用电刀标记。注意不要扭转内镜钳，交助手把持不动，腹壁造口完成后将肠管提出腹腔，同样注意不要扭转。

# 袢式回肠造口的闭合

## 术前检查

术前造影检查或内镜检查，确认无吻合口瘘、无造瘘近端肠管的狭窄、闭塞等。做直肠指诊确认无肛门括约肌功能不全。

## 手术步骤

[ 1 ] 切皮
[ 2 ] 分离皮下组织、筋膜及腹壁
[ 3 ] 分离肠管外翻部
[ 4 ] 器械吻合或缝合闭合
[ 5 ] 关腹

## 手 术 操 作

### 1 切皮

距回肠人工肛门约 3mm 处切开皮肤（**图 10**）。有的医生在切开前局部注射肾上腺素盐水，其实完全没有必要。

图 10　切皮

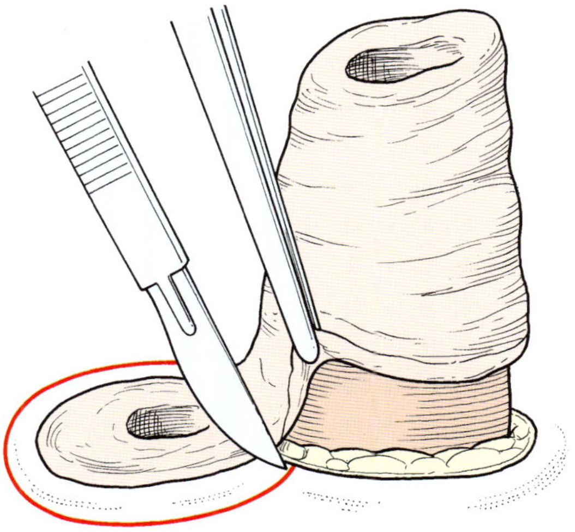


### 2 分离皮下组织、筋膜及腹壁

用手术刀将回肠从皮下脂肪组织、腹直肌鞘及腹壁上分离开，注意避免损伤肠管浆膜。切开皮肤后，先期显露肠管浆膜的正确层次很重要，要避免混淆皮下脂肪组织和肠系膜脂肪组织，将回肠全周从腹壁上分离，游离至腹腔。

## 3 分离外翻部肠管

分离近端回肠浆膜，使造设时外翻的部位还原。

## 4 器械吻合或缝合闭合

将外翻部还原后有几种选择。

最简单的方法是从还原外翻处插入自动缝合器行功能性端端吻合（functional end-to-end anastomosis，FEEA）（图 11），回肠断端和附着的皮肤一起用另一把自动缝合器切断、闭锁（图 12），用 4-0 可吸收线缝合浆肌层，以加固断端和侧侧吻合处。

不用器械吻合时，还原外翻部修剪附着的皮肤和脂肪组织后，双层缝合闭合肠管（图 13）。

有时还原外翻部后人工肛门纤维化严重或分离粘连时浆膜严重破损，则将其完全切除吻合更安全（图 14）。吻合可用手工端端吻合，用器械吻合更方便。

FEEA 由于需要插入器械，应较手工缝合分离得更充分，有必要一直游离到腹腔内，使肠管能够提出腹腔外。

图 11　使用自动缝合器回肠人工肛门闭合术 A

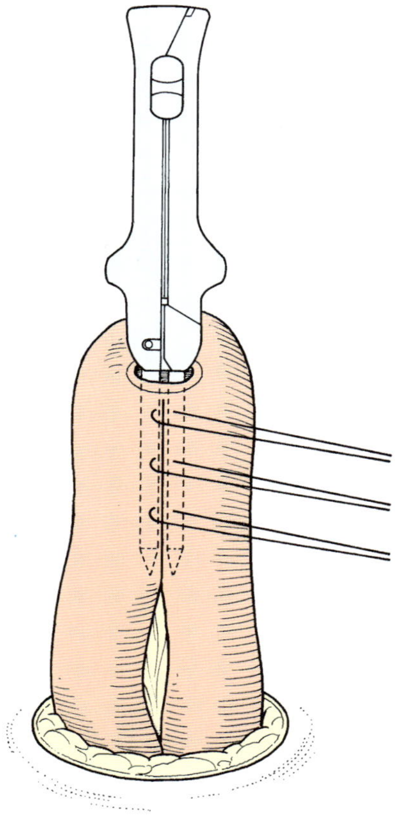

图 12　使用自动缝合器回肠人工肛门闭合术 B

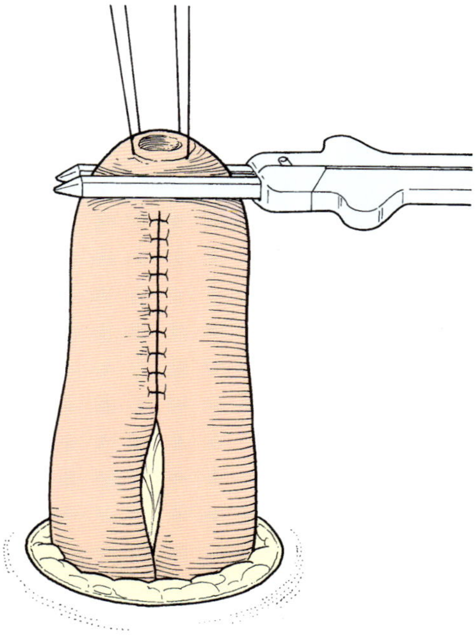

图 13　手工缝合回肠人工肛门闭合术

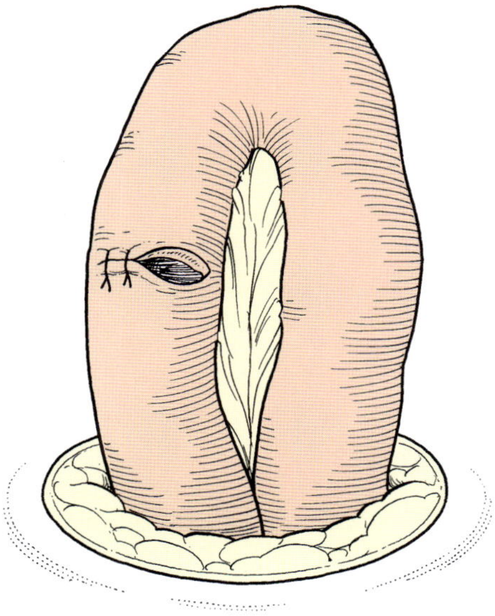

图 14　人工肛门的切除闭合

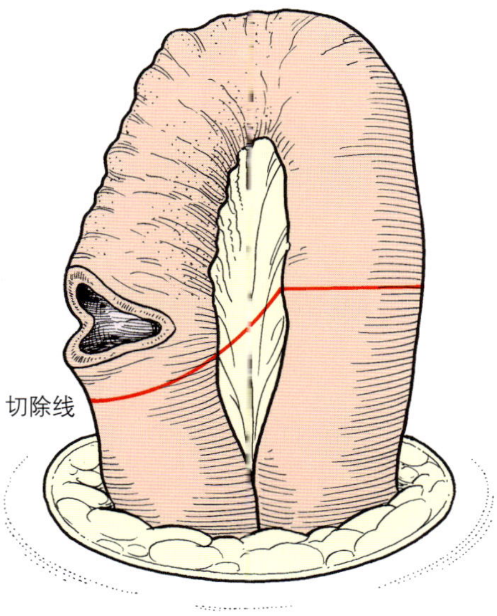


## 5 关腹

虽然已经将肠管从腹壁分离，并且肠管也还纳到腹腔内，仍然有必要追加切开皮肤和腹直肌鞘。还纳肠管后的腹壁缺损可用 0 号可吸收线结节缝合腹膜和腹直肌前后鞘，冲洗创面。

皮下脂肪厚时，用 4-0 可吸收线缝合对拢，皮肤可开放。缝合皮肤时为避免形成狗耳状（dog ear），可纺锤状（梭形）切开皮肤，缝合针距稍大（图 15）。

图 15　缝合皮肤

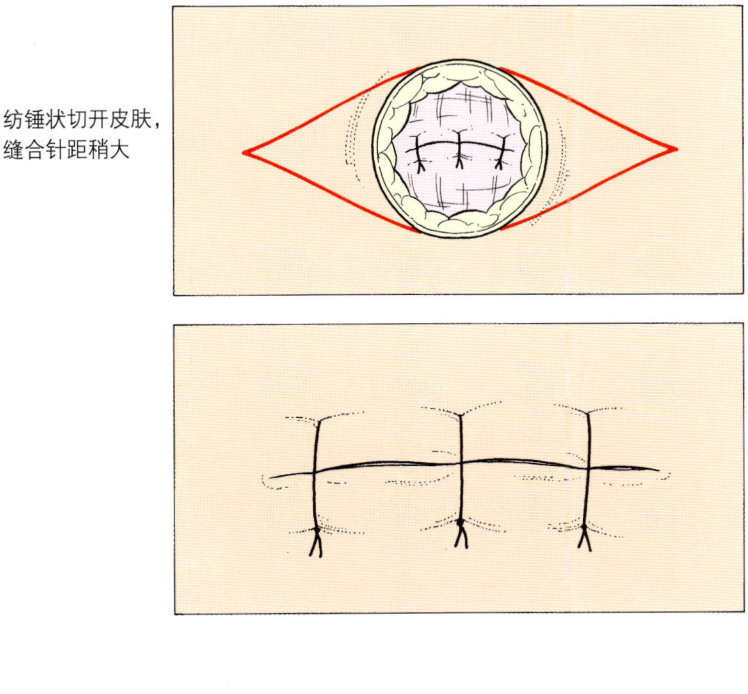


# 永久性人工肛门造设

通常永久性人工肛门是在开腹手术时造设。造口的部位根据手术的种类而有所不同，但通常在左侧经腹直肌的位置，造设时保持结肠无张力和良好的血运特别重要。

## 手术步骤

[ 1 ] 游离和切断左侧结肠
[ 2 ] 腹壁造口
[ 3 ] 拉出左侧结肠
[ 4 ] 关腹
[ 5 ] 切开和固定结肠

# 手 术 操 作

## 1 游离和切断左侧结肠

分离、游离左侧结肠，造口时肠管要无张力并确认血运良好，处理边缘血管后在适当的部位用自动缝合器切断结肠（图 16）。

注意结肠不能游离过长，在腹腔内过多的迂曲可能造成排出不畅。

图 16 切断左侧结肠

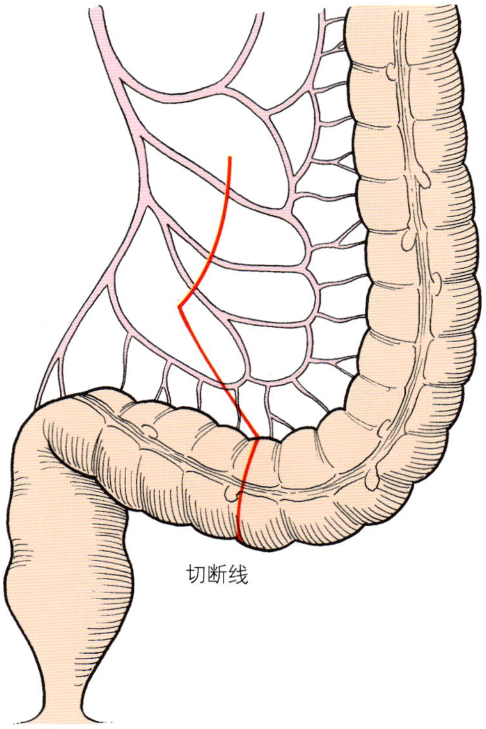


## 2 腹壁造口

前面已有叙述，在此省略。有的医生喜欢把皮肤和筋膜切开大一些，然后经腹膜外径路拉出肠管，笔者不推荐。

## 3 拉出左侧结肠

从腹壁造口插入 Allis 钳夹持结肠断端，提出切口外的同时注意避免扭转（图 17）。调整腹腔内结肠长度，可用肠钳反向牵引避免迂曲。

图 17　拉出左侧结肠

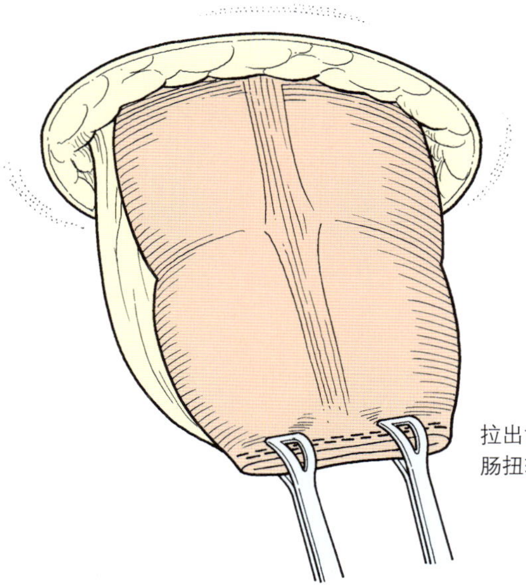


## 4 关腹

在切开结肠前关腹，保护切口。

## 5 切开和固定结肠

结肠浆膜和腹直肌前鞘的固定并非必要，重要的是肠管的无张力和血运良好。切开结肠后用 4-0 可吸收线按真皮、浆膜、全层的顺序缝合 4 处（图 18）。调整缝合浆膜的位置，将 4 针一起结扎，使造瘘口最终外翻约 1cm。在 4 针间再缝合皮肤真皮和肠管全层 2~3 针（图 19）。

图 18　结肠与皮肤的固定 A

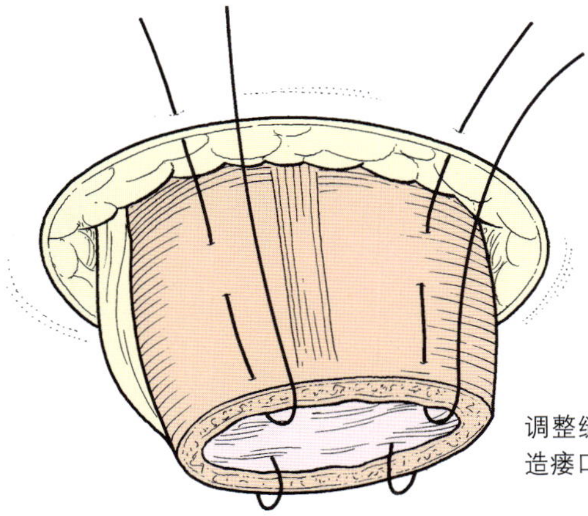


图 19　结肠与皮肤的固定 B

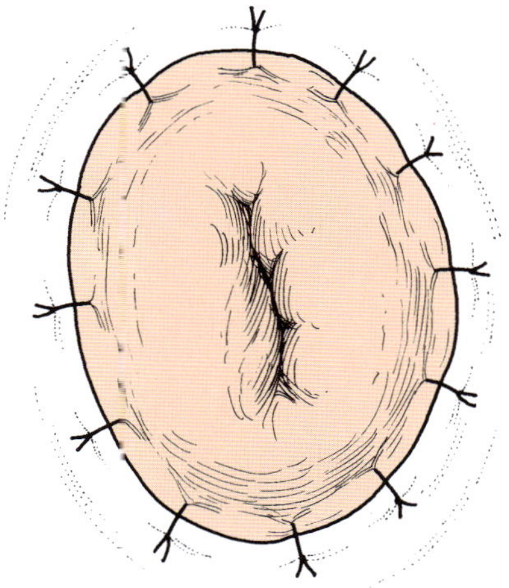

# 术后检查

（1）缺血、坏死
（2）狭窄、闭塞
（3）回缩、脱落
（4）出血

造瘘的并发症大多需要重新造瘘，因此尽量避免并发症的发生至关重要，并且回肠造瘘应注意排出量和液体平衡。


**参考文献**

1）Hasegawa H, Radley S, Morton DG, Keighley MRG : Stapled versus sutured closure of loop ileostomy : a randomized controlled trial. Ann Surg, 231 : 202-204, 2000.

# 肠切开、缝合、吻合术

大塚幸喜，板橋哲也，若林　剛　岩手医科大学外科学講座

肠切开、缝合、吻合是消化外科的基本手术操作。无论淋巴结清扫和肠管的解剖、游离做得多么好，如果术后出现吻合口狭窄、出血、瘘等，都会大大增加患者的机体、精神以及经济负担。外科是团队工作，尤其“缝合、吻合”不是由术者一个人完成，而是由术者、第一助手、第二助手共同协作完成的。

肠管的缝合、吻合法可根据对合的部位分为浆膜对合型和黏膜对合型[1]。浆膜对合型是为了浆膜面的对合使肠管壁内翻，其中手工缝合法的代表是 Albert-Lembert 吻合（**图 1A**），器械吻合法的代表是圆形吻合器吻合、功能性端端吻合（functional end to end anastomosis，FETEA）。黏膜对合型是把黏膜、黏膜下层、肌层、浆膜分别在断面对合，又叫断端对合型。黏膜对合型又可分为一层吻合和两层吻合。两层吻合是黏膜、黏膜下层和浆肌层缝合（**图 1B**），一层吻合有 Gambee 吻合、Hepp-Jordan 法、Olsen-Letwin 法和 Bennett 法等，现在大多常用 Gambee 吻合（**图 1C**）。近年来，消化道吻合中器械吻合逐渐增加，手工缝合逐渐减少。但手工缝合是吻合的基础，器械吻合时如果出现故障，手工缝合是必不可少的操作。

本章笔者对常用的切开、缝合、吻合进行讲解。肠切开缝合以 Crohn 病的肠管狭窄为例讲解狭窄成型术，肠吻合中讲解肠管的手工端端吻合和器械吻合中的 FETEA。

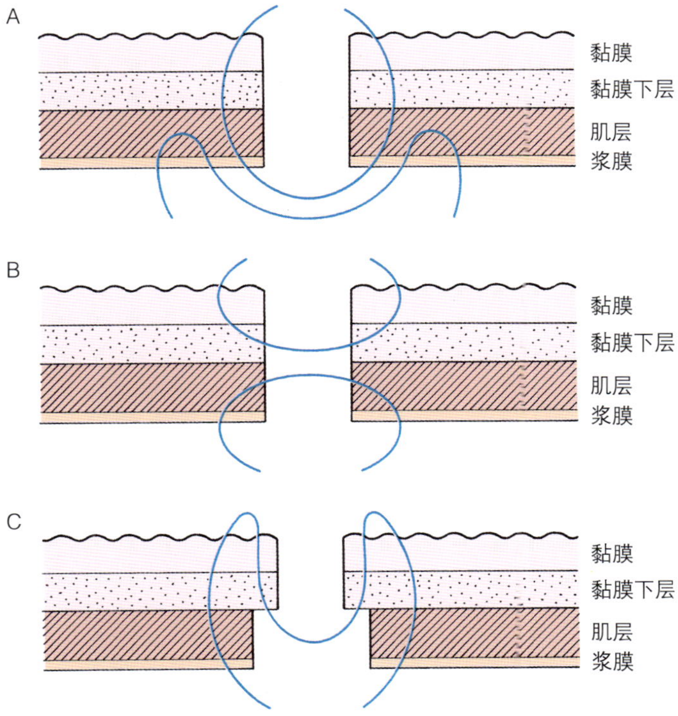


**图 1　肠管的缝合、吻合法**
A：Albert-Lembert 吻合（浆膜对合型）
B：分层次两层吻合（黏膜对合型）
C：Gambee 吻合（黏膜对合型）

# 肠切开、缝合术

## 实际操作

以 Crohn 病小肠狭窄为例讲解狭窄成型术，不能通过拇指尖的短距离狭窄可以采用 Heineke-Mikulicz 法（手缝），范围长的狭窄采用 Finney 法或 Jaboulay 法，这里讲解的是 Heineke-Mikulicz 法。

重要

Crohn 病是全肠道都可发病且易复发的病变，应以改善 QOL 为第一目的，尽可能保留肠管。本术式是不切除肠管而仅解除狭窄的术式，手术并不去除病变，对较短的狭窄是十分有效的方法，尤其对肠管已经广泛切除的病例更有效。小范围内多发的狭窄、伴有瘘管形成和活动性溃疡的狭窄、狭窄成形术后再狭窄的病例仍应行肠切除手术。

### ●Heineke-Mikulicz 法[2]（图 2）

(1) 在狭窄部肠系膜对侧缝两针支持线，在此间用刀或电刀沿纵轴全层切开肠管的狭窄部约 4cm（图 2A）。

(2) 切开时要确认内腔避免损伤对侧肠壁（图 2B）。

(3) 切开狭窄部后，要确认腔内是否存在癌（图 2B）。

(4) 行 Albert-Lembert 吻合使肠腔畅通（图 2C、D）。

**Albert-Lembert 吻合**

1880 年由 Czerny[3] 等报道，是全层缝合（Albert）加浆肌层缝合（Lembert）的内翻两层缝合，是消化道吻合的基本操作。本教研室将此缝合主要用于小肠的缝合和吻合，以及后述的结肠 - 小肠、结肠 - 结肠的吻合。全层缝合通常用连续缝合。因狭窄成型术只在前壁操作，可以垂直刺入肠管壁，以浆膜—肌层—黏膜—黏膜—肌层—浆膜的顺序缝合。原则上针距和边距为 3~4mm，使用 4-0 无创带针缝合线，浆肌层缝合的窝边要小、深度要达肌层，助手应注意勿结扎过紧，以免造成血运障碍和组织损伤[4]。此外可吸收线打结容易松，应打 4 个结。

图 2　Heineke-Mikulicz 法

A：切开狭窄部

B：确认肠腔的同时延长切口

C：垂直于肠管轴的 Albert 缝合（连续缝合）

D：垂直于肠管轴的 Lembert 缝合（结节缝合）

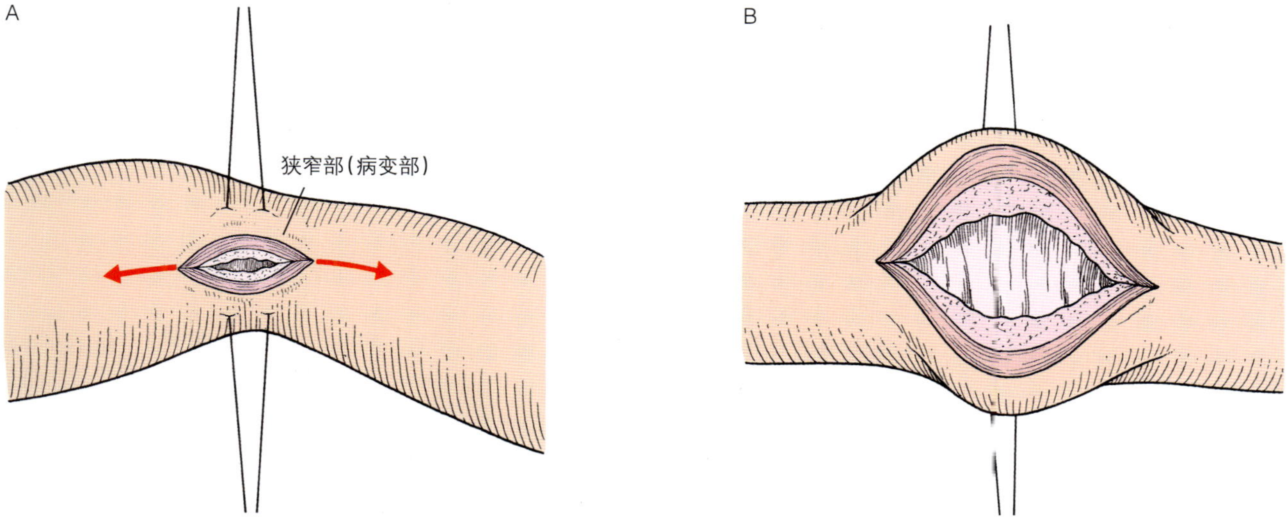


## 手术要点

为避免切开时肠液流出，可在狭窄部前后用无损伤肠钳夹壁肠管，保证术野清洁。

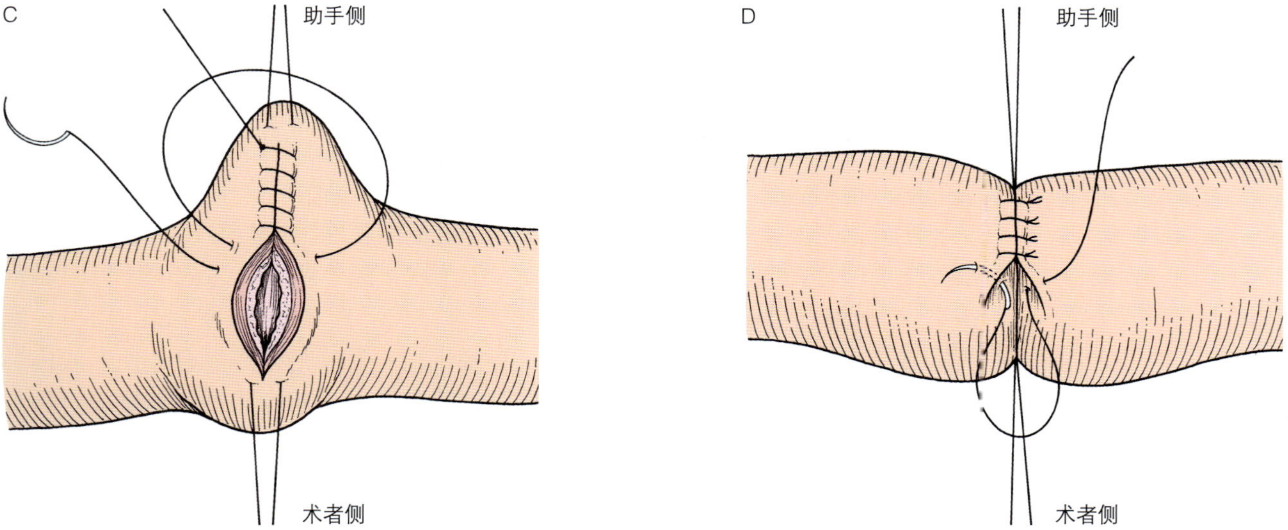


## 手术要点

缝合方向应由远及近，助手的牵引使视野不受影响，容易顺利进行缝合。

## 手术要点

原则上针距和边距为 3~4mm。

# 吻　合

## 1 吻合前的必要准备

(1) 在血运良好的部位切断、吻合肠管。
(2) 充分游离肠管，使吻合口无张力。
(3) 提前定位，避免肠管扭曲。

## 2 手工端端吻合的实际操作

这里讲解结肠 - 回肠的两层吻合（回盲部切除为例）。

### ●两层吻合（图 3）

此缝合方法分别缝合内层（黏膜和黏膜下层）和外层（肌层、浆膜）。优点是作为创伤愈合中心的黏膜下层对合好，没有太多的组织内翻不易造成狭窄，还保持着一定的抗张力。但缺点是缝合针数较多，与一层吻合相比容易产生组织挫伤和缺血。

**(1) 切断肠管**

在吻合之前先要切断肠管。处理肠管的边缘动脉以不影响吻合操作为度，距预定吻合部位 1.5cm 的位置用肠钳夹闭肠管，剪刀一次性切断肠管。胃十二指肠吻合时的切断操作是用刀分层切开浆肌层和黏膜下层、黏膜，但切断结肠、小肠时用剪刀一次性切断肠管使黏膜长度适当且容易缝合。

**(2) 浆肌层缝合（后壁）（图 3A、B）**

原则上针距和边距约 3~4mm，使用无创的 4-0 带针缝合线。首先两端浆肌层缝支持线，为避免肠壁从肠钳脱落，在中心部也应缝支持线。助手擦拭缝合部的血液和黏液，使术者容易缝合操作，助手的结扎要点同 Albert-Lembert 吻合。

**(3) 黏膜、黏膜下层的缝合（图 3C~F）**

缝合使用无创的 4-0 两端带针的可吸收线。先从远端按黏膜—黏膜下层—黏膜下层—黏膜的顺序缝合，在线的中间打结(图 3C)。黏膜缝合不需要太大的强度，主要注重封闭效果，尤其要仔细地连续缝合避免黏膜外翻（图 3D）。每次缝合术者都要把线拉紧，助手帮助牵引避免松动。因为有可能切断缝线，故不能用 DeBakey 镊子（微型解剖镊，尖镊子）夹线。后壁缝合完成后锁住缝线（图 3E）。用另一侧的针线缝合前壁，按黏膜—黏膜下层—黏膜下层—黏膜的顺序缝合并使黏膜内翻（图 3F）。每次缝合操作术者也都要把线拉紧，助手牵引避免松动。前壁缝合后与预先锁住的另一端针线打结。松开口侧肠钳，将空气送到吻合口处轻轻进行压力试验，有空隙时可追加结节缝合。

**(4) 浆肌层缝合（前壁）（图 3G）**

浆肌层缝合与后壁相同，因吻合口两端张力最大，所以缝合前后壁交界处应特别慎重。

**图 3　分层的两层吻合**

A：后壁浆肌层缝合 3 点支持线

B：后壁浆肌层结节缝合完毕

C：两端带针的 4-0 可吸收线缝合后壁黏膜黏膜下层

D：后壁的黏膜黏膜下层连续缝合

E：后壁的黏膜黏膜下层缝合完毕

F：前壁的黏膜黏膜下层连续缝合

G：前壁的浆肌层结节缝合

A

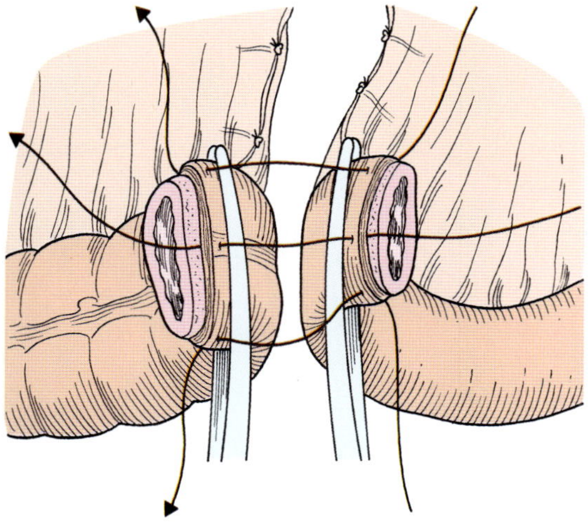

### 手术要点

两端浆肌层缝合支持线，为避免肠壁从肠钳脱落在中心部也应缝支持线。

B

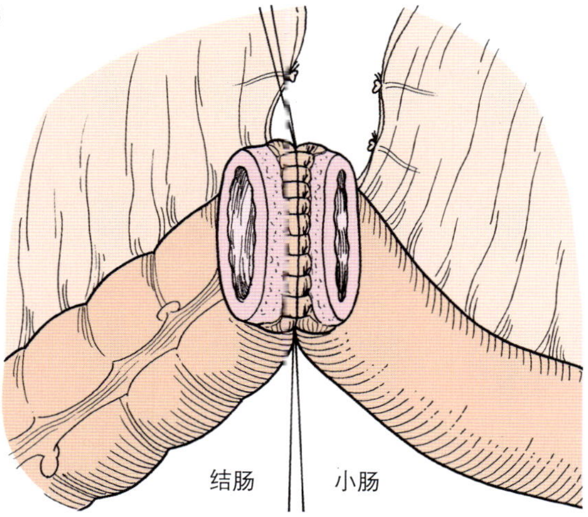


### 手术要点

活动度大的肠管吻合时，在两侧端和后壁中心部浆肌层缝支持线，黏膜黏膜下层缝合，前壁缝合后将吻合口翻转过来，使缝合后壁浆肌层时更容易操作。

C

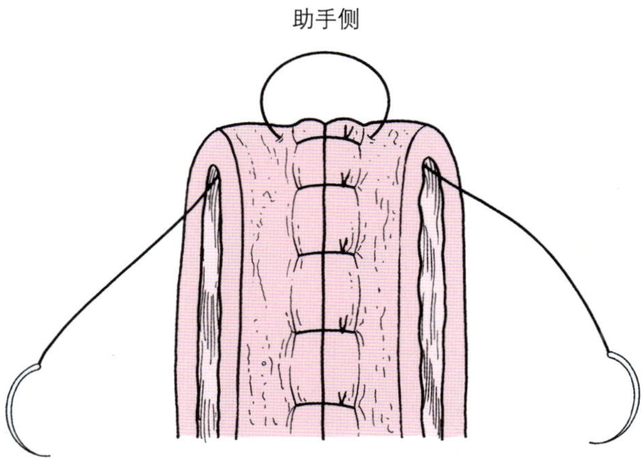


### 手术要点

吻合口两端间隔容易变大，开始 2~3 针时针距应稍窄一点。

D

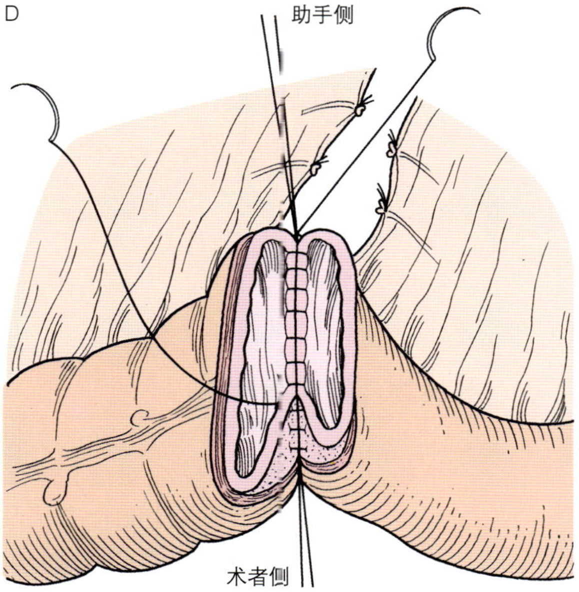


### 手术要点

使用两端带针可吸收线，从助手侧开始向术者侧缝合，能使所有的操作都是正手针。

E

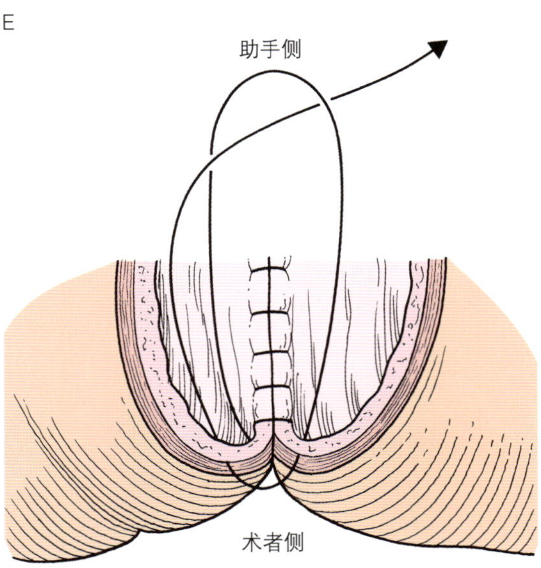


F

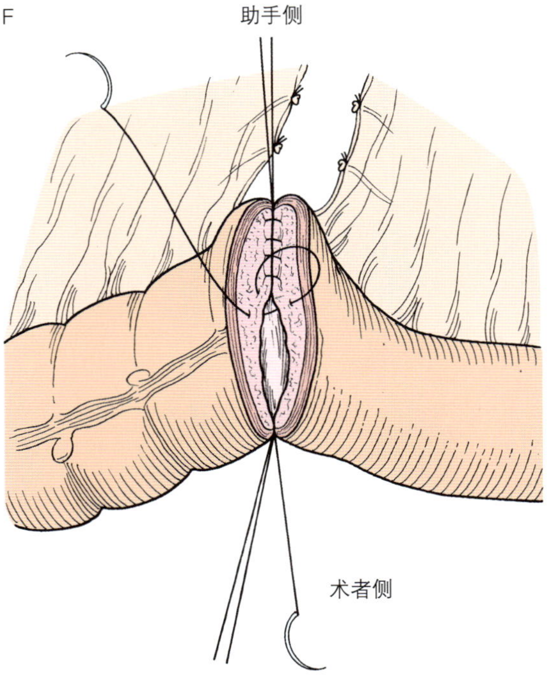


**手术要点**

缝到稍微超过前壁的位置锁住缝线。

**手术要点**

每次缝合术者都要拉紧缝线，助手帮助牵引避免松动。

G

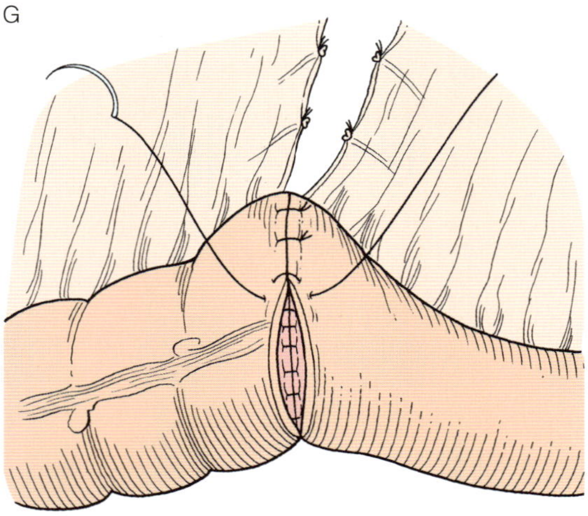

**手术要点**

助手应注意勿结扎过紧，以免造成血运障碍和组织损伤。此外可吸收线打结容易松，应打 4 个结。

## 3 器械吻合的实际操作

现在主要的器械吻合方法有双吻合技术(dounle stapling technique，DST)、FETEA、环形吻合法及三角吻合法等。这里讲解结肠 - 结肠的 FETEA。

### ●功能性端端吻合（FETEA）（图 4）

1968 年由 Steichen[5] 等提出的方法，实际操作是侧侧吻合，因吻合后的形状与端端吻合相似而得名。与手工缝合相比有可节省时间、减少术后感染等优点。而且对口径相差较大的肠管吻合更适用。

下面对笔者所在科室使用的方法进行讲解。

**图 4　功能性端端吻合**
A：将肠管的断端翻向内侧
B：用 endocuter-60 白色钉仓吻合
C：闭合插入口
D：TX60 闭合器蓝色钉仓闭合插入口
E：吻合部位的加强缝合

A

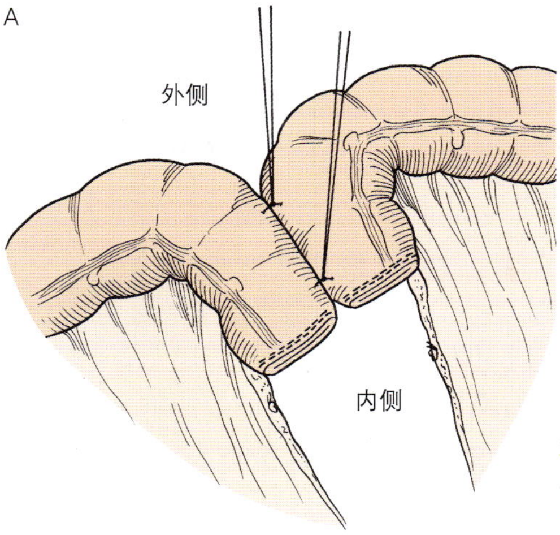


**手术要点**

将肠管断端翻向内侧，以使闭合肠系膜间隙较容易。

B

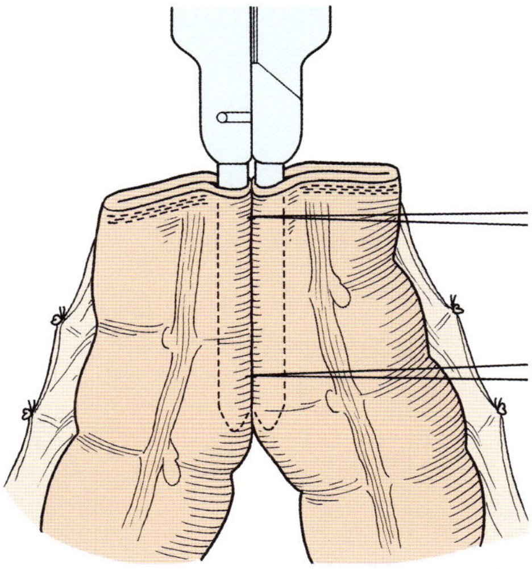

**手术要点**

避免肠系膜卷入，必须确认吻合口黏膜无出血。

C

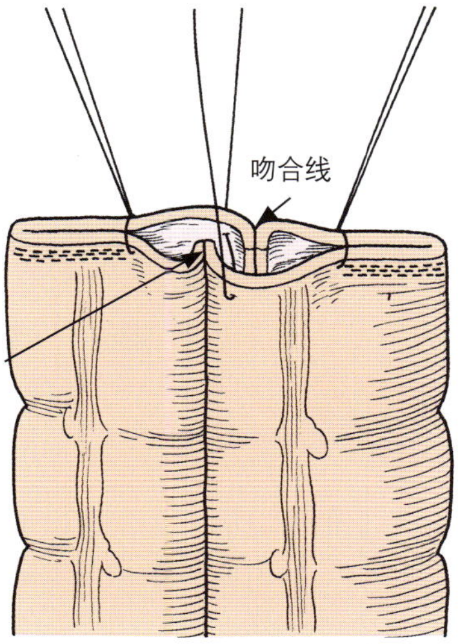


**手术要点**

全层缝合支持线避免吻合线重叠。

D

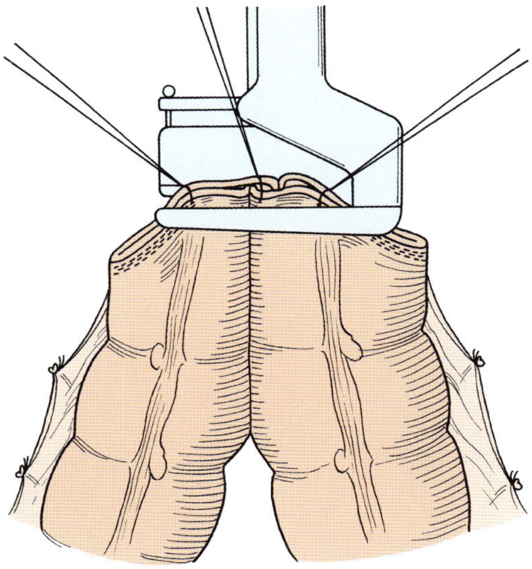

**手术要点**

确认夹闭全层后击发闭合。

E

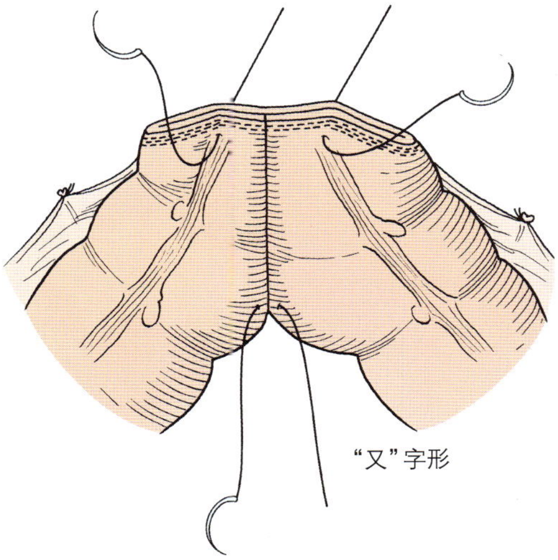


**手术要点**

肠断端两次闭合交界处和“又”字形分叉部需用可吸收线加强缝合。

### (1) 切断肠管

肠管的切断用 endocuter-60(ECHELON)蓝色钉仓(小肠可用白色钉仓)。优点是有 3 排钉,止血效果好和抗张力性强,能牢固地固定组织并按预定切割线切断。

### (2) 肠管吻合

将肠管的断端翻向内侧,在肠系膜对侧缝两处支持线(图 4A)。

在两肠管断端系膜缘对侧切开小孔,用 Allis 钳夹持,从小孔插入缝合器。笔者使用 endocuter-60(ECHELON)白色钉仓(图 4B),比蓝色钉仓止血效果更好,但对水肿重的肠管则可能损伤浆膜,这时应用蓝色钉仓。为避免肠系膜卷入,助手应牵引支持线和肠系膜,肠系膜卷入可能造成吻合口血运障碍从而引起吻合不全,应慎重。吻合后一定要确认吻合部黏膜面有无出血。如有出血应用 4-0 可吸收线缝合止血。

### (3) 闭合缝合器插入口

缝合器插入口闭合前,全层缝合 3 针支持线避免吻合线重叠(图 4C)。紧贴支持线用闭合器闭锁,笔者用 TX-60 闭合器蓝色钉仓(图 4D)。因吻合时使用的切割缝合器插入过结肠,依据 SSI 的观点是不可再次使用。TX-60 闭合器和 endocuter-60 切割闭合器的价格几乎相同。

### (4) 吻合部位的加强缝合

吻合口端(所谓的"叉"部)和缝合器插入部闭合处的两端必须用可吸收线加强缝合(图 4E)。有出血的部位用可吸收线缝合止血。

**重要** 因可能造成吻合钉脱落,器械吻合部出血禁忌使用电刀。


**参考文献**

1) 井上　透, 大平雅一, 平川弘聖：基本的手術手技のコツとその応用；消化管吻合—手縫い吻合. 消化器外科, 28 : 1397–1404, 2005.
2) 畠山勝義：小腸切除/狭窄形成術. 松野正紀ほか編, 消化器外科手術のための解剖学・大腸, 肛門部疾患, 肝臓・胆嚢・胆道系, 膵臓・脾臓, メジカルビュー社, 1999, p3-8.
3) Czerny V : Zur Darm resection. Berl Klin Wschr, 17 : 637–683, 1880.
4) 丸山圭一, 片井　均, 笹子三津留, 佐野　武, 深川剛生：腸管の縫合と吻合；断端接合型—Gambee, Jordan, Olsenなど. 消化器外科, 21 : 73–79, 1998.
5) Steichen FM : The use of staplers anatomical side-to-side and functional end-to-end enteroanastomosis. Surgery, 64 : 948–953, 1968.

# 阑尾切除术

中埜廣樹，池内浩基，冨田尚裕　兵庫医科大学外科

阑尾切除被认为是消化外科的“入门手术”，但难度因人而异，开腹之前很难判断其难易程度。由于阑尾的炎症程度及与周围脏器和后腹膜的粘连程度不同，有时阑尾很难提起。有时穿孔的阑尾断端处理较困难，必要时需要适当的引流。

虽然是“入门手术”，但在任何情况下都要合理地选择术式。

近年来，除传统开腹阑尾切除术外，也有用腹腔镜实施阑尾切除术。本文主要描述开腹阑尾切除术。

## 术前检查

### 现病史

腹痛早期发作的特点、方式及各种症状的发生顺序在诊断上非常重要，先发热后腹痛的情况很少见，而且发热一般是37~38℃的低热。初发症状以心窝部疼痛多见，随着时间推移疼痛逐渐局限于右下腹。

### 体格检查

要重视局部体征和各种临床症状，阑尾位于腹膜后或在Douglas窝方向时腹部体征很少，此时直肠指诊可能会有阳性发现。了解禁食的时间并判断有无脱水也很重要。妊娠的病例，由于阑尾位置会随妊娠的时间而改变，必须确定妊娠周数。

### 术前检查

需要做血液生化、腹部平片、超声波和CT等检查。

### 鉴别诊断

阑尾炎的术前诊断正确率在80%~95%。鉴别诊断立从与阑尾位置相邻的脏器开始分析，需要鉴别诊断的疾病见**图1**。

### 麻醉

一般应用腰麻即可，但有时需要行急诊回盲部切除术，所以手术应在能够进行全身麻醉的条件下进行。

图 1　需要鉴别诊断的疾患

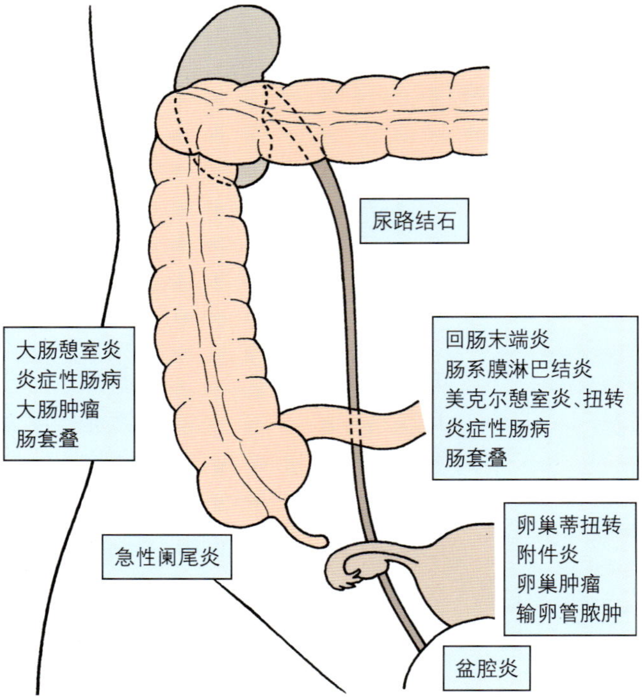


## 手术步骤

［1］开腹
［2］确认阑尾
［3］处理阑尾动脉
［4］阑尾切除
［5］包埋阑尾断端
［6］关腹

# 手 术 操 作

## 1 开腹

### ●切皮

通过脐与髂前上棘的连线外侧 1/3 点(McBurney 点),沿皮纹切开约 5cm(图 2)。

### ●开腹入路

有多种径路,但常用交叉切开法(McBurney 法)。这里描述的是交叉切开法(图 3)。

切开皮肤,用电刀边止血边切开皮下脂肪,第一助手用拉钩显露浅筋膜。术者用钩镊夹起浅筋膜用刀切开(图 4)。

图 2 切皮

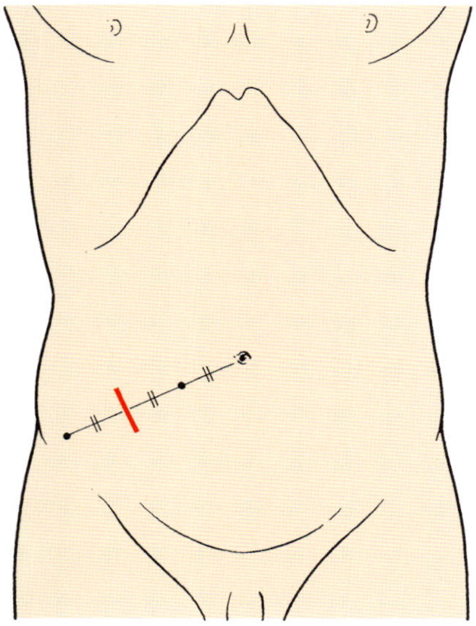

图 3 开腹入路

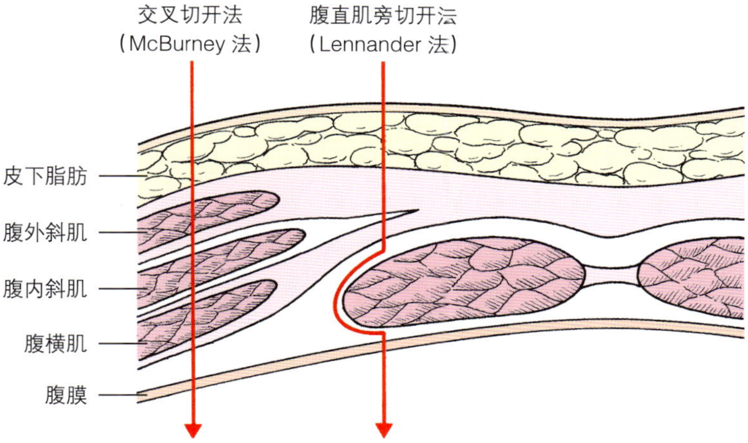


图 4 切皮及浅筋膜切开

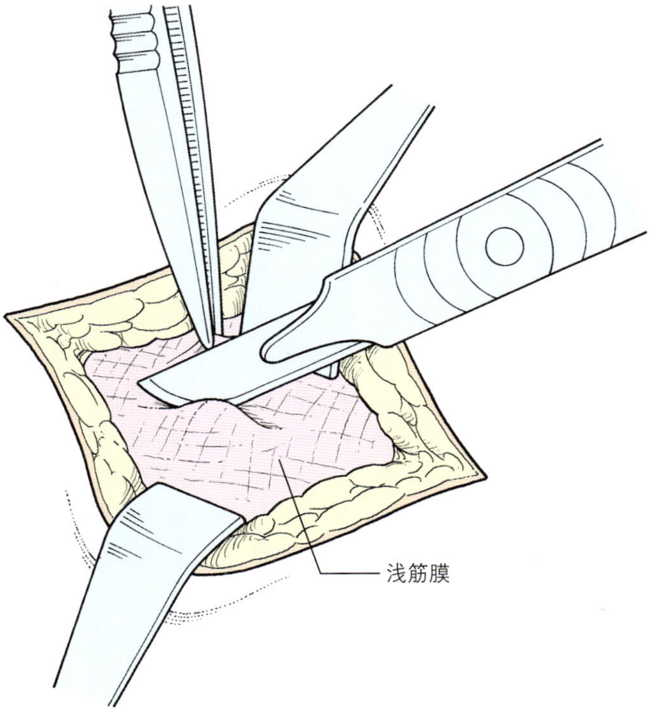

进一步拉开可见腹外斜肌腱膜，用刀将腹外斜肌腱膜切开一小口，沿纤维方向剪开（**图 5**）。

牵开腹外斜肌腱膜可见腹内斜肌，用止血钳沿肌纤维方向分开，同时助手将拉钩伸入牵开腹内斜肌（**图 6**）。

腹内斜肌下可见腹横肌，腹横肌也可用止血钳沿肌纤维方向钝性分开，并用拉钩牵开，其下方可见腹膜，第一助手用拉钩充分扩大创口（**图 7**）。

术者与第一助手共同用钩镊提起腹膜，用刀切开小口，确认没有腹腔内粘连后用腹膜钳夹起腹膜，扩大腹膜切口（**图 8**）。

**图 5　切开腹外斜肌腱膜**

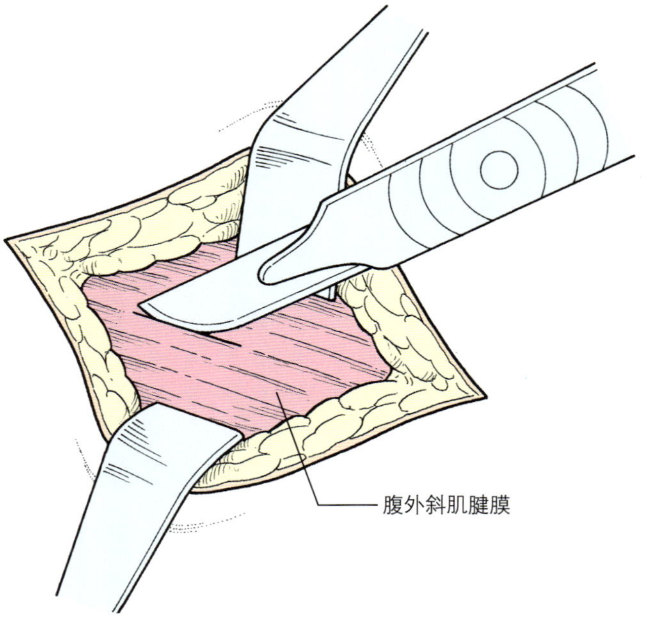


**图 6　切开腹内斜肌**

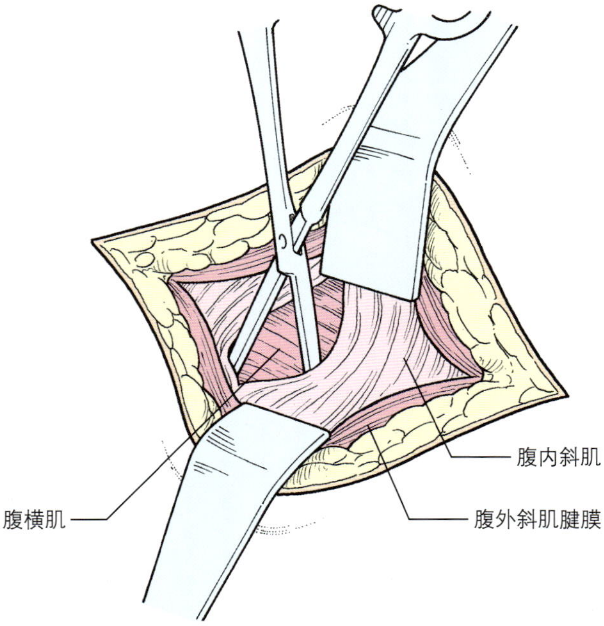


**图 7　切开腹横肌**

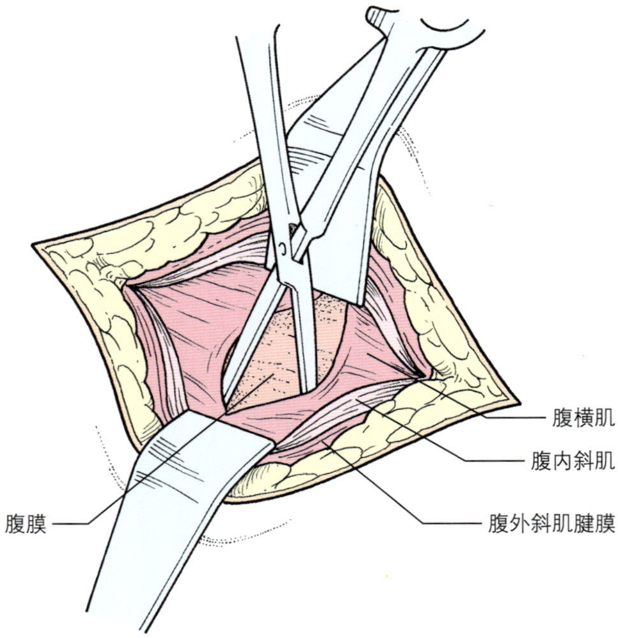

图 8　切开腹膜

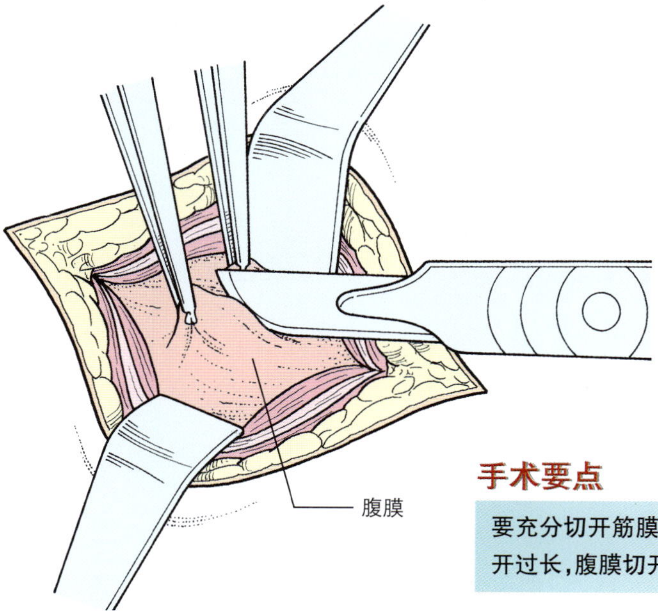


**手术要点**

要充分切开筋膜，腹膜有很好的伸展性不必切开过长，腹膜切开过长缝合时会很困难。

## 2 确认阑尾

第一助手用大拉钩显露术野，阑尾有时就在切口下，但大多需要寻找。最重要的是首先找到升结肠的结肠带，将切口下的大网膜及小肠向内侧拉开，充分显露盲肠和升结肠(图 9)。

沿结肠带用长镊找到阑尾(图 10)。

图 9　确认阑尾和结肠带

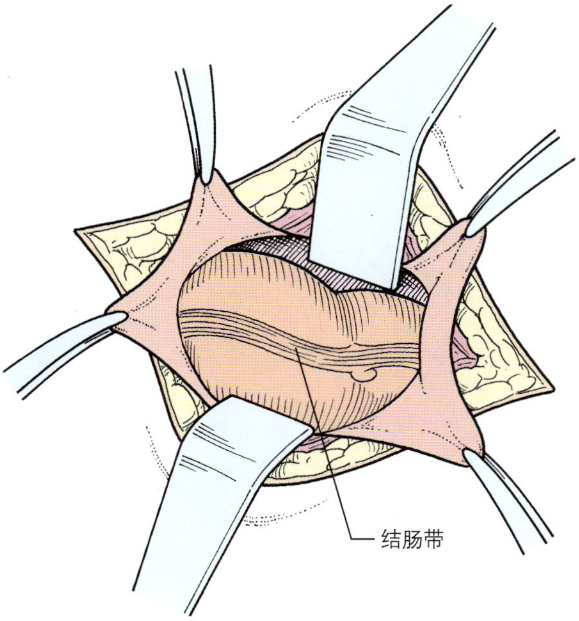


图 10　确认阑尾 / 沿结肠带寻找阑尾

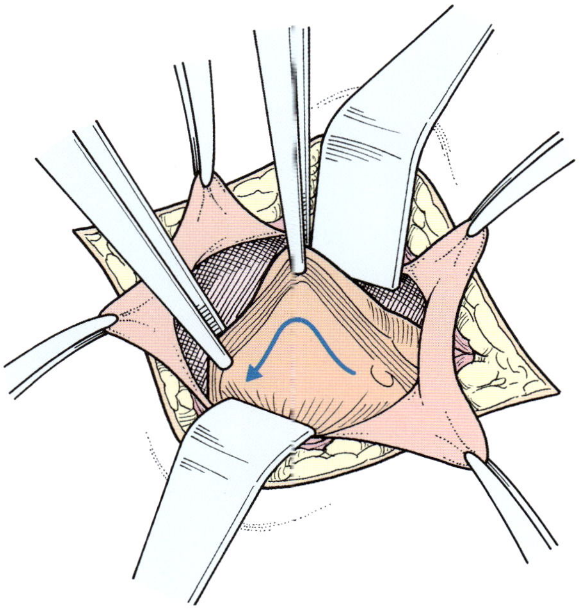

**手术要点**

有时切口下可见乙状结肠的结肠带，沿结肠带找不到阑尾或中途难以提起时应想到是乙状结肠的可能，阑尾炎症重与周围粘连时也可能难以提起。

## 必须掌握的解剖

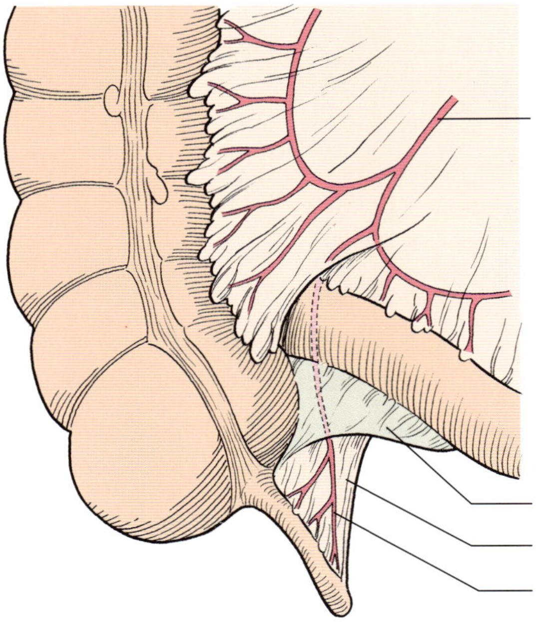


含有阑尾动脉的阑尾系膜从回肠末端的后方穿出。阑尾系膜的前方，回肠末端的尾侧有回盲襞（脂肪三角）。回盲襞也可能成为寻找阑尾的标记。

## 3 处理阑尾动脉和切除阑尾

首先描述顺行阑尾切除。找到阑尾后用镊子夹住并提出腹腔，此时因为炎症阑尾可能很脆，注意不要将其夹破（图11）。

图11　处理阑尾动脉

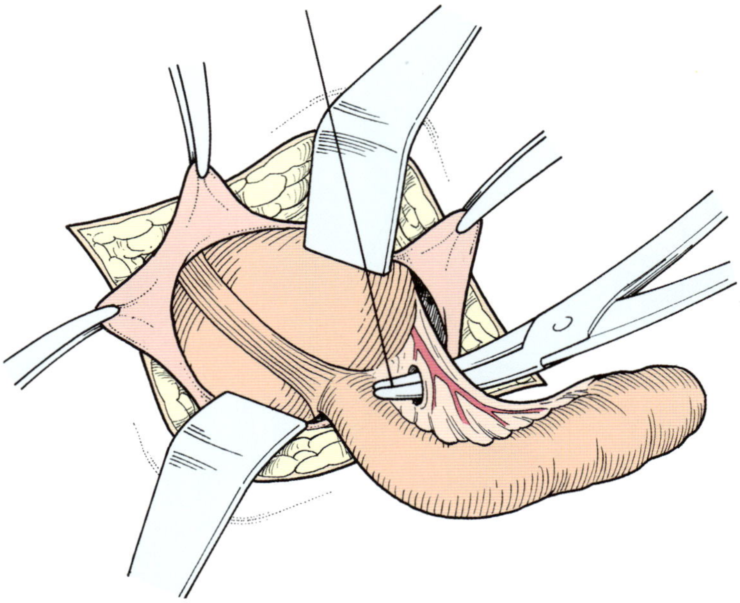

### 手术要点

尽可能一次用钳子贴近阑尾襞穿过系膜，系膜水肿或阑尾迂曲时可分次结扎切断阑尾系膜。

确认阑尾动脉，用 Kelly 钳(止血钳)穿过阑尾系膜根部，结扎并切断阑尾系膜。

距阑尾根部数毫米已经游离的部分用 Kocher 钳捻锉(此捻锉部为结扎部)，在远端约数毫米处用 Kocher 钳钳夹(图 12)。

在图 12 中捻锉的部位结扎阑尾(图 13)。

在结扎线和 Kocher 钳之间用剪刀切断阑尾(图 14)。

图 12　处理阑尾根部

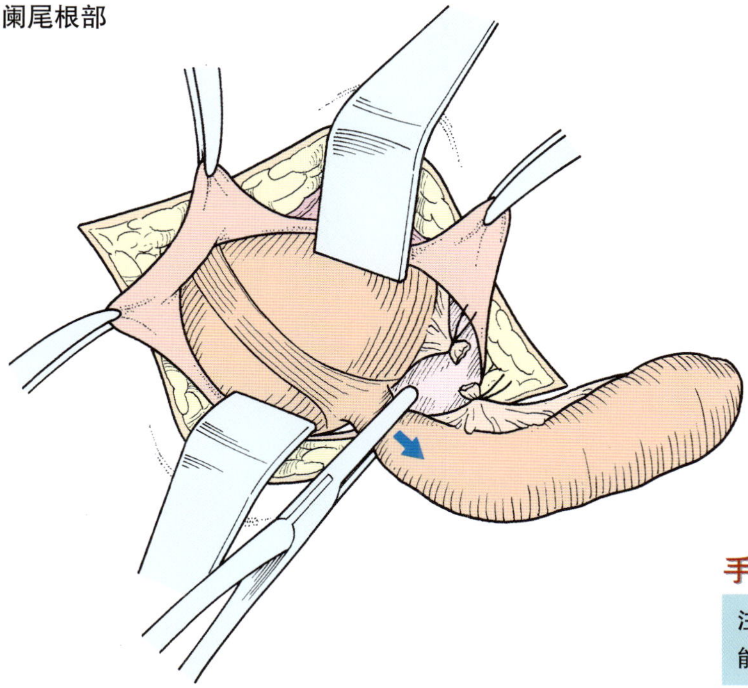

**手术要点**

注意捻锉部位和钳夹部位距离过近可能造成阑尾切除困难。

图 13　结扎阑尾根部

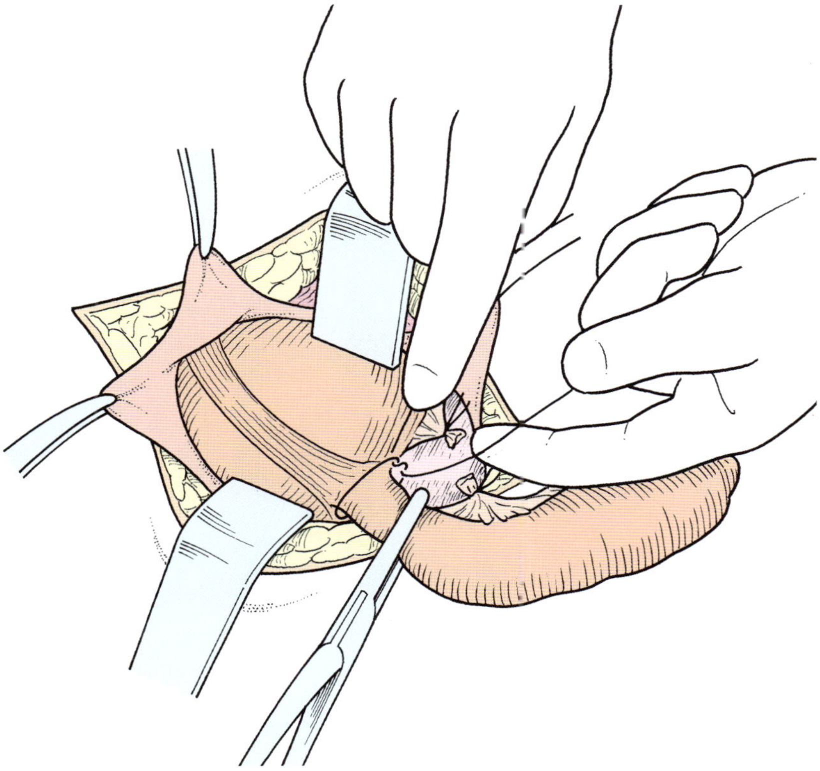

**手术要点**

为方便阑尾残端的包埋暂不切断结扎线。

图 14　切断阑尾根部

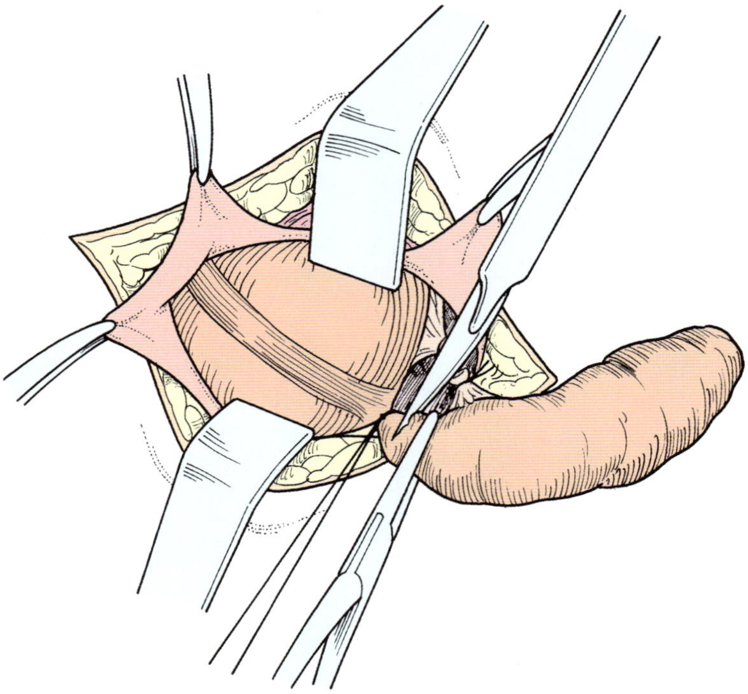

**手术要点**

注意阑尾根部残留过多会造成包埋困难。

## 4 包埋阑尾残端

以阑尾根部为中心行荷包（烟包）缝合。注意荷包缝合距根部太近容易造成包埋困难。用蚊钳钳夹阑尾结扎线根部后切断结扎线（图 15）。

术者把持夹有阑尾根部结扎线的蚊钳，第一助手收紧荷包将残端包埋（图 16）。

图 15　包埋阑尾根部

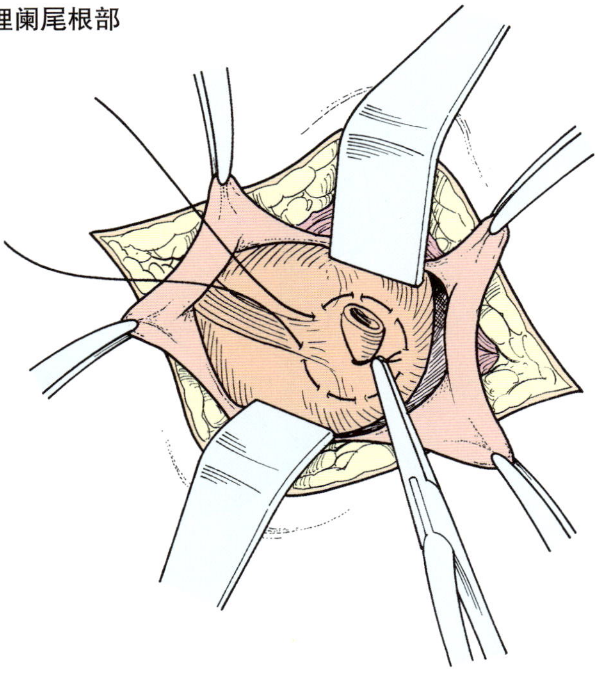

**手术要点**

荷包缝合必须是浆肌层缝合，全层缝合可能形成肠瘘，盲肠炎症重时，不必勉强包埋阑尾残端。

图 16　包埋阑尾根部

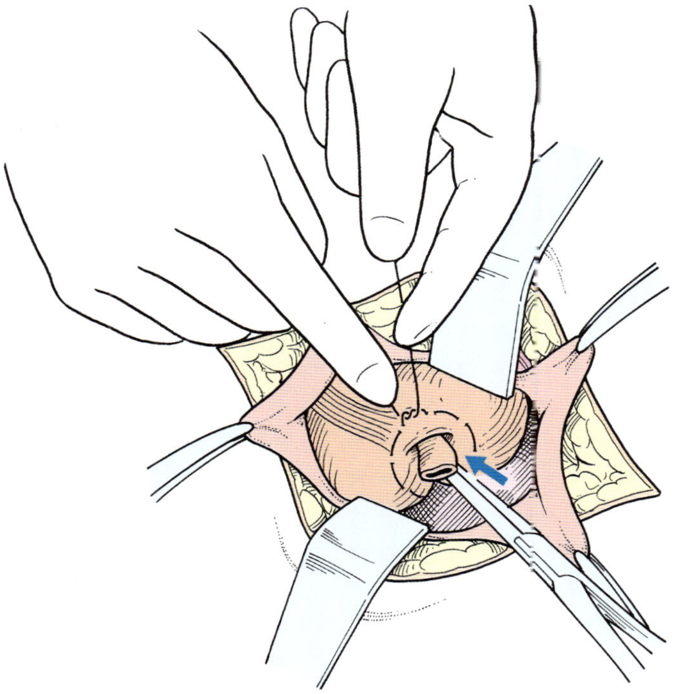

## 5 逆行阑尾切除

阑尾炎症重、远端严重粘连、阑尾系膜明显短缩、盲肠后位阑尾及后腹膜粘连等情况下需行逆行阑尾切除术(图 17)。

同前所述,先捻锉阑尾根部并在捻锉部位结扎阑尾,在距结扎线数毫米处再捻锉结扎阑尾(图 18)。

在结扎线间剪断阑尾,结扎切断阑尾系膜后切除阑尾,最后包埋阑尾残端(图 19)。

图 17　逆行阑尾切除

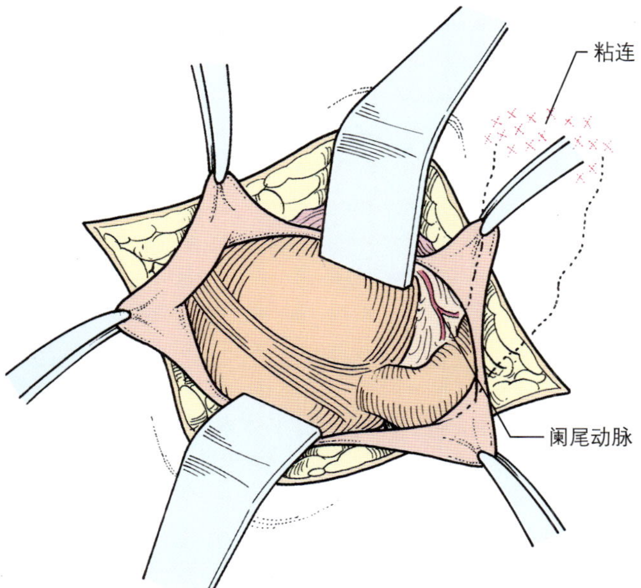


图 18　逆行阑尾切除 / 根部捻锉、结扎

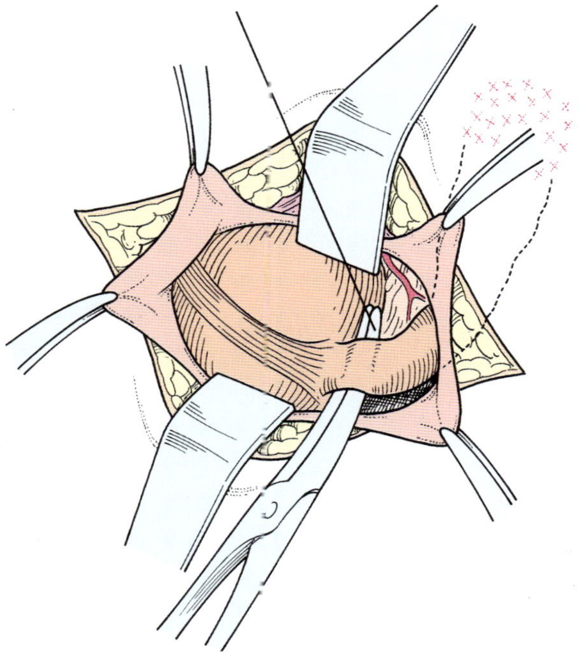

图 19　逆行阑尾切除 / 切断

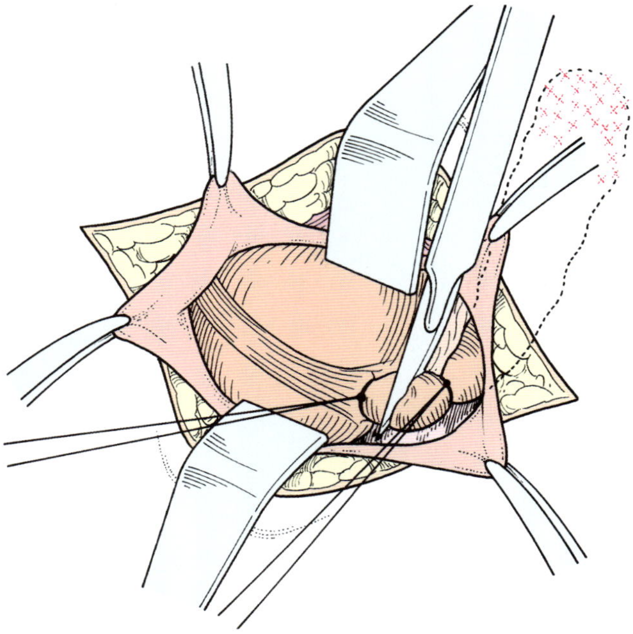

## 6 关腹

用长镊子夹纱布伸入升结肠外侧及 Douglas 窝，观察有无出血及渗液的性质，纱布上有脓性物附着时应反复多次进行蘸拭，必要时可行冲洗（图 20）。

最后分 3 层缝合腹壁。

图 20　关腹

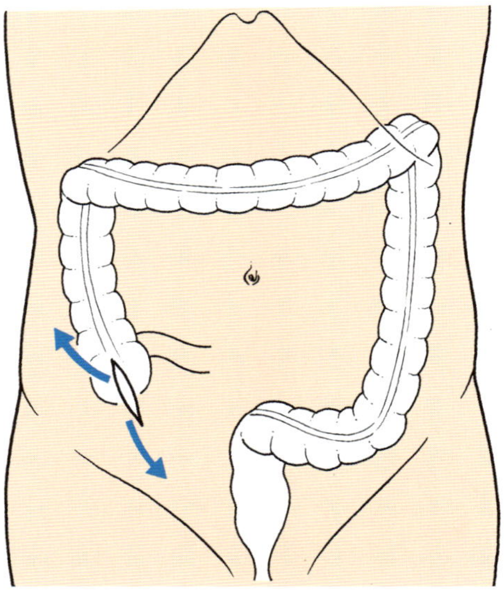

## 腹腔镜阑尾切除术

近年来，腹腔镜阑尾切除术开始得到认可，但与开腹手术相比的优劣仍有争论。这里仅简单介绍一下腹腔镜阑尾切除术。

### ●戳卡的插入部位

脐下小切口确认无粘连，插入 12mm 戳卡，充气后插入腹腔镜观察腹腔。继而在耻骨上刺入 5mm 戳卡，脐部与耻骨上部的中间偏外侧 2cm 处插入 12mm 戳卡（图 21A）。有些病例需要再进一把钳子时，可在右侧腹直肌外缘平脐处插入 5mm 戳卡（图 21B）。

## ●切除阑尾

使用自动吻合器会使术式大为简便，这里描述使用自动吻合器的术式(图 22)。

提起阑尾尖端，展开阑尾系膜，用自动吻合器或超声刀切断阑尾系膜。

阑尾和阑尾系膜分离困难时，可用自动吻合器一并切断(图 23)。

图 21 戳卡的插入部位

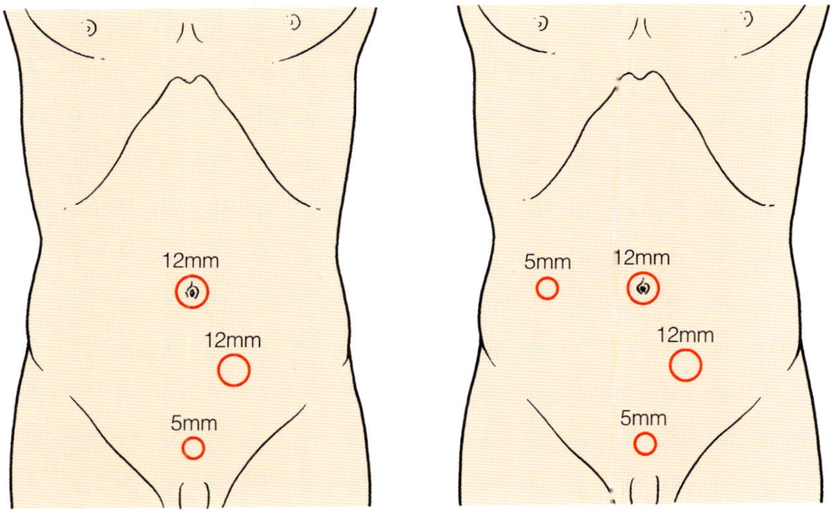


图 22 腹腔镜下手术 / 系膜的处理

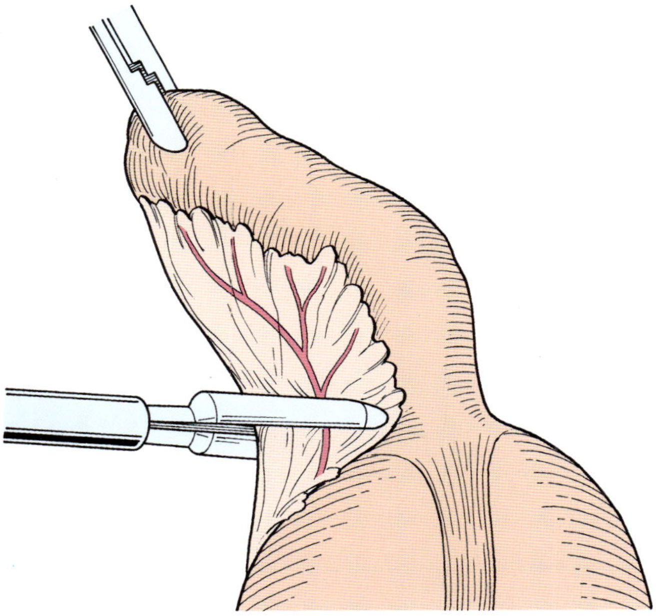

图 23 腹腔镜下手术(根部的处理)

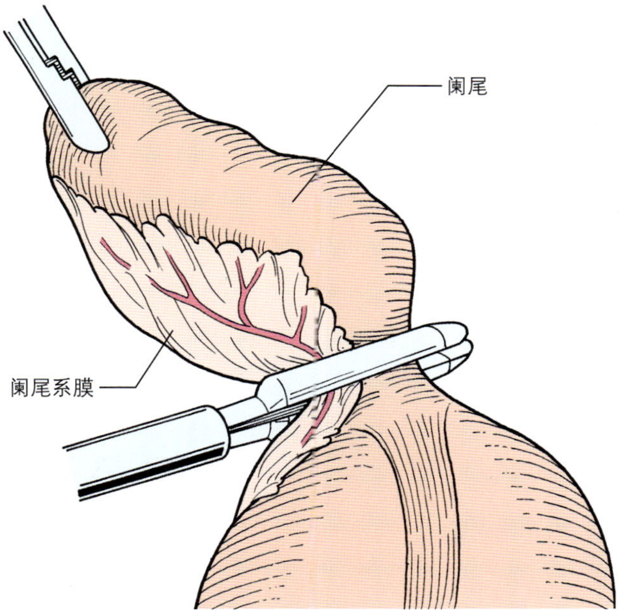


# 术 后 观 察

(1) 生命体征：脉快及血压下降提示腹腔内出血，进行血液检查了解有无贫血或贫血加重的情况。腹腔内出血的原因几乎都在阑尾动脉结扎处，应行开腹止血。

(2) 经口进食：原则上可以术后第一日开始，对恶心、呕吐以及有腹膜炎的患者可根据术后情况决定经口进食的时间。

# 回盲部切除术

山口茂樹，小澤修太郎，佐藤貴弘　埼玉医科大学国際医療センター下部消化管外科

回盲部切除术和乙状结肠切除术都是结肠切除的基本术式。回盲部切除手术过程中按顺序有以下三个要素：①右侧结肠及系膜的游离；②回结肠动静脉周围的清扫和血管的处理；③肠管的切断和回结肠吻合。手术要点有：①沿解剖学层次分离，出血少，要充分游离结肠系膜至十二指肠及胰头部；②掌握回结肠动静脉的确认方法及淋巴结清扫方法；③选择安全的吻合方法，掌握各种吻合方法的特点以减少术后并发症。切除和清扫的范围如**图 1** 所示。

**图 1　切除、清扫范围**

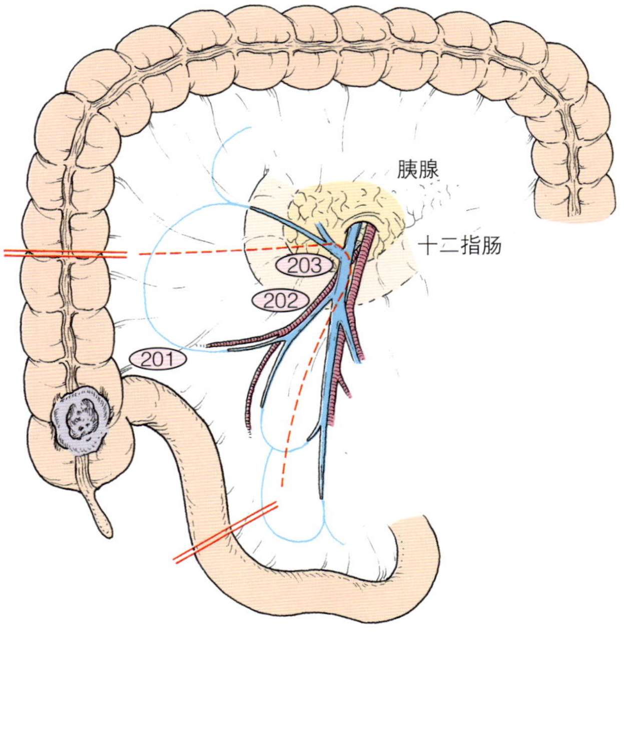


## 术前检查

(1) 内镜检查确认原发灶部位、环形浸润范围、狭窄程度、肉眼分型及浸润形态，病理活检确认组织类型。早期癌可用染色或银夹标记肿瘤确定位置。

(2) 灌肠造影并不是必需的，但是对确认肿瘤位置、肠管变形程度及浸润深度有参考意义。

(3) CT 检查可确认原发癌灶向周围浸润情况、与周围脏器的关系及有无脓肿等，如有狭窄还可确认近端肠管的状态。阅片时要考虑手术分离时有哪些需要注意的问题。进一步判断所属淋巴结有无转移，哪个部位的淋巴结可疑有转移，作为手术切除和清扫时的参考。还要判断肝、肺有无远隔转移，有无播散结节和腹水，对肿瘤的进展程度做出判断。在清扫淋巴结之前先确认回结肠动静脉的位置很有必要，可以利用 3D-CT 确认回结肠动脉（ileocolic artery，ICA）走行于

肠系膜上静脉(superior mesenteric vein,SMV)的前方还是后方。

(4) PET(positron emission tomography)检查用于淋巴结肿大和腹腔内转移结节的诊断,还可判定Ⅳ期患者的多发转移情况。

(5) 有腹痛等不全梗阻症状或小肠内气体增加等不全梗阻表现时,检查应慎用泻药,可能诱发完全性肠梗阻或肠穿孔。

## 麻醉、体位及开腹

### ●麻醉、体位

硬膜外麻醉和气管内插管全麻均可。

体位采用仰卧位,为预防血栓形成可用下肢空气按摩和弹力腿套等装置。

术者站在患者的右侧,游离巨大癌肿等情况下也可站在患者的左侧。

### ●切皮

以脐为中心取中腹部正中切口(**图 2**),也可取右侧腹直肌旁切口或右侧经腹直肌切口,考虑开、关腹难易度和末梢神经功能障碍等因素,正中切口是标准切口。

### ●开腹

(1) 开腹后确认癌的浸润深度(尤其是有无肠壁外浸润)和有无淋巴结肿大。

(2) 触诊肝脏(必要时行术中超声),确认有无腹膜播散转移。我院用50ml生理盐水冲洗Douglas腔行细胞学检查,细胞学检查的结果与术式无关,但可作为评价预后的参考因素。

(3) 用开腹器向左右拉开腹壁,游离肝曲和回盲部时可根据情况使用Kent式悬吊拉钩向右上和右下牵引腹壁,以得到良好的术野显露。

确认胃管的位置良好。

**图 2　开腹和显露**

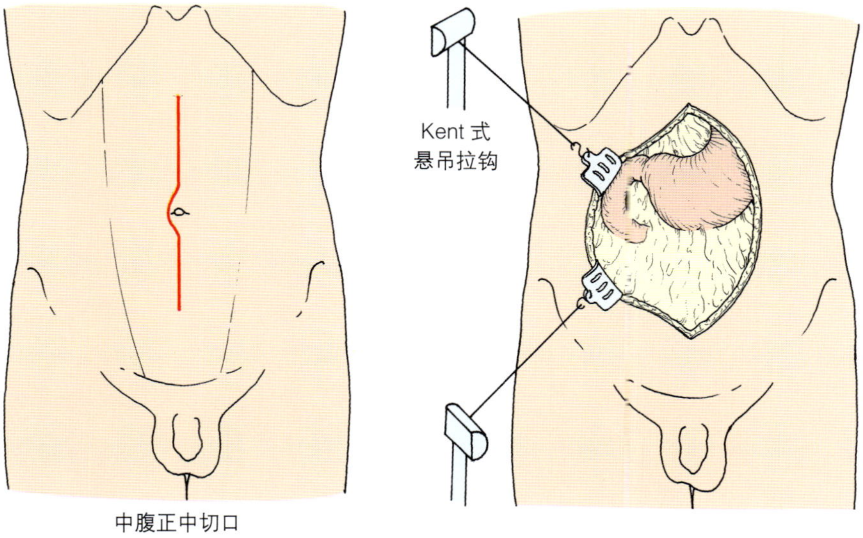

## 手术步骤(图 3)

[ 1 ] 将升结肠系膜从后腹膜游离 【重要】
[ 2 ] 从十二指肠和胰头部分离,显露结肠系膜 【重要】
[ 3 ] 清扫回结肠动静脉周围淋巴结 【重要】
[ 4 ] 肠管切断前的准备
[ 5 ] 吻合
[ 6 ] 引流、关腹

图 3 手术顺序

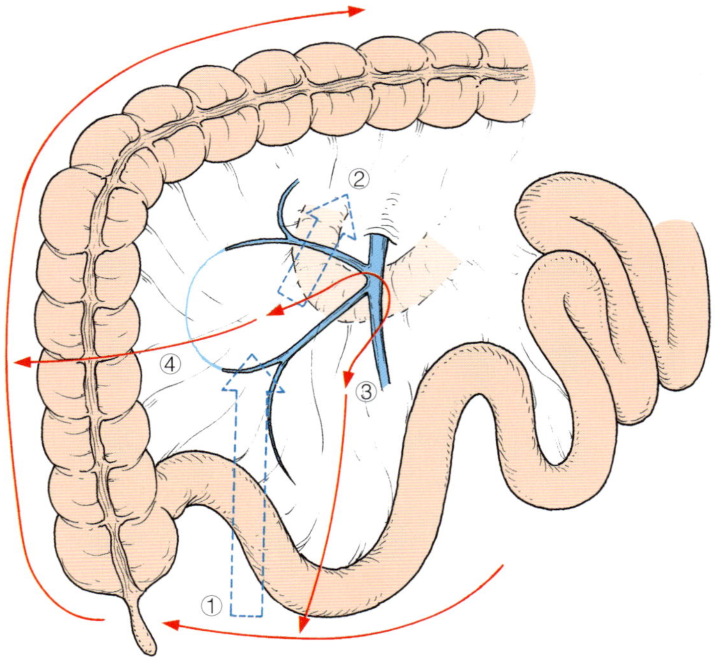

# 手 术 操 作

重要

## 1 将右半结肠系膜从后腹膜游离

### ●腹膜切开

助手牵引回肠末端，从右髂总动脉前方的小肠系膜附着部开始切开盲肠和升结肠的外侧腹膜，腹膜后方含有小血管的结缔组织可用电凝止血。

### ●游离右半结肠系膜

沿 Toldt 筋膜分离将小肠系膜从尾侧向头侧游离（图 4）。正确的解剖层次可分离出有光泽的升结肠系膜，其余的结缔组织、小血管和腹膜后成分保留在背侧。游离盲肠和升结肠外侧时，T3 期以上的肿瘤应分离略深一层避免残留癌组织。继续向内侧游离可见十二指肠，将升结肠外侧腹膜向上切开完全游离升结肠，进一步游离结肠肝曲，然后于肝下切开右肾前面的腹膜即可游离到十二指肠球部（图 5）。

图 4　游离右半结肠系膜

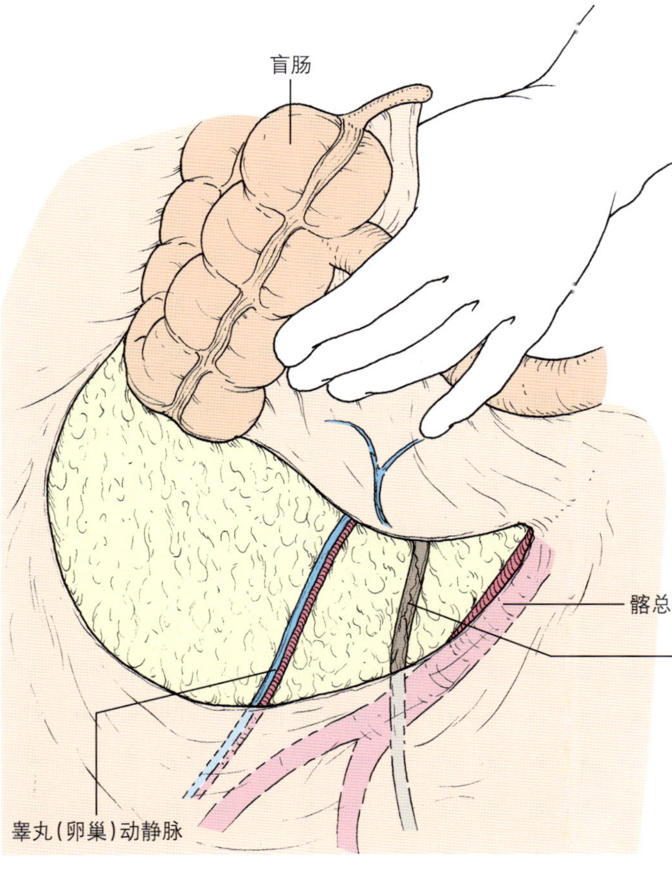


**手术要点**　确认右半结肠系膜的分离层面

电刀切开右髂总动脉稍向头侧小肠系膜附着部的腹膜，确认有光泽的小肠系膜背侧筋膜，透过筋膜可见回结肠血管分支，其下的结缔组织和小血管是腹膜后的成分应保留在背侧。进入这一层面困难时可先游离盲肠和升结肠。

图 5　游离右半结肠系膜

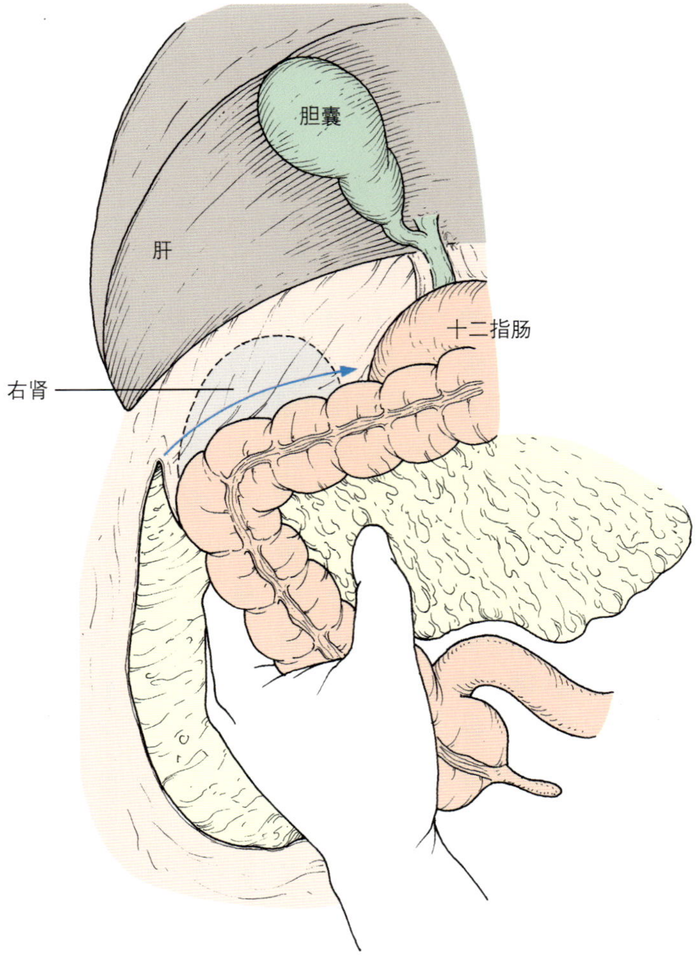


**手术要点**　充分游离肝曲

为顺利切除和吻合方便，有必要充分游离肝曲。肝曲的腹膜后有小血管，可用电凝切断。从右肾隆起前面切开腹膜至十二指肠旁，继续游离至右侧横结肠。

重要

## 2　十二指肠、胰头部和结肠系膜的游离

### ●十二指肠的游离

游离结肠系膜显露十二指肠(图 6)。游离十二指肠水平部至 SMV 处，显露十二指肠降部和球部。回结肠静脉(ileocolic vein，ICV)在十二指肠水平部前下方呈 S 形汇入 SMV。即使肠系膜脂肪肥厚，系膜背侧的脂肪一般也不多，游离时从后面更容易辨认其走行。

### ●胰头部的游离

显露十二指肠后进一步将结肠系膜从胰头部游离。右结肠静脉(right colic vein，RCV)和副结肠中静脉分别与胃网膜右静脉合流形成胃结肠静脉干(gastrocolic trunk，GCT)流入 SMV，在此还有胰十二指肠下前静脉等胰腺的静脉分别汇入，沿胰腺前面的筋膜游离结肠系膜时应避免损伤胰腺的静脉。从背侧观察结肠系膜可以确认结肠的静脉，要注意确认 GCT 的汇入部位并避免损伤。游离至此将右半结肠系膜完全游离到 SMV。

图 6　十二指肠、胰头部的游离

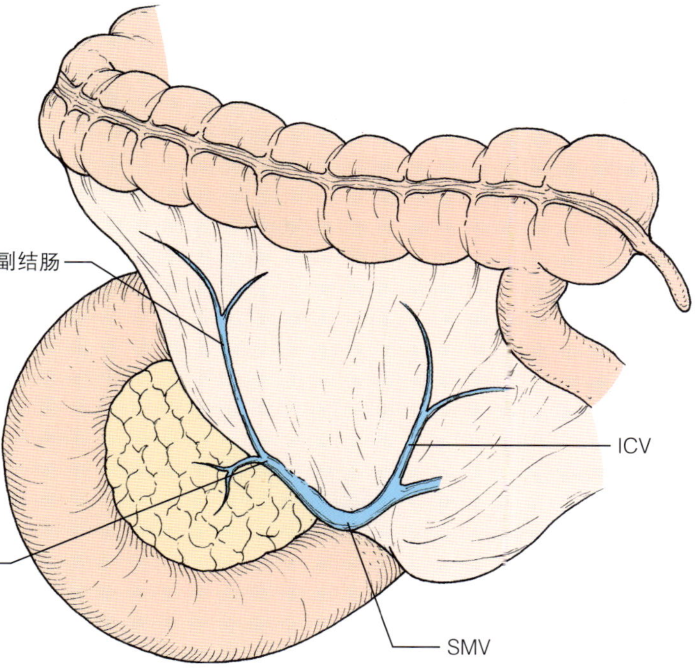


**手术要点**　充分游离结肠系膜

结肠肝曲游离后结肠的活动度仍较差，原因是右侧结肠系膜背侧固定于胰头和十二指肠所致。要从此处分离结肠系膜并避免副损伤，可沿有光泽的结肠系膜仔细钝性剥离，注意在胰头部注入 GCT 的结肠支（RCV 和副结肠中静脉）常与胰头的静脉合流，要避免损伤。

重要

## 3　清扫回结肠动静脉周围的淋巴结

### ●回结肠动静脉根部的 D3 清扫

回结肠动静脉根部的淋巴回流主要沿静脉上行，所以淋巴结清扫要在 ICV 至 GCT 的 SMV 周围，即外科干周围进行。SMV 周围清扫到什么程度仍有争议，但一般清扫 SMV 的前面和右侧，很少清扫左侧和背侧。清扫之前应将含有 SMV 的肠系膜与十二指肠充分游离，切开回结肠动静脉上下的肠系膜，充分显露要清扫的血管。

### ●SMV 在腹侧时的 D3 清扫

约半数患者的 SMV 走行于 ICA 腹侧。将回结肠血管的尾侧腹膜切开线向 SMV 表面延长，仔细分离其下的脂肪组织，显露与 SMV 延续的回肠静脉（图 7）。沿静脉表面的分离以钝性剥离为主，从 SMV 前面至其左缘。静脉周围的脂肪组织比较稀疏，一般比较容易剥离。一旦静脉损伤在压迫止血时容易引起静脉壁的撕裂，造成止血困难，因此一定要小心操作避免损伤。确认从 SMV 分出的 ICV 后向远端游离 1cm 后结扎切断，清扫 SMV 近端约 1cm 即可。切断 ICV 后在其正后方或略偏向头侧可见 ICA，动脉周围有神经组织和小血管伴行，钝性分离容易出血，小的出血可以电凝止血。通常将 ICA 在 SMV 的背侧结扎切断，不显露 SMA。切断 ICV 后牵引 ICA 可使 SMA 被过度牵拉，过于靠近近端结扎可能造成 SMA 狭窄。

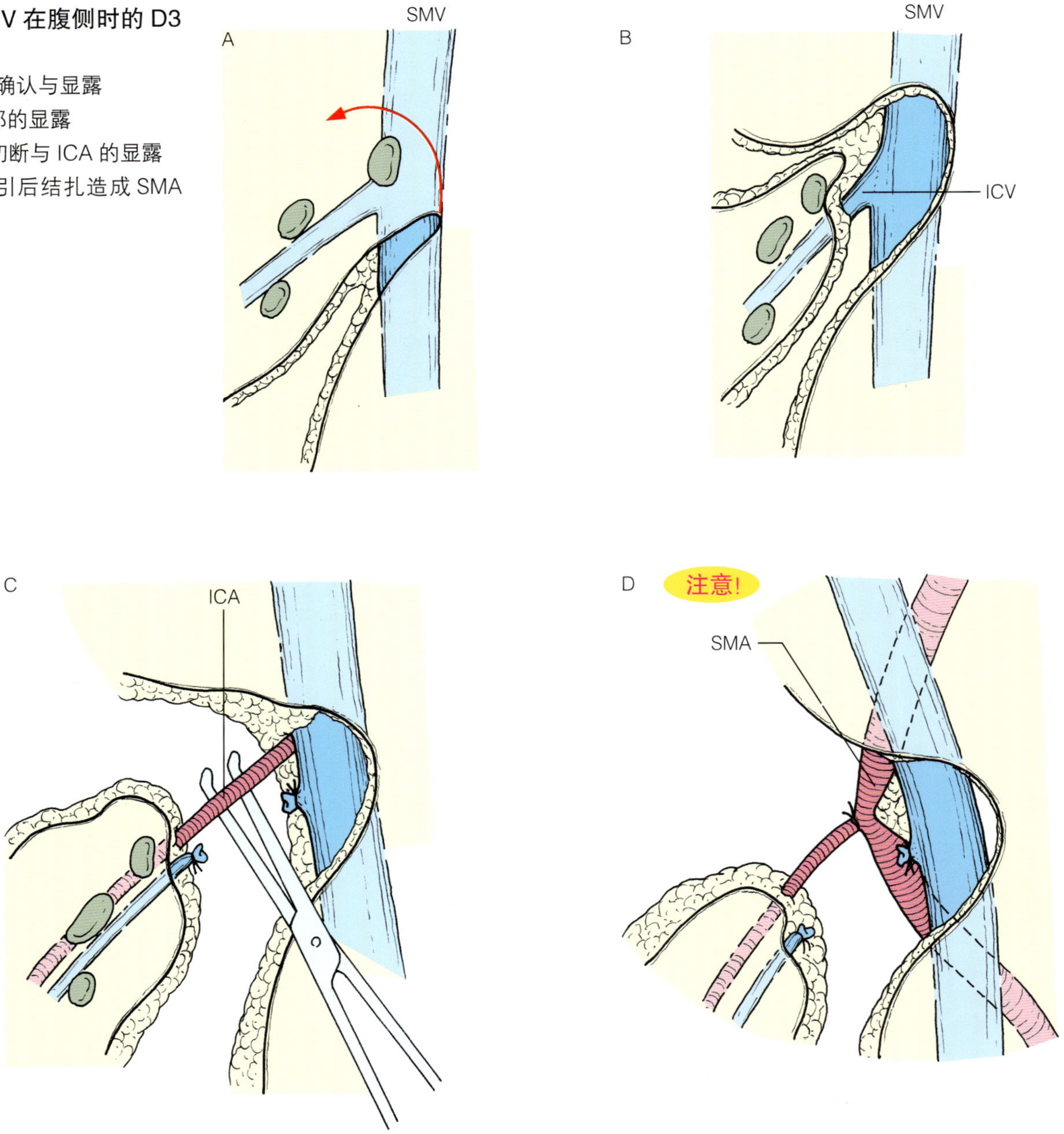


**图 7　SMV 在腹侧时的 D3 清扫**

A：SMV 的确认与显露
B：ICV 根部的显露
C：ICV 的切断与 ICA 的显露
D：过度牵引后结扎造成 SMA 狭窄

**手术要点**　确定 SMV 合流部的方法

**从回结肠动静脉干向十二指肠方向游离比较容易确定汇入 SMV 的部位，肠系膜脂肪较厚时给回结肠动静脉一定的张力或从背侧观察也可以确认。**

## ●ICA 在腹侧时的 D3 清扫

ICA 在腹侧时一般先处理 ICA。动脉周围有结缔组织和小血管，应和 SMV 前面的结缔组织一起小心分离，达 SMV 左缘可露出动脉壁，结扎切断 ICA（**图 8**）。继续显露 SMV，确认 ICV 的分支部并向远端方向分离约 1cm 后结扎切断。SMV 的清扫从 ICV 开始向近端分离约 1cm 左右。SMV 右侧较厚的结缔组织可用电凝边止血边切断，完成根部清扫。

**图 8　ICA 在腹侧时的 D3 清扫**

A：SMV 的确认与显露

B：ICA 的切断

C：ICV 的显露与切断

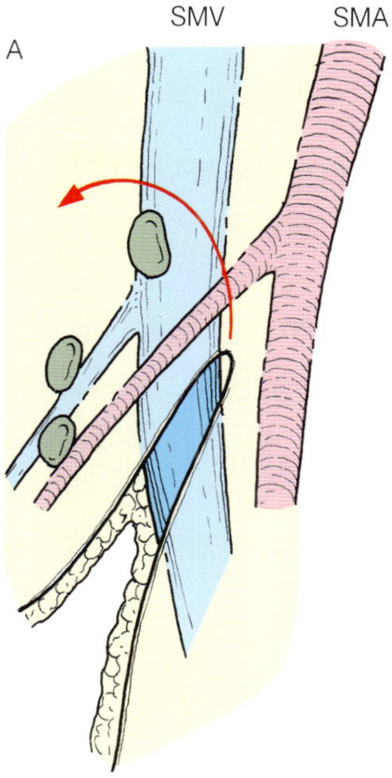


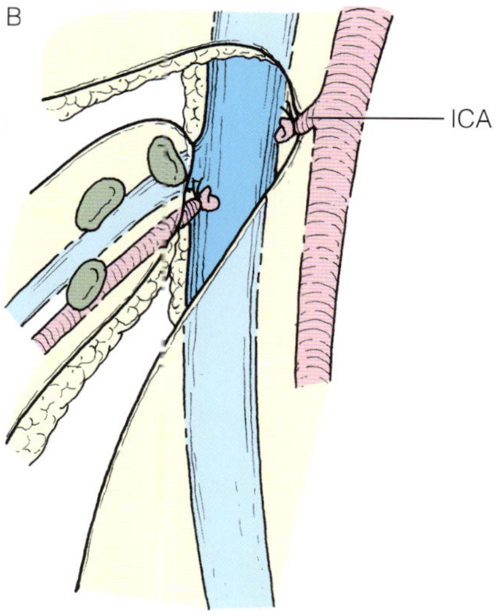


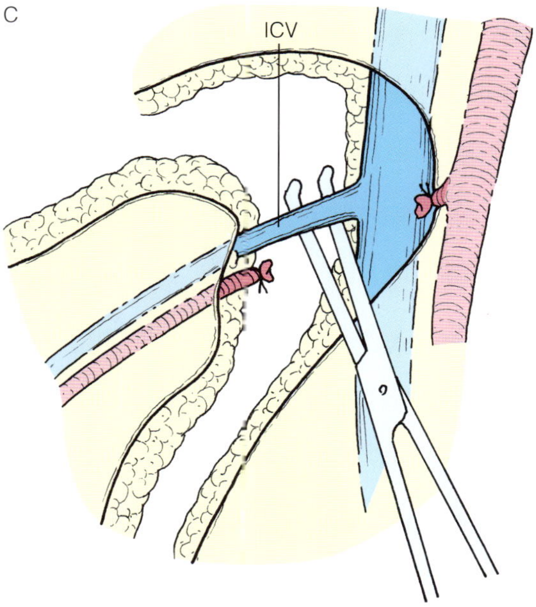


**手术要点**　ICA 在 SMV 前面时的注意点

**动脉周围的神经、结缔组织有时分离困难而且容易出血，在 SMV 的分离层面将 ICA 周围的结缔组织、淋巴结与动脉一起从静脉上分离。偶尔会有与静脉紧密粘连的情况，应细心分离避免造成静脉损伤。**

## 4　切断肠管前的准备

### ●切断边缘动静脉

多数病例肠管切断线距癌肿超过 10cm 即可。用电刀在直动脉间切开，结扎切断边缘动静脉，进而与 ICA 根部的腹膜切开线连接。末端回肠偶有多个边缘动静脉，应分别结扎切断，肠管周围的直动静脉不结扎。

### ●阻断肠管

肠管预定切断线标本侧用阻断钳阻断，防止肠管内癌肿播散和粪便的污染，距预定吻合部位 10cm 处用肠钳阻断待吻合肠管，防止术野的污染。除待吻合肠管以外的术野都应覆盖保护好，仅用污染托盘内的器械进行切断和吻合操作。

## ●功能性端端吻合(同时进行肠切断和吻合的方法)

我院采用此法最多,两次使用缝合器(图 9)。功能性端端吻合实际上是侧侧吻合,不受回结肠口径差的影响,吻合口大,不必处理肠管周围血管。与后述的预先切除肠管的方法不同,在吻合前能擦拭吻合部黏膜也是其优点。

于预定吻合口断端偏向标本侧约 1cm 对系膜缘切开肠管插入缝合器,用湿棉球擦拭待吻合部位黏膜 2~3 次。用直线型切割缝合器(75~80cm)完成侧侧吻合,再用棉球擦拭肠管内确认有无出血。吻合口残端用 Allis 钳夹闭肠管,用换好钉仓的直线型切割缝合器于肠管轴垂直方向切断,完成切除和吻合。

图 9　功能性端端吻合(同时进行肠切断和吻合的方法)
A:侧侧吻合
B:断端切除

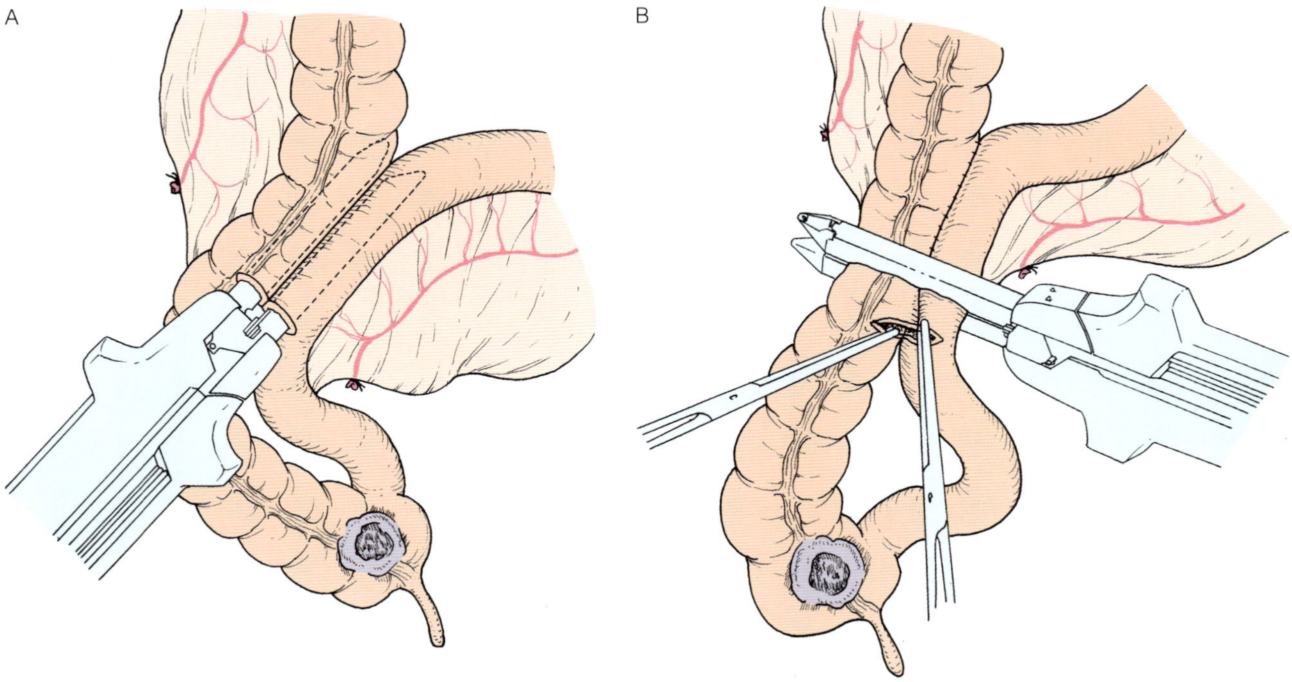


**手术要点**　两次使用缝合器切除吻合的方法

**只要游离充分多数病例可以完成。与 4 次使用缝合器的方法相比,优点是在切除的同时完成吻合。考虑到最近担心的吻合口复发问题,在两次使用缝合器前都可以擦拭黏膜以图清除癌细胞是其优点。**

## ●功能性端端吻合(肠切除后的吻合方法)

先切除肠管后进行功能性端端吻合的方法,4 次使用缝合器(图 10)。在原发癌灶较大、肠系膜较厚、设定切断线困难等情况下选择此方法。由于预先切除了肠管,所以定位容易,但切除肠管时不能擦拭黏膜面,且 4 次使用缝合器使吻合口形态较复杂。

**图 10　功能性端端吻合(肠切除后的吻合方法)**

A:切断后的肠管侧侧吻合

B:断端闭锁

A

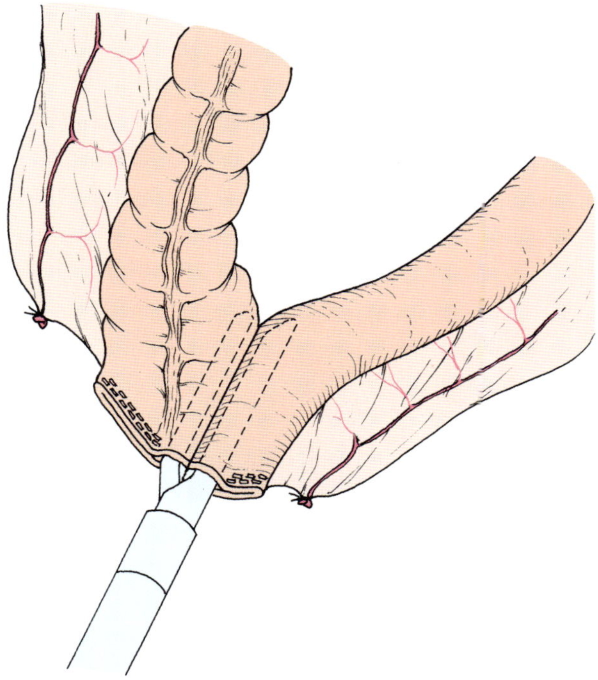

B

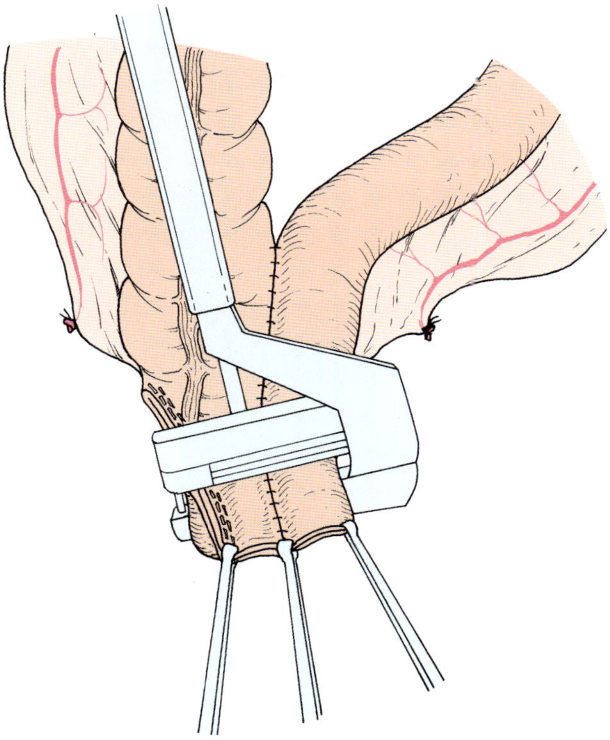

**手术要点**　4 次使用缝合器的切断吻合方法

**由于先切断肠管,适用于肿瘤较大和肠系膜较厚者。断端的闭锁没有使用带切割的缝合器,闭锁后横切前 3 次的吻合线并剪除多余的残端。**

两次使用缝合器切除肠管，在两肠管断端的系膜对侧切开小孔，用棉球擦拭预定的侧侧吻合线，用自动缝合器行侧侧吻合。再用棉球擦拭肠内确认无出血后，用Allis钳钳闭吻合口残端肠管，使侧侧吻合线错开，然后用缝合器闭锁断端，剪除多余肠管。

### ●手工端端吻合

水肿的肠管应避免用器械吻合而需采用手工吻合，也有不喜欢器械吻合而将手工吻合作为标准吻合方法的单位。

具有代表性的是Albert-Lembert吻合，先行全层缝合，然后行内翻的浆肌层缝合。此外还有Gambee一层缝合、分层的两层吻合等，均要求适当的针距、边距和结扎松紧度。由于回肠和结肠的口径不同，吻合时常需切开回肠以调整回肠的口径。

## 6 引流、关腹

生理盐水2000ml冲洗腹腔后，于右结肠旁沟和肝下放置19F持续吸引型引流管。D3清扫后多数情况下不闭锁系膜，理顺小肠后用大网膜覆盖并使用防粘连薄膜，两层缝合关闭腹壁。

很多人主张右侧结肠切除不用引流，理由是发生吻合口瘘的几率小且发生吻合口瘘时也起不到引流效果。尽管如此，还是有一些患者的吻合口瘘或脓肿得到引流，并可早期诊断内出血，所以原则上还是要放置引流。如果恢复顺利，术后2日即可拔除，避免因引流而增加住院日。

# 术后观察

观察脉搏、血压、体温、尿量等，参考血液检查资料如果有脱水应增加补液，观察引流液确认有无术后出血。


**参考文献**

1) 太田博俊ほか：右半結腸切除術．消化器外科，11：937-944, 1988.
2) Gordon PH：Malignant Neoplasms of the colon. Principles and Practice of Surgery for the Colon, Rectum, and Anus. 2nd Ed. Quality Medical Publishing, Inc. 1999, p629-638.
3) Okuda J, et al：Right Colectomy. Laparoscopic Colorectal Surgery. 2nd Ed. Springer, 2006, p128-144.
4) VanDamme JP, et al：The Colic arteries and the blood supply of the right and transverse colon. Vascular Anatomy in Abdominal Surgery. Thiema Medical Publishers, 1990, p52-56.
5) Yamaguchi S, et al：Venous anatomy of the right colon：precise structure of the major veins and gastrocolic trunk in 58 cadavers. Dis Colon Rectum, 45：1337-1340, 2002.

# 结肠部分切除术、乙状结肠切除术

福永正氣，永仮邦彦，吉川征一郎 顺天堂大学浦安病院外科

结肠部分切除术和乙状结肠切除术是结肠癌手术中最常见的术式，是年轻消化外科医生早期就必须掌握的基本术式。术前应正确评价患者的全身状态、有无并发症及癌的进展程度等，以决定手术方案。为了更好地掌握手术，作为主刀的术者术前应在脑海中反复演练手术过程，术后也应反思手术过程的得失，为下次手术做准备。

## 术前检查

有效利用肠镜、钡灌肠、3D-CT、超声等检查的结果，正确评价病变部位、进展程度及病期等。

3D-CT血管造影对了解血管分支形态、确定肿瘤滋养动脉以及决定血管处理的部位很有帮助。

难以确定肿瘤部位的患者术前可在内镜下染色或用夹子标记。

淋巴结清扫范围依据结肠癌研究会的治疗指南进行，M癌D1清扫、SM癌D2清扫、MP癌D2或D3清扫、超过SS或N(+)患者D3清扫。肠管旁淋巴结的清扫范围根据肿瘤和滋养动脉位置而不同，在结肠癌处理规约中有明确记载，肠管的切除范围也依据此原则进行(**图1**)。

最后将包括手术在内的全部治疗流程、可能引起的并发症及后遗症等情况进行说明，必须得到知情同意后才能进行手术。

**图 1　结肠的肠管旁淋巴结**

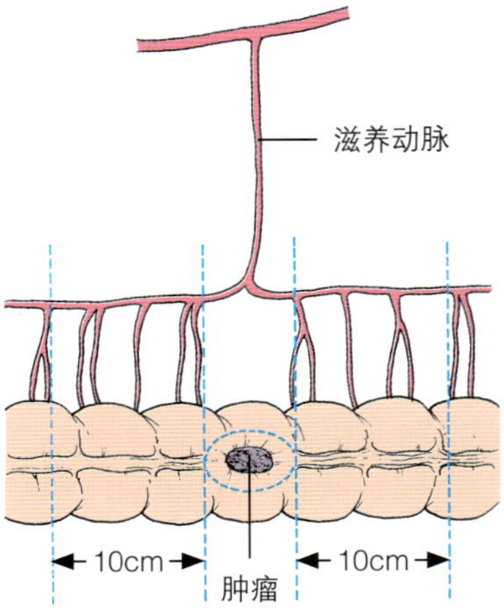


A：只有一支滋养动脉且在肿瘤的正下方

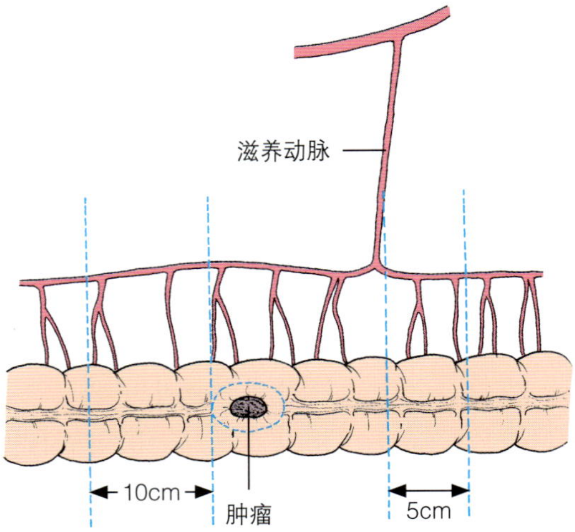


B：只有一支滋养动脉不在肿瘤的正下方，但距肿瘤小于 10cm

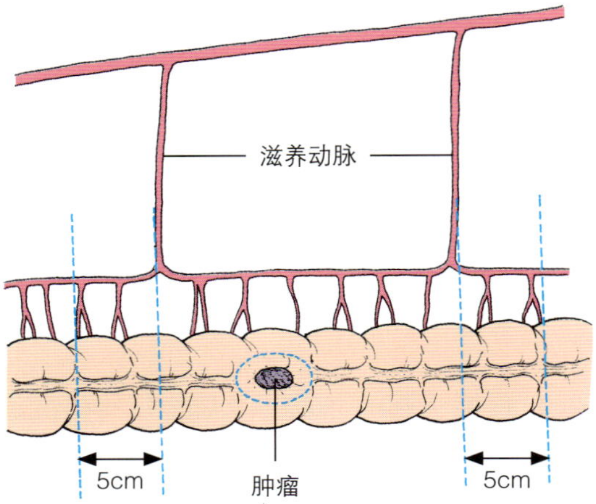


C：在距肿瘤 10cm 范围内有两支滋养动脉

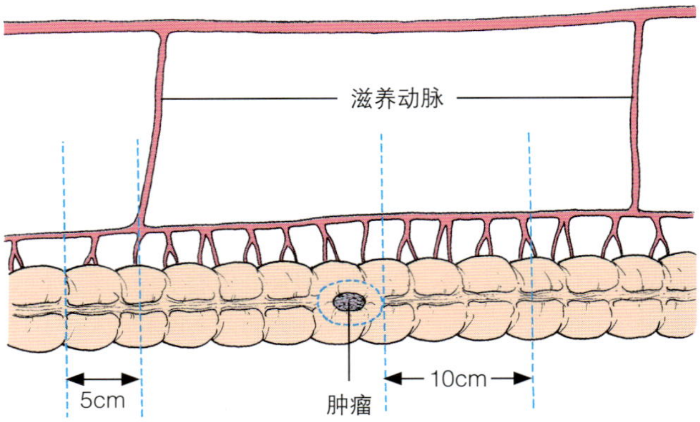


D：距肿瘤 10cm 以上有两支动脉时，将较近的一支视为滋养动脉

（引自：大肠癌研究会编．大肠癌处理规约．第 7 版，2006，略改动）

# 结肠部分切除术

结肠部分切除术包括升结肠切除术、横结肠切除术、脾曲部切除术和降结肠切除术等。各部位的游离、淋巴结清扫技术在其他章节详述，这里只对各结肠部分切除术的切除范围和手术要点以及结肠 - 结肠吻合术进行讲解。

## 1 升结肠切除术

上腹正中切口开腹（**图 2A**）。右结肠动脉直接从肠系膜上动脉发出者较少，约10%~30%，发自回结肠动脉和结肠中动脉者较多。升结肠近肝曲的癌可用保留回盲部的升结肠切除术，其他应选择在根部结扎回结肠动脉（有右结肠动脉时在其根部结扎切断）的右半结肠切除术或结扎切断结肠中动脉右支的右半结肠切除术。

**图 2　皮肤切开**

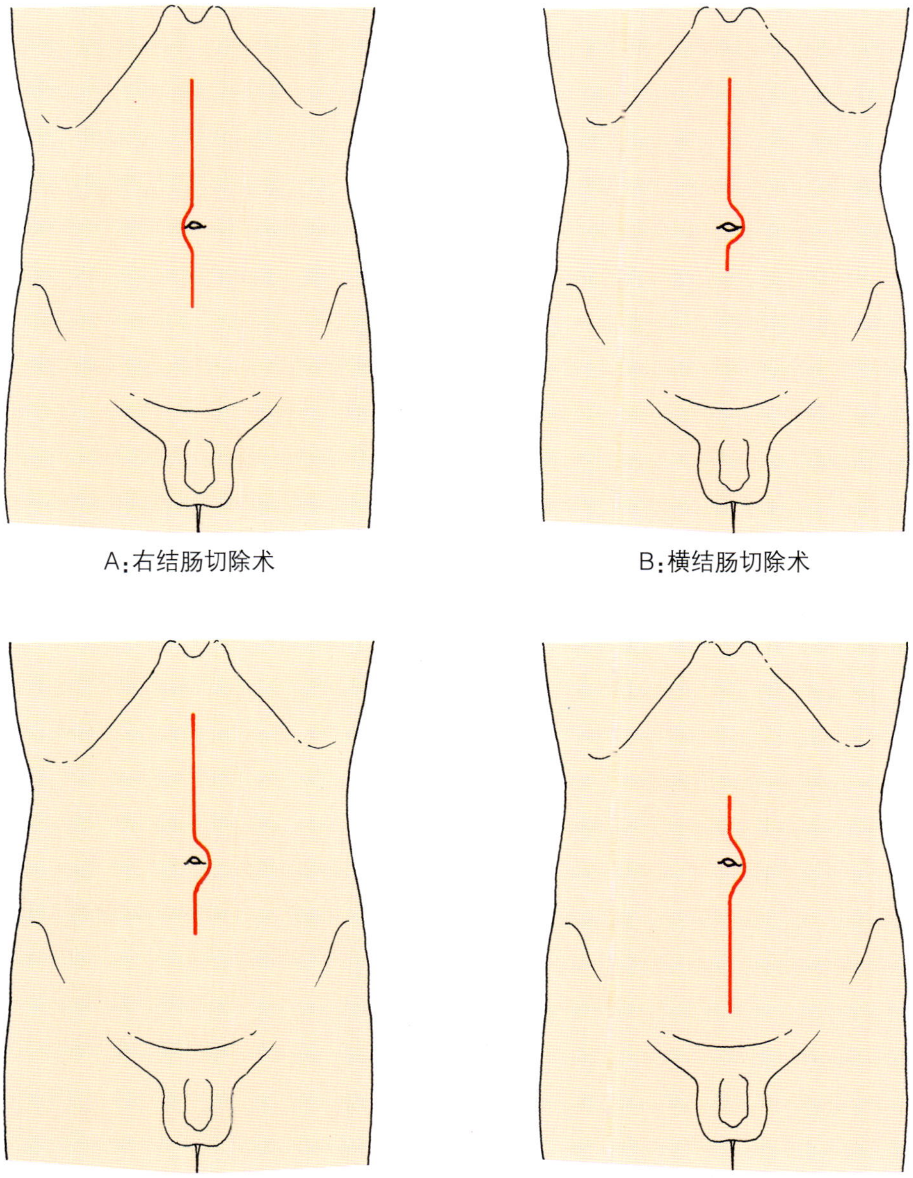

A：右结肠切除术　B：横结肠切除术　C：降结肠切除术　D：乙状结肠切除术

### ●出血和止血方法

清扫外科干时头侧的清扫范围是胃结肠静脉干（GCT）汇入肠系膜上静脉处，结肠的静脉（所谓副右结肠静脉）约 70% 没有动脉伴行，汇入 GCT。这个部位的显露要切开胃结肠韧带后给横结肠系膜一定的张力才能分离，但强力牵引可造成汇入部的撕裂出血，一旦出血不易处理，故应尽早结扎切断（**图 3**）。出血时没看到明确出血点就盲目钳夹有造成胰腺损伤的危险，故应先用纱布压迫止血。止血困难时可行 Kocher 切口将胰头部从后腹膜游离，左手伸入胰头背侧抬起胰头，捏住出血部位小心压迫控制出血，恢复良好的视野显露后再确切止血。

**图 3　清扫外科干**

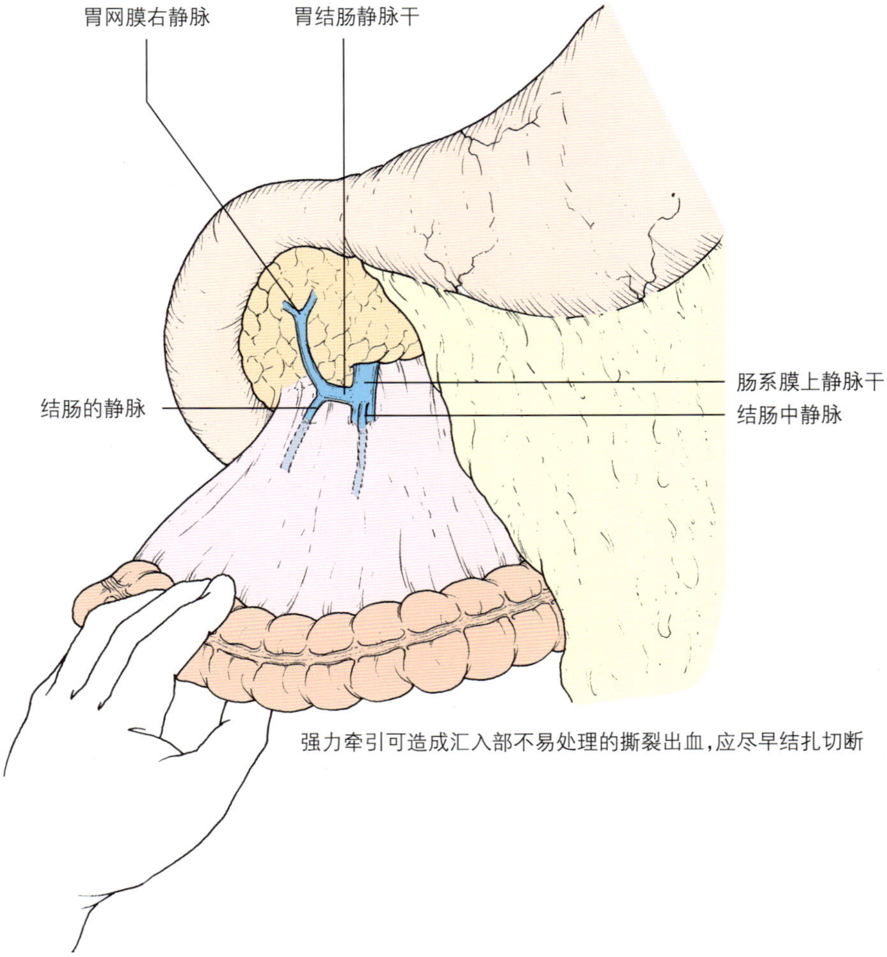


## 2　横结肠切除术

上腹正中切口开腹（**图 2B**）。

为使吻合无张力，部分患者需要充分游离肝曲、脾曲。

切断大网膜，开放网膜囊并向左右扩大分离。在右侧胃结肠韧带和横结肠系膜有粘连，可切开横结肠系膜前叶，保护好横结肠的血管并向胰头部分离。

横结肠系膜向 GCT 汇合的结肠静脉（所谓副右结肠静脉）汇入部位应尽早确认并结扎切断。

然后在结肠中动脉（MCA）两侧的无血管区切开横结肠系膜，清扫 MCA 根部。

清扫结束后在预定切除部位处理横结肠系膜行横结肠切除，吻合方法将在结肠 - 结肠吻合的章节后述。

## ●横结肠癌的位置和术式的选择

横结肠较长，作为滋养血管的动静脉变异较多，所以根据肿瘤的位置不同其清扫范围和切除范围也有所不同（图 4）。并且 MCA 根部的清扫是在解剖关系复杂的胰周和肠系膜上静脉的头侧进行，操作难度较高。因结肠中动脉根部淋巴结受累而行 D3 清扫时以及位于 MCA 右支和左支之间的肿瘤清扫 MCA 时，应行结扎切断 MCA 的横结肠切除术（a-a'）（图 5）。横结肠右侧的肿瘤如果没有明确的淋巴结转移应行保留 MCA 和左支的 MCA 根部清扫，在 MCA 右支根部切断。近肝曲的肿瘤如有右结肠动脉受累，应在根部清扫并结扎切断。对伴有淋巴结转移的进展期肿瘤，为彻底清扫滋养血管根部，应改行右半结肠切除术（b-c）或扩大右半结肠切除术（b-b'）。左侧的肿瘤如果没有明确的淋巴结转移应行保留 MCA 和右支的 MCA 根部清扫，在 MCA 左支根部切断。近脾曲的肿瘤应行清扫左结肠动脉根部并结扎、切断左结肠动脉的左半结肠切除术（c-c'）。

图 4　结肠中动脉的 3 种类型

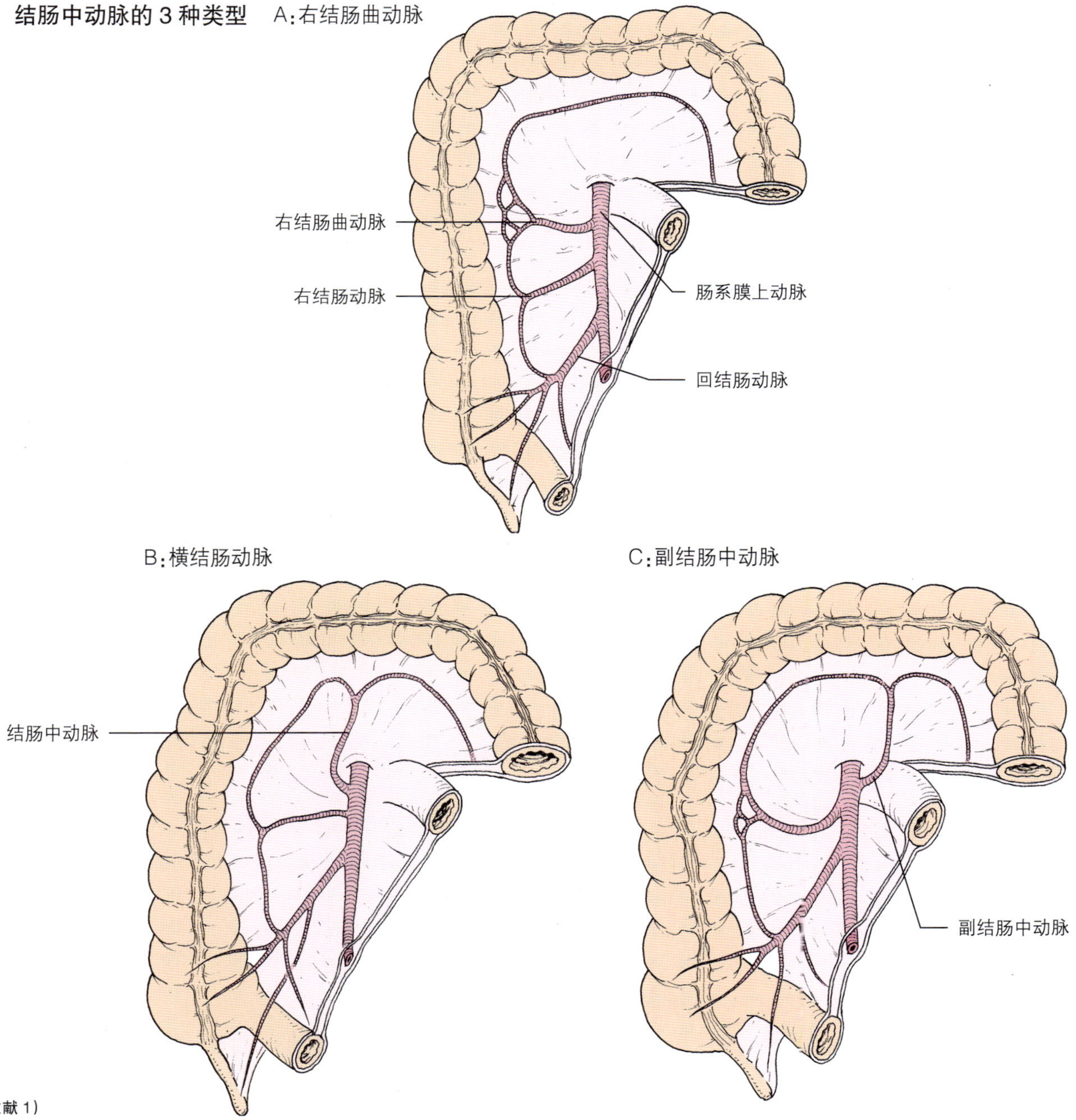


（引自文献 1）

图 5　横结肠癌的位置与术式选择

a-a’：横结肠切除术

b-b’：扩大右半结肠切除术

b-c ：右半结肠切除术

c-c’：左半结肠切除术

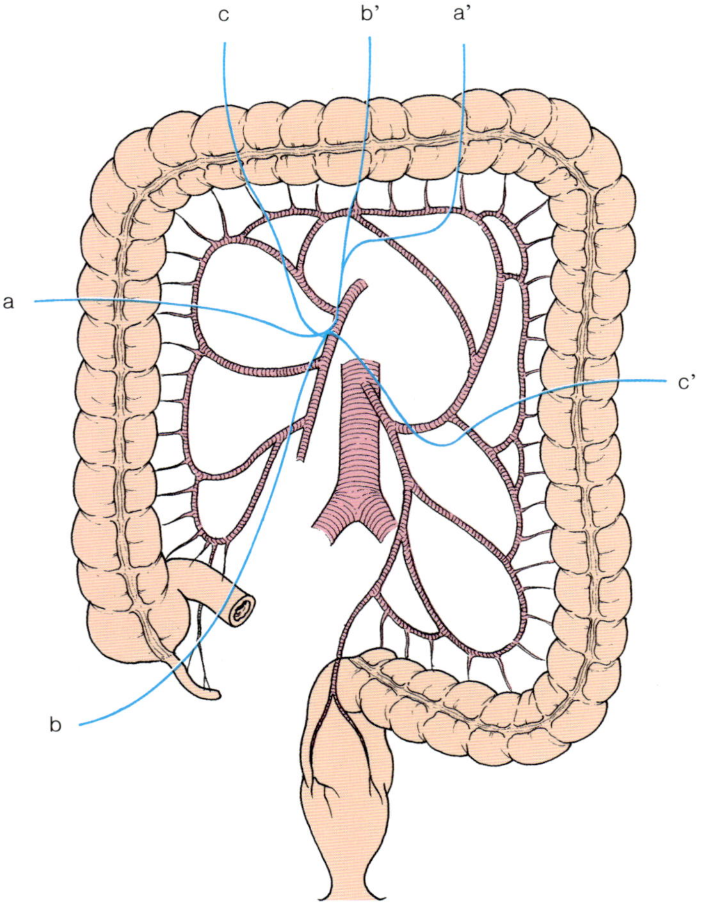


**●结肠中动脉根部清扫的要点**

结肠中动脉根部的清扫操作在胰腺下缘进行，应尽早分离出胰腺下缘，确认并避免其损伤。由于静脉系统的周围比较容易分离，故安全实施清扫的要点是从系膜的头侧先分出肠系膜上静脉主干、GCT 和结肠中静脉的周围，确认解剖关系后再向 MCA 根部清扫。然后剪开横结肠系膜无血管区，术者左手伸入 MCA 的背侧在根部结扎切断 MCA。吻合口的血运依靠回结肠动脉和左结肠动脉供应，因此要注意观察吻合口周围的血运情况，此外充分游离肠管，保持吻合口无张力也很重要。

**●如何确认吻合口的血运状态？**

肠管良好的血运是安全吻合的必备条件。确认的方法有观察吻合口附近的动脉搏动、两肠管断端有无搏动性出血、包括黏膜在内的肠管色泽与其他健康部位是否相同等。判断困难时可间隔一段时间后再确认或试验性切开吻合口附近的系膜，观察有无动脉性出血。仍不能确定时应果断切除血运不良的肠管重新吻合。

## 3　降结肠切除术

上腹正中切口开腹（图 2C），降结肠切除时需要充分游离包括脾曲在内的左侧结肠。D2 清扫要求清扫左结肠动脉根部并将其结扎切断，有明确淋巴结转移的进展期肿瘤行 D3 清扫时要在根部结扎切断 IMA 并进行彻底的清扫，为避免远侧肠管血运不良应将乙状结肠游离至骶骨岬附近，行广泛切除吻合（a-a’）。

图 6　降结肠切除术和肠管切除范围

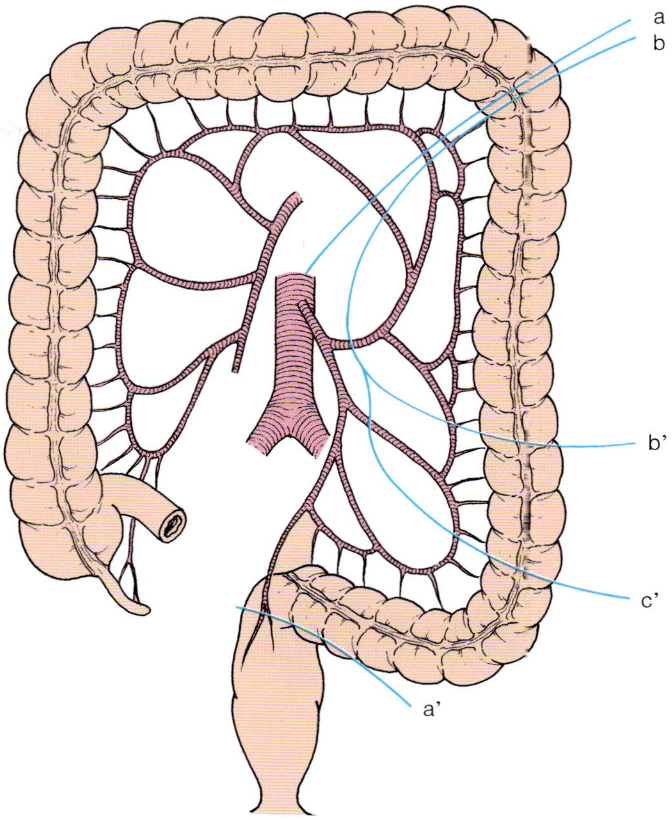


保留 IMA 清扫 253 组淋巴结，清扫左结肠动脉根部淋巴结并将其结扎切断的操作比较复杂，但保留了血供，使乙状结肠（b-b'）得以保留。近乙状结肠的肿瘤滋养血管是第一乙状结肠动脉时应清扫其根部并将其结扎切断（b-c'）（**图 6**）。

## ●结肠 - 结肠吻合

结肠部分切除后的吻合以功能性端端吻合为代表的器械吻合被广泛应用。这里讲述必须掌握的手工端端吻合操作。

## ●手工吻合

吻合前的准备包括充分游离两侧肠管，保证无张力和吻合口良好的血运，擦拭吻合口肠管防止肠内容物的污染，尽可能去除游离癌细胞，确保视野容易进行缝合操作等。

一般选择 Albert-Lembert 缝合、分层缝合或 Gambee 缝合等。这里记录了我们常用的吻合方法。使用 4-0 可吸收缝线，后壁用垂直褥式法，前壁用 Gambee 缝合，针距间隔 3~4mm。助手将肠钳夹持的肠管靠拢并对称放置，用纱布覆盖防止吻合口周围污染。先缝合后壁，开始（远侧）的一针打结并作为支持线用蚊钳夹持，近侧肠管断端的支持线不打结用蚊钳夹持，这样如有肠管口径差也容易调整。在两持线间的后壁由远及近行垂直褥式缝合（**图 7A**）。前壁行 Gambee 缝合，所有的线都不打结用蚊钳夹持，待全部缝合完成后先远侧打结，然后近侧打结，最后中央的数针打结结束吻合（**图 7B**）。吻合结束后检查全周的缝合情况，间距过宽时追加全层缝合，确认吻合口无狭窄。

图 7　结肠 - 结肠吻合，Gambee 缝合

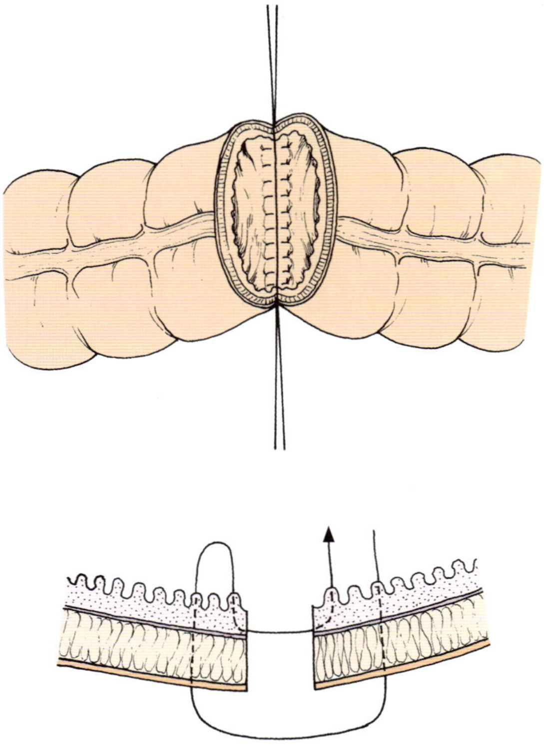

A：后壁垂直褥式缝合

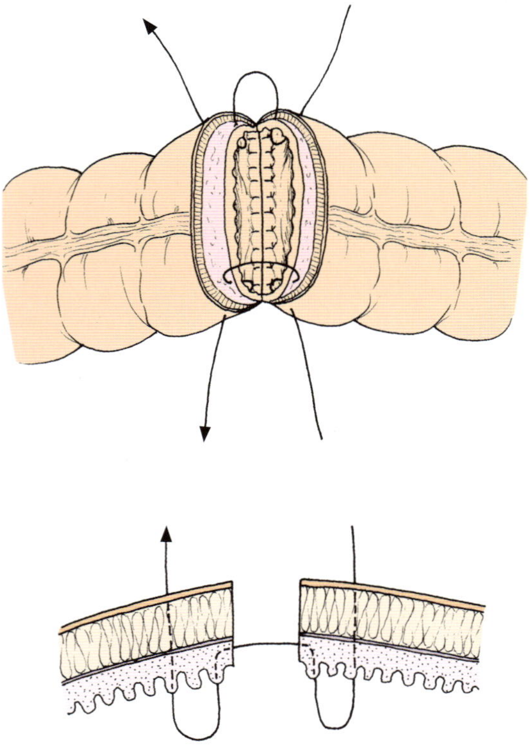

B：前壁 Gambee 缝合

# 乙状结肠切除术

详述同时行 D3 清扫的乙状结肠切除术和双吻合技术(double stapling technique，DST)的操作。

## 麻醉、体位

采用硬膜外联合全身麻醉。平卧位两腿分开，下肢用固定架固定，为预防深静脉血栓形成可用间歇正压加压装置(图 8)。

图 8　乙状结肠切除术的体位

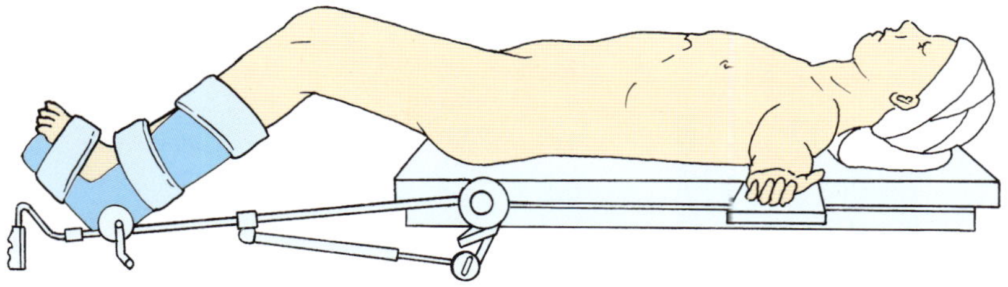

## 皮肤切开

一般术者站在患者的左侧，这里描述的是术者站在右侧，与腹腔镜手术的站位基本相同，腹腔镜手术是很有必要掌握的外科技术。

通常取脐上 5cm 左侧绕脐达耻骨联合上缘的下腹正中切口(图 2D)。部分切除时可适当缩小切口。

## 开腹

开腹后系统探查病变范围及是否有转移等。

## 手术步骤

[ 1 ] 切开左侧侧腹膜
[ 2 ] 从后腹膜游离乙状结肠 【重要】
[ 3 ] 切开乙状结肠系膜附着部右侧腹膜
[ 4 ] 清扫肠系膜下动脉根部 253 组淋巴结
[ 5 ] 处理肠系膜下静脉
[ 6 ] 分离乙状结肠、直肠后面
[ 7 ] 处理肠系膜、切断肛侧肠管
[ 8 ] 切断口侧肠管
[ 9 ] 用双吻合技术吻合 【重要】
[ 10 ] 放置引流管与关腹

## 1 切开左侧侧腹膜

首先用湿纱布覆盖小肠并推至上腹部，充分显露术野，通常沿 Monk 白线切开左外侧侧腹膜至降结肠中部附近（**图 9**）。除降乙交界处的肿瘤以外，一般很少需要游离结肠脾曲。

**图 9　切开左侧侧腹膜**

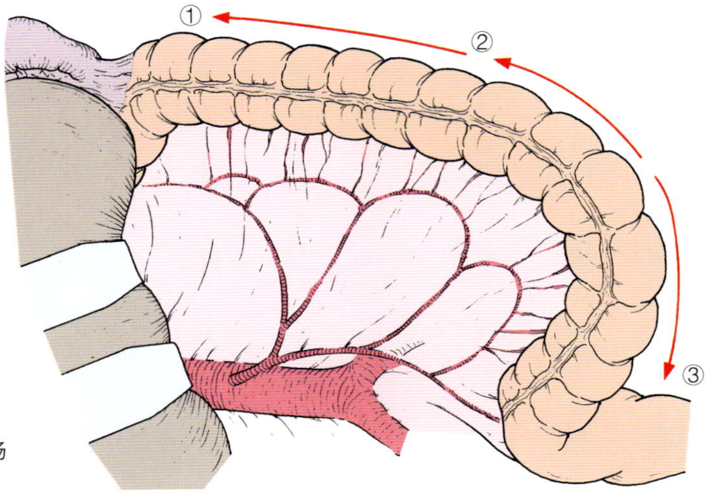


沿 Monk 白线切开至降结肠中部附近

**重要**

## 2 从后腹膜游离乙状结肠

术者将乙状结肠牵向右前方，进入 Toldt 筋膜后从左侧向内侧游离（**图 10**）。头侧达左肾的前面，尾侧达骶骨岬附近，内侧达腹主动脉旁。

**图 10　从后腹膜游离乙状结肠**

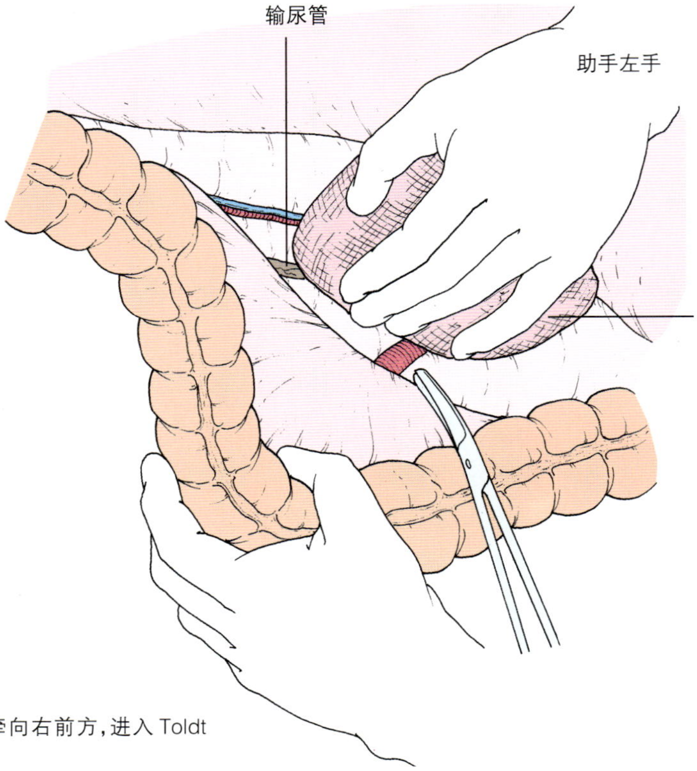


乙状结肠牵向右前方，进入 Toldt 筋膜层次

● 进入正确腹膜后分离层面的技巧

在降乙交界处附近容易分离过深，分离时将乙状结肠稍向右前牵引，用舌板型电刀或双极剪薄层切开 Monk 白线处的腹膜。助手将后腹膜向背侧反向牵拉，用剪刀推剥组织即可容易地进入 Toldt 筋膜间的正确层面。在此层面分离可见左睾丸血管和左输尿管被略有光泽的薄膜包绕，钝性分离也几无出血。如怀疑有腹膜后浸润时应分离到更深的层面（图 11）。

● 内侧入路有意义吗？

腹腔镜手术中内侧入路被广泛采用。内侧入路是先切开乙状结肠系膜附着部右侧的后腹膜，先清扫 IMA 根部，从内侧向左侧分离腹膜后的方法。从内侧分离的层面是后腹膜下筋膜，比从外侧分离进入融合筋膜间的层面深一层（图 11）。结扎切断 IMA 后从头侧开始分离比较容易进入后腹膜下筋膜前面的正确层次，钝性剥离也几无出血，短时间内即可分至左外侧。从尾侧的三动脉分叉部附近开始分离则容易分离过深，有损伤输尿管和睾丸血管的危险。了解这些手术技巧才能更好地遵循癌症手术的基本原则，如早期血供阻断、非接触技术等，这对进展期癌尤其重要，开腹手术的经验对腹腔镜手术也有意义。

图 11　正确的后腹膜分离层面

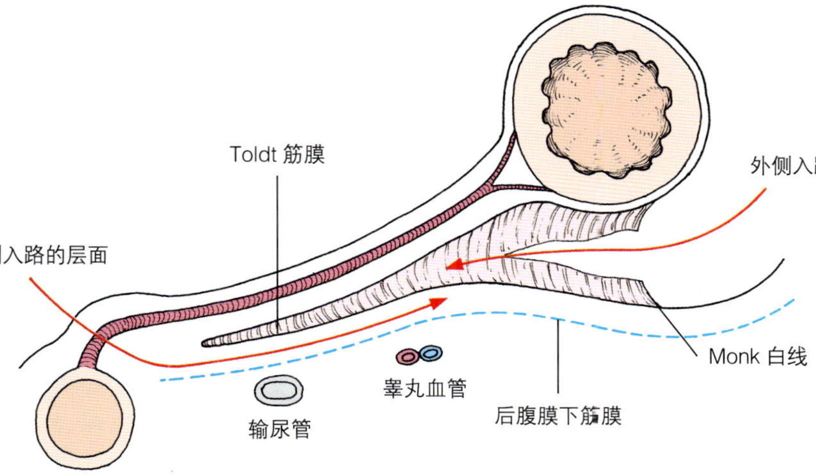


## 3 切开乙状结肠系膜附着部右侧的腹膜

将乙状结肠牵向左前方，在右髂总动脉内侧切开后腹膜，向上沿腹主动脉右侧切开至十二指肠水平部附近。髂血管分叉处直肠固有筋膜和白色索状的下腹下神经丛间隙最容易分离，将下腹下神经丛保留在背侧，在肠系膜下动脉背侧与左侧的分离层面连通后，再向头侧和尾侧扩展（图 12）。

图 12　乙状结肠系膜附着部右侧的腹膜切开线

A

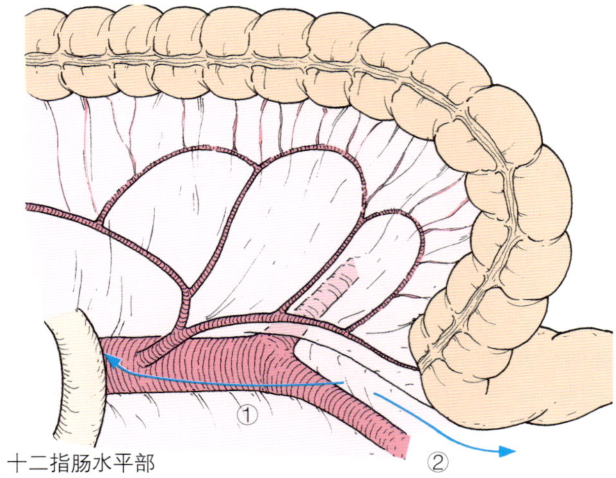


B

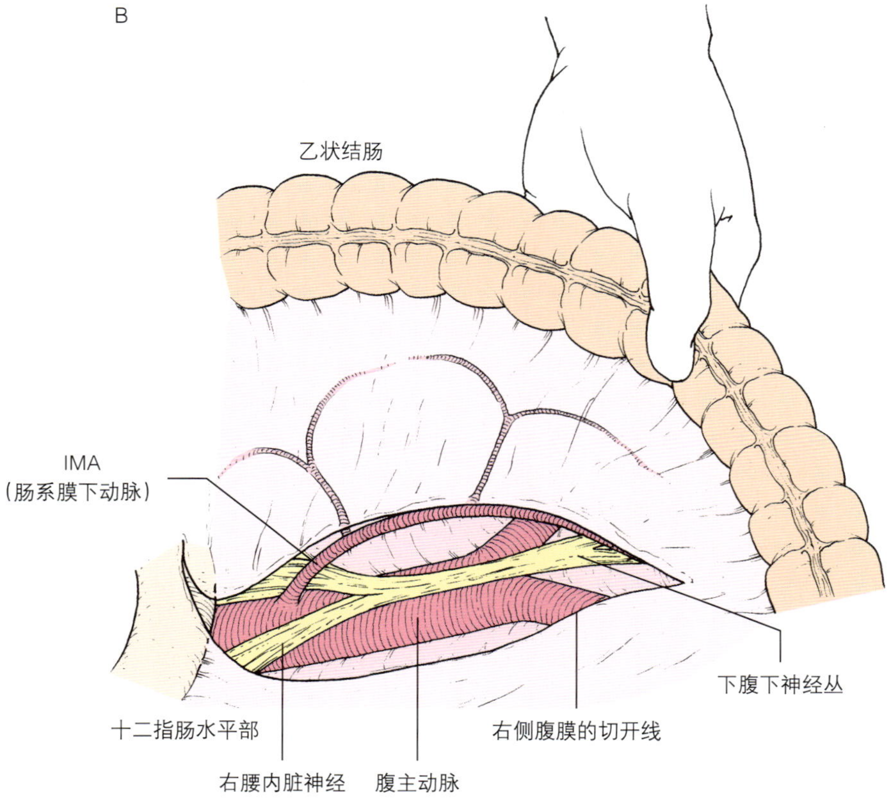


## 4　清扫肠系膜下动脉根部 253 组淋巴结

将十二指肠水平部保留在头侧，提起 IMA 后切断下腹下神经丛向其发出的神经纤维，然后转向其上方，保留左右腰内脏神经，连同周围脂肪组织一起清扫 253 组淋巴结，分离出 IMA 根部 15mm，距根部约 5mm 双重结扎切断（图 13）。

图 13 清扫肠系膜下动脉根部

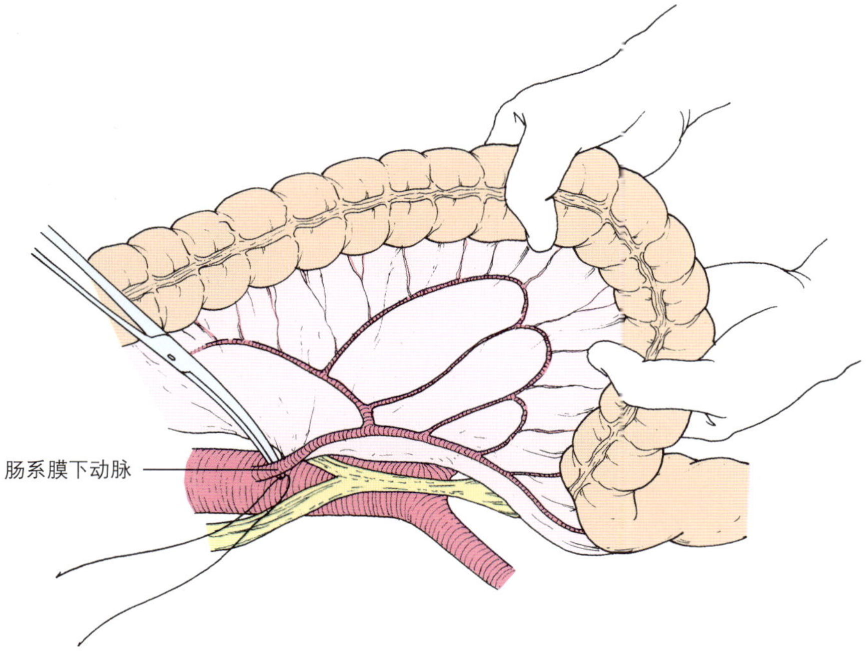


## ●如何保留腰内脏神经?

在主动脉前面下腹下神经丛向右后外侧延续的白色索状物就是右腰内脏神经。在此神经的内侧显露主动脉前面,避免损伤 IMA。从 IMA 起始部的右侧向上分离,切断右腰内脏神经向 IMA 发出的神经分支,使 IMA 的根部得以清晰显露。IMA 根部下角附近有小血管,容易出血,可用超声刀切断减少出血。由于左腰内脏神经较右侧更靠近 IMA,应向前牵拉 IMA 清扫左侧后,切断向 IMA 方向发出的神经分支,使左腰内脏神经得以保留(**图 14**)。肥胖患者不容易辨认 IMA 的起始部,可先确认十二指肠水平部,然后向下分离则比较容易确认 IMA 的起始部。

图 14 保留腰内脏神经的技巧

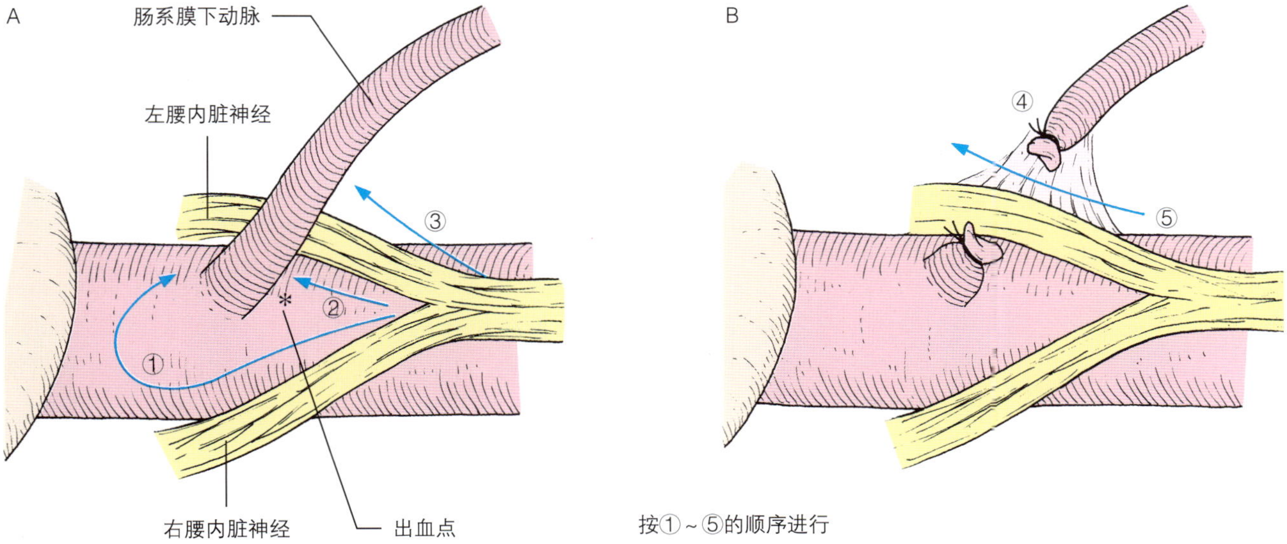


按①~⑤的顺序进行

### ●如何行保留左结肠动脉的 D3 淋巴结清扫？

保留左结肠动脉的 D3 淋巴结清扫作为基本术式，一般适用于 253 组淋巴结无明显转移，左侧肠系膜内来自结肠中动脉血运较少的情况下。手术操作较复杂，用 3D-CT 血管造影可预先了解血管分支形态，对指导手术很有意义（**图 15**）。清扫 IMA 周围组织后保留 IMA 和左结肠动脉，再清扫 IMA 和肠系膜下静脉（IMV）右缘间的组织。在发出左结肠动脉后结扎切断 IMA，在同一水平处理 IMV。清扫的组织可以单独清除也可绕过左结肠动脉到切除侧一并清除。D2 清扫时不必清扫 IMA 根部，直接确认左结肠动脉的分支部，在其远端结扎切断 IMA。

图 15　保留左结肠动脉的 D3 淋巴结清扫

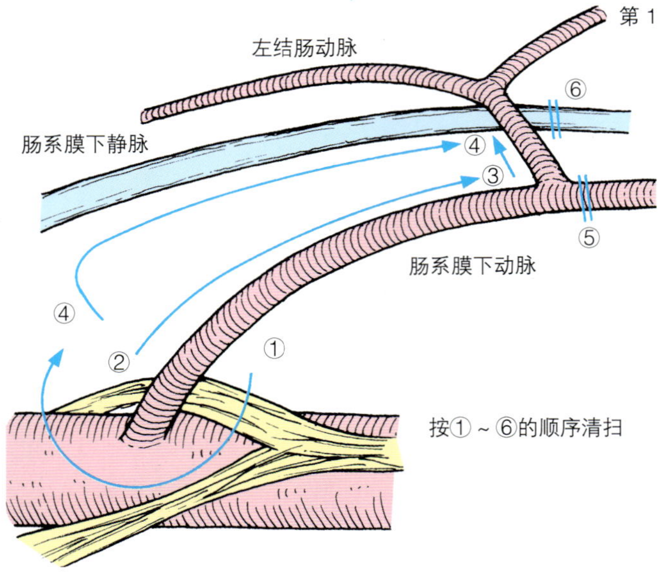


## 5　处理肠系膜下静脉

将左侧的分离层和内侧的分离层连通后扩展至十二指肠水平部，向左侧切开结肠系膜，在 IMA 同样的高度双重结扎切断肠系膜下静脉（IMV）。附近走行的左结肠动脉也与 IMV 同一水平结扎切断。

## 6　分离乙状结肠、直肠后面

向下延长乙状结肠及直肠两侧腹膜的切开线达骶骨岬。助手提起直肠，术者将后腹膜向背侧分离并保留下腹下神经丛和左右下腹神经。确定直肠固有筋膜，沿此筋膜向尾侧充分分离使直肠更游离，确保处理直肠系膜和吻合操作时术野清楚（**图 16**）。

图 16　分离乙状结肠及直肠后面

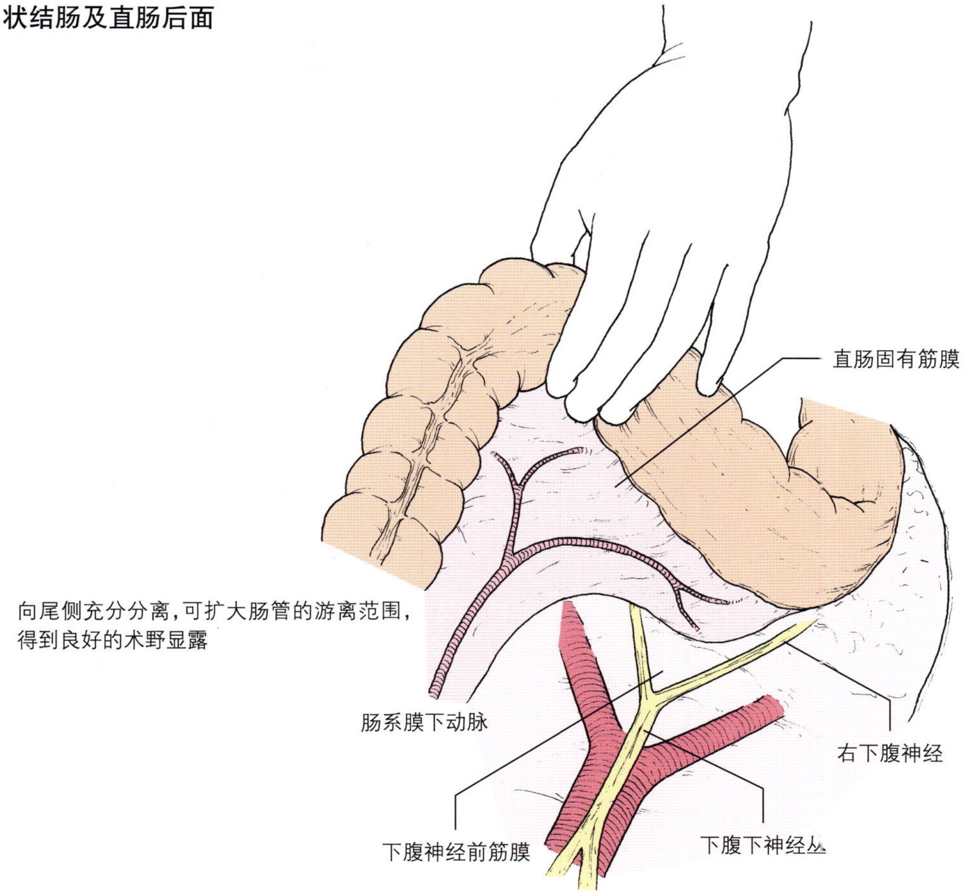


## 7　处理肠系膜、切断肛侧肠管

确定肛侧肠管的预定切断部位，处理周围肠系膜。为防止肿瘤种植，切断肠管前必须用肠管阻断钳（直角钳）在预定切断部位的近端阻断肠管，经肛门插入软管，用 1L 生理盐水冲洗肠管。然后用闭合器在阻断钳的肛侧垂直于肠管钉合、切断。

### ●处理肛侧肠系膜的技巧

在肛侧的预定肠管切断部位，先从左侧开始处理肠系膜，然后处理右侧，使左右的分离线连通（图 17A）。首先切开预定部位的腹膜和直肠固有筋膜，依次处理肠系膜内脂肪组织，其间走行的直肠上动脉要单独结扎切断，接近肠管处分离时注意避免损伤肠管。肛侧肠管切断部位设定在距处理直动脉约 15mm 处，避免留的过长。可从乙状结肠后面确定切断部位（图 17B）。

### ●如何确定肠管的切断部位？

依据癌处理规约，以肿瘤部位和滋养血管的关系决定肠管的切断部位。IMA 根部结扎切断时根据滋养血管的位置肛侧肠管切断部位应距肿瘤下缘 5~10cm，即在骶骨岬水平或在其远端切断即可（图 18A），肛侧肠管保留过多可能出现血运障碍或圆形吻合器插入困难。乙状结肠近端癌行 D2 清扫时，IMA 及直肠上动脉全部得以保留，可以确保远端肠管血运，故可保留较长的肛侧乙状结肠肠管（图 18B）。

图 17　肛侧肠系膜的处理方法

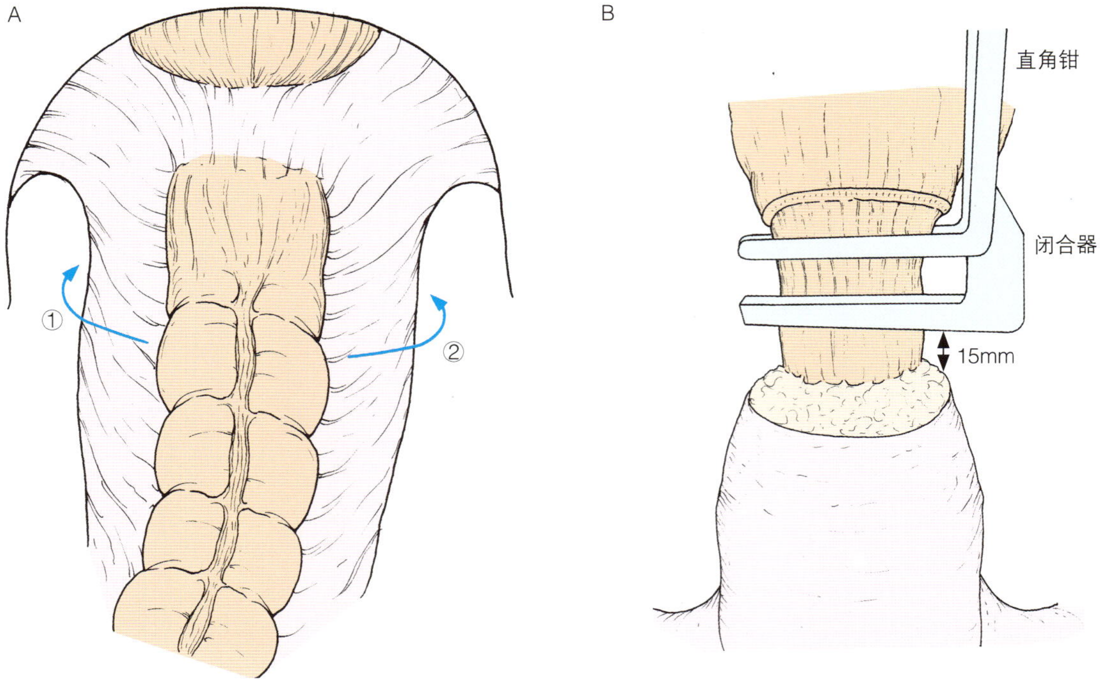


图 18　肛侧肠管切断部位

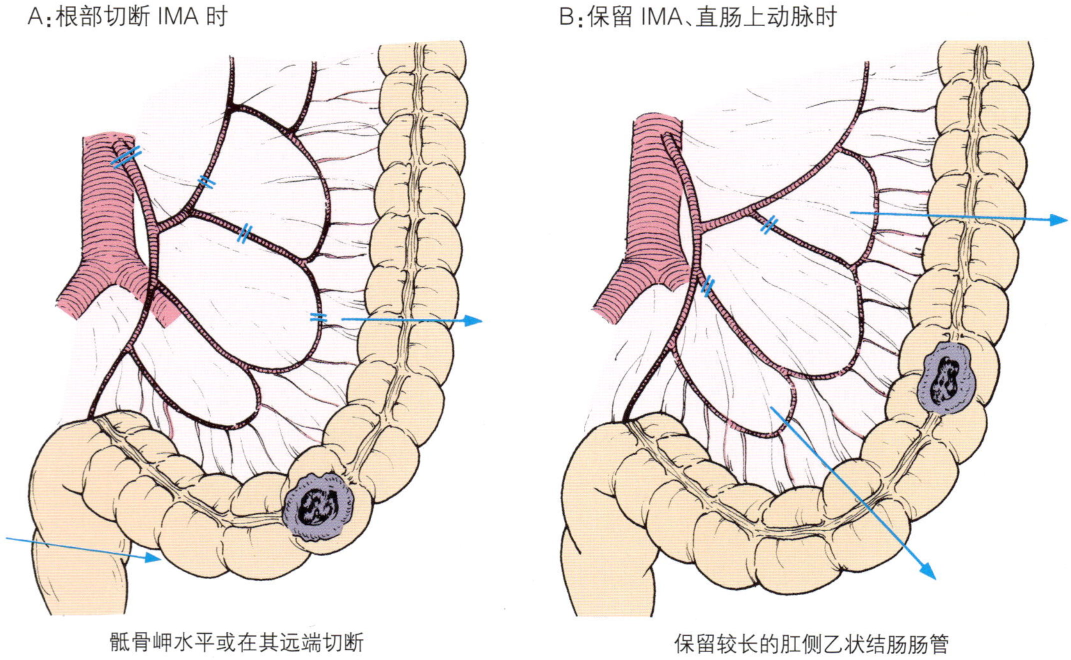


## ●LigaSure 有用吗？

我们处理 IMA 根部时用 LigaSure 闭合切断代替结扎切断，正确使用可以得到确实的闭合效果，并未出现术后出血等并发症。IMV 和肠系膜的处理也不用分离血管，集束凝固切断即可，操作很容易。尤其对肥胖和肠系膜肥厚的患者更合适，可达到缩短手术时间并减轻术者压力的效果。

## 8 切断口侧肠管

口侧肠管根据滋养动脉的位置在距肿瘤上缘 5~10cm 处切断，处理乙状结肠系膜血管至口侧肠管切断部位（图 19A）。有时此处的边缘动脉弓位置较高，应避免损伤导致肠管血运障碍（图 19B）。向预定吻合部位分离肠系膜，结扎切断边缘血管，避免损伤肠管边缘的直动脉。用烟包钳夹闭口侧预定切断线，此处应距血管处理部位 15mm 左右，不宜过长。然后用直针带 2-0 尼龙线穿过烟包钳行烟包缝合，紧贴钳子切断肠管，检查残端血运，拭净肠腔后插入吻合器底座，收紧烟包线固定底座（图 20）。

图 19　切断口侧肠管

A

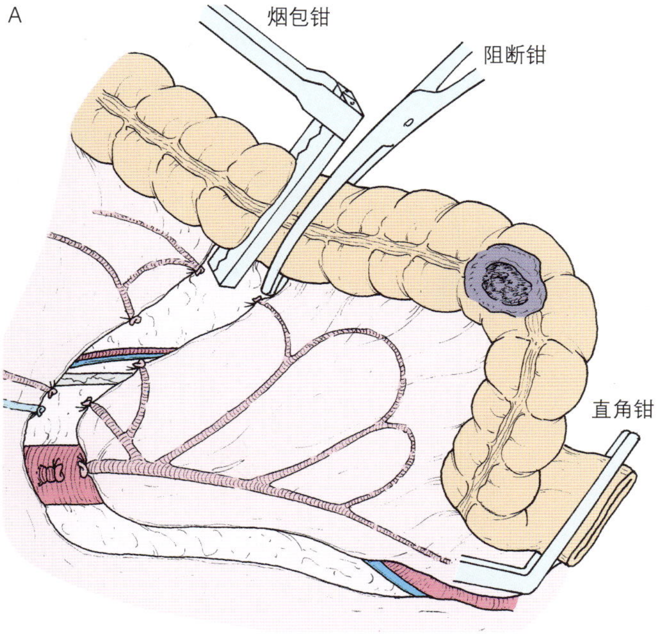


B

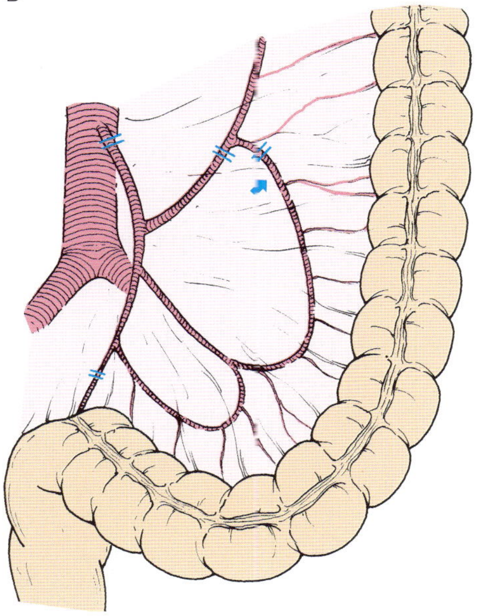

有边缘动脉变异到内侧者，注意避免损伤

图 20　吻合器底座的放置与固定

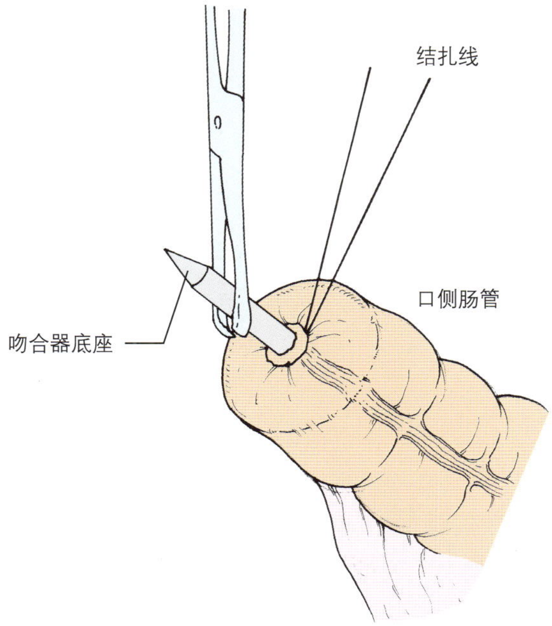

重要

## 9 用双吻合技术吻合

吻合一般采用安全、可靠、省时的双吻合技术(DST)(图 21)。吻合完成后行渗漏试验检验吻合的可靠性,酌情缝合闭锁系膜裂孔。

### ●DST 吻合的注意点

吻合前要再次确认口侧肠管的血运、张力、是否扭曲等,如有张力应游离脾曲。

圆形吻合器(circular stapler,CS)可选择DST-EEA或CDH并了解其所有的特征。尽量选择能够插入的最大口径,通常 DST-EEA 为 28mm 或 31mm、CDH 为 29mm 或 33mm。从肛门轻柔插入 CS 本体,达钉合线附近后推出中心杆。穿刺时术者用镊子向下推压穿刺部位的组织,防止由于戳孔引起肛侧肠管断端过度上举造成撕裂。对接操作由术者和进行肛门操作的助手协调进行,注意要拧紧翼状螺母至显示窗见到绿色标志为止(图 22)。CDH 有间隙调节装置,参考组织的厚度和调节旋钮的抵抗微调红色标记。击发时要固定吻合器,避免晃动,慢慢将旋钮紧到最后,握紧手柄,一次击发,维持 10 秒钟握紧状态,待钉合稳定后释放。未切割的原因多数是没拧紧旋钮。DST-EEA 松回两圈,CDH 松回半圈拔除吻合器(松回过多时底座容易脱落或不易拔出)。吻合前应确认吻合口无扭曲、无张力、无夹杂物等。

### ●如何确认吻合状态?

吻合结束后要检查钉合的形态、吻合口肠管的色泽及张力等。张力大时必须游离脾曲或进一步向肛侧游离远端直肠,做到无张力。确认钉合线的连续性(钉合环完整)。渗漏试验是将吻合口周围的盆腔注满水,从肛门小心插入直肠镜注气。同时还可从腔内观察钉合线的连续性及吻合口有无出血。通常狗耳部(dog ear)不做加强缝合。

图 21 双吻合技术

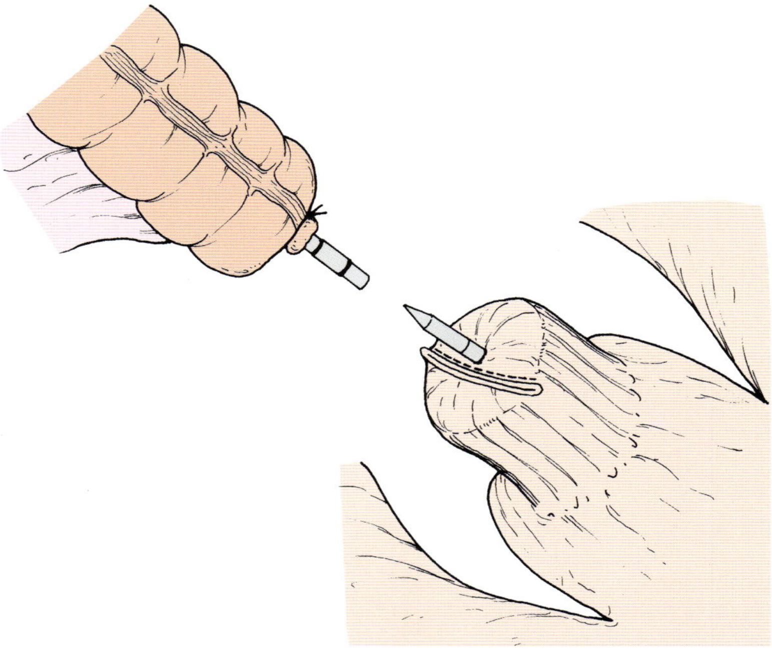

### ●乙状结肠缩小手术

本术式适用于 M、SM、MP 癌且 N(-)。D0 是仅行肠管切除。D1 是清扫至乙状结肠滋养动脉中间点附近(图 23)。D2 是发出左结肠动脉分支后结扎切断 IMA。

**图 22　圆形吻合器**

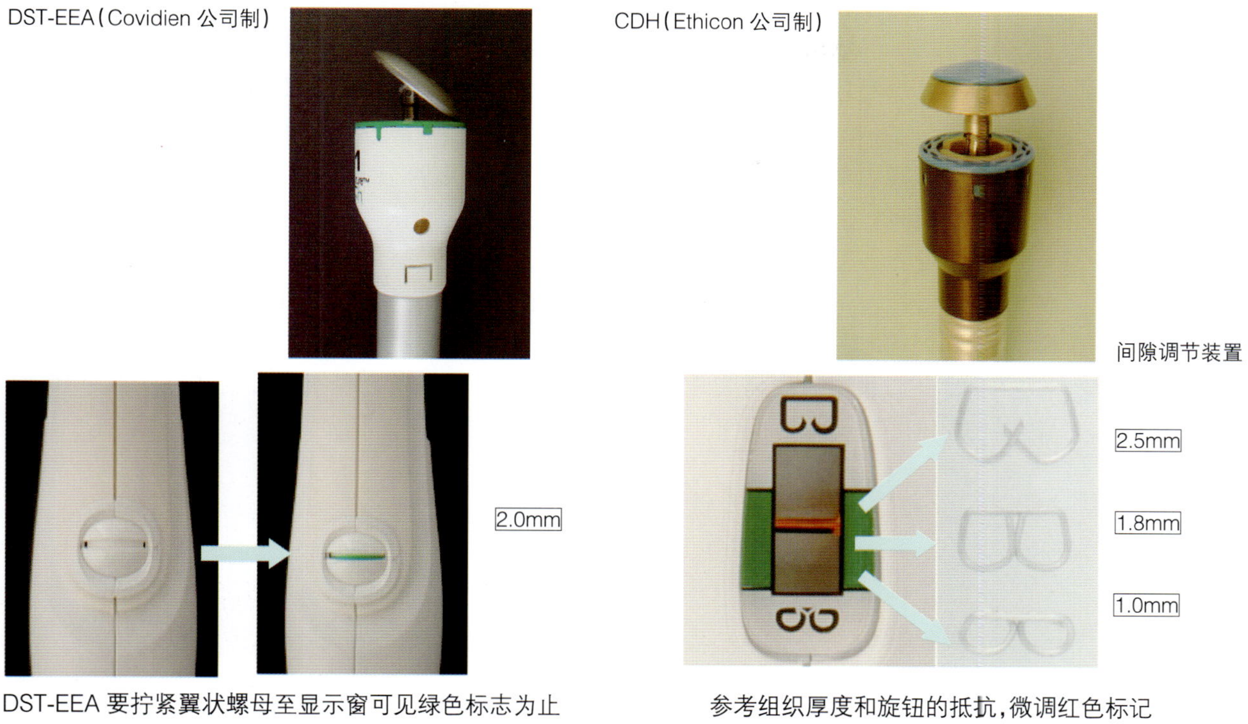


**图 23　缩小手术**

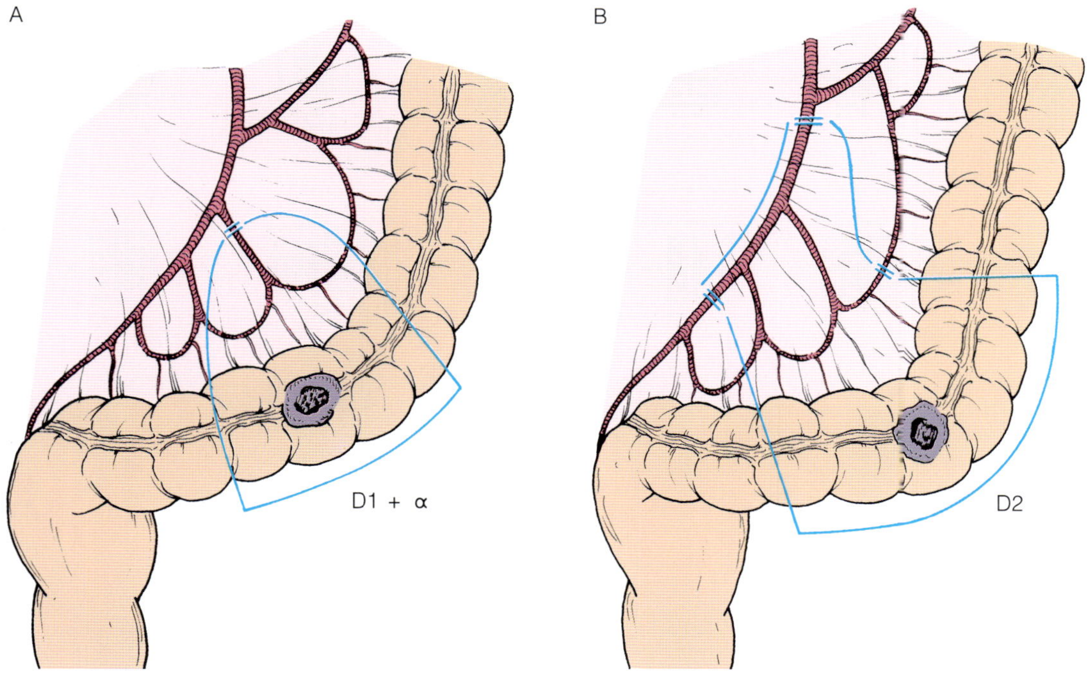


## 10　放置引流管与关腹

腹腔内用 3L 生理盐水冲洗。从下腹部至吻合口放置封闭式双套管引流。用 1-0 环形针连续缝合腹直肌鞘和腹膜关腹，钉合皮肤。

# 术后管理

尽量早期发现术后并发症，主要有腹腔内出血、吻合口出血、吻合口瘘、切口感染及肠梗阻等。结肠吻合口瘘的发生率显著低于直肠，多发生在术后3~10日，应注意观察有无发热、腹部症状及引流的性状等。引流的性状没有变化但仍可疑有瘘时可行腹部CT或泛影葡胺肠道造影检查确认。引流不畅时必须重新行确实的引流术或粪便转流造口术。

以上讲解了年轻消化外科医生主刀机会最多的开腹结肠部分切除术和乙状结肠切除术的操作和技巧。可以预见今后结肠癌腹腔镜的手术适应证会不断扩大，行开腹手术时要努力掌握外科解剖和基本操作，而且有必要想象作为腹腔镜手术的术者时该如何操作。

## 参考文献


1）佐藤達夫：リンパ系局所解剖カラーアトラス，癌手術の解剖学的基盤．第1版，南江堂，東京，1997, p85-104.

2）澤田守男，赤須孝之：S状結腸切除術．新　癌の外科—手術手技シリーズ4大腸癌，メジカルビュー社，2002, p56-64.

3）林　哲二，杉原健一：結腸切除術．専門医を目指すための経験すべき下部消化管手術．メジカルビュー社，2001, p32-49.

4）福永正氣，木所昭夫，射場敏明ほか：S状結腸癌に対する腹腔鏡下手術の簡略化．手術，56：1071-1078, 2002.

5）福永正氣，木所昭夫，射場敏明ほか：大腸癌に対する腹腔鏡手術の術中出血と対処法．外科治療，89：601-602, 2003.

6）福永正氣，木所昭夫，射場敏明ほか：内視鏡外科手術に必要な局所解剖のパラダイムシフト　腹腔鏡下S状結腸切除術．臨床外科，60：279-285, 2005.

# 右半结肠切除术（内侧入路的外科干清扫）

奥田準二，谷川允彦　大阪医科大学一般·消化器外科

包括进展期结肠癌 D3 清扫在内的右半结肠切除术是消化外科的常见手术，也是结肠外科手术的重点[1]（**图 1**）。为减少并发症和避免复发，并最大限度地发挥手术的作用，熟悉外科解剖、选择符合无瘤术原则的合理手术入路及精确的手术操作非常重要。先清扫中央淋巴结并处理血管最后游离病变肠管的内侧入路是符合无瘤术原则的合理入路[2]，也是以外科干为中心的 D3 淋巴结清扫术的关键操作。

本章讲解内侧入路开腹右半结肠切除术的要点和危险点，此操作与腹腔镜下右半结肠切除术的要点相同[3,4]。

**图 1　切除、清扫范围（D3 淋巴结清扫）**

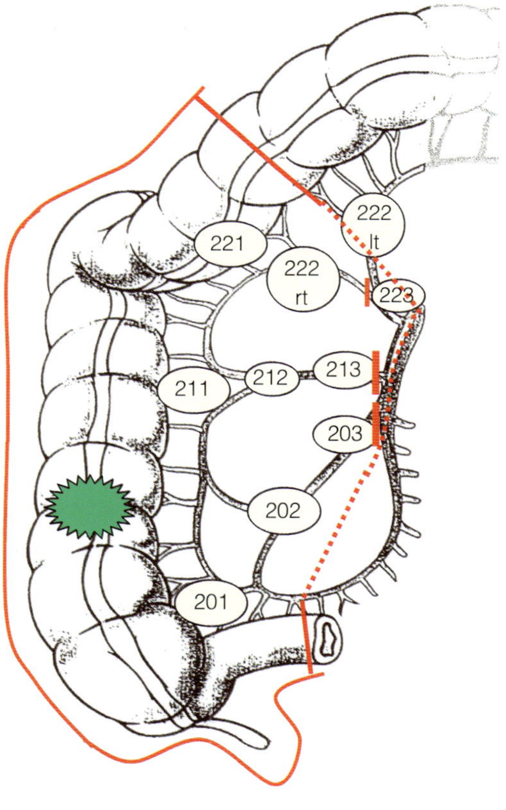


**切除、清扫淋巴结范围的要点**

清扫回结肠动脉（#201，202，203），右结肠动脉（#211，212，213），结肠中动脉（#221，222-rt，如结肠肝曲附近的滋养血管是结肠中动脉时加#222-lt，223）的区域淋巴结并处理相应血管的根部（结肠中动脉通常处理右支，扩大右半结肠切除时处理根部），切除右半结肠。

## 术前检查

（1）根据灌肠、内镜和腹部 CT 等检查确定病变部位和进展程度。

（2）笔者等在放射科协助下，术前结肠内镜检查后马上行薄层 CT 增强扫描并制成 3D-CT 图像，确认病变部位滋养血管的分支走行，以指导采取个体化的血管处理和系统的淋巴结清扫术，同时还可以发现有无肿大淋巴结、远隔转移和周围脏器浸润情况[5]。

## 麻醉、体位

采用硬膜外麻醉联合气管内插管的全身麻醉。

采用仰卧位，为预防深静脉血栓形成，双下肢可应用间断正压加压装置。

## 切皮

为充分探查腹腔和手术操作方便，取剑突下至髂前上棘水平的上腹正中切口，长约15~20cm（图2）。

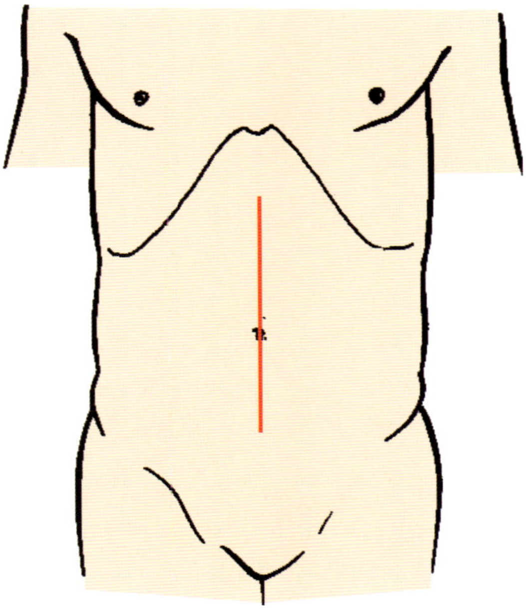

图2 开腹

## 开腹

(1) 腹腔探查从肝脏及Douglas窝等远处开始，依次探查有无区域淋巴结肿大、肿瘤附近的腹膜转移，有无其他脏器、浆膜浸润等，评价肿瘤的进展程度。

(2) 为预防腹壁切口感染使用切口保护工具，使用开腹器显露术野。笔者喜欢用带有弹力环的切口保护膜Alexis™。

(3) 腹腔内探查时应时刻注意保护小肠，不应无故地将小肠提出体外，使其干燥或粗暴操作，这会导致术后肠麻痹的时间延长，肠蠕动恢复延迟。显露术野牵拉小肠时应垫有湿纱布轻柔操作，并注意检查肠管的色泽和血运。

## 手术步骤（图3）

从遵循无瘤术原则和操作的合理性出发，笔者推荐先行中央淋巴结清扫和血管处理的内侧入路法（**图 3**）。此法尤其对局部高度进展期癌（尤其是肿瘤巨大和后腹膜、壁层腹膜有浸润者）是安全确实的方法，此外，由于最后进行病变部位肠管的操作，对癌细胞经血管转移、肠管内及腹腔内种植也有限制作用。

**图 3　内侧入路的右半结肠切除术（D3 淋巴结清扫）**

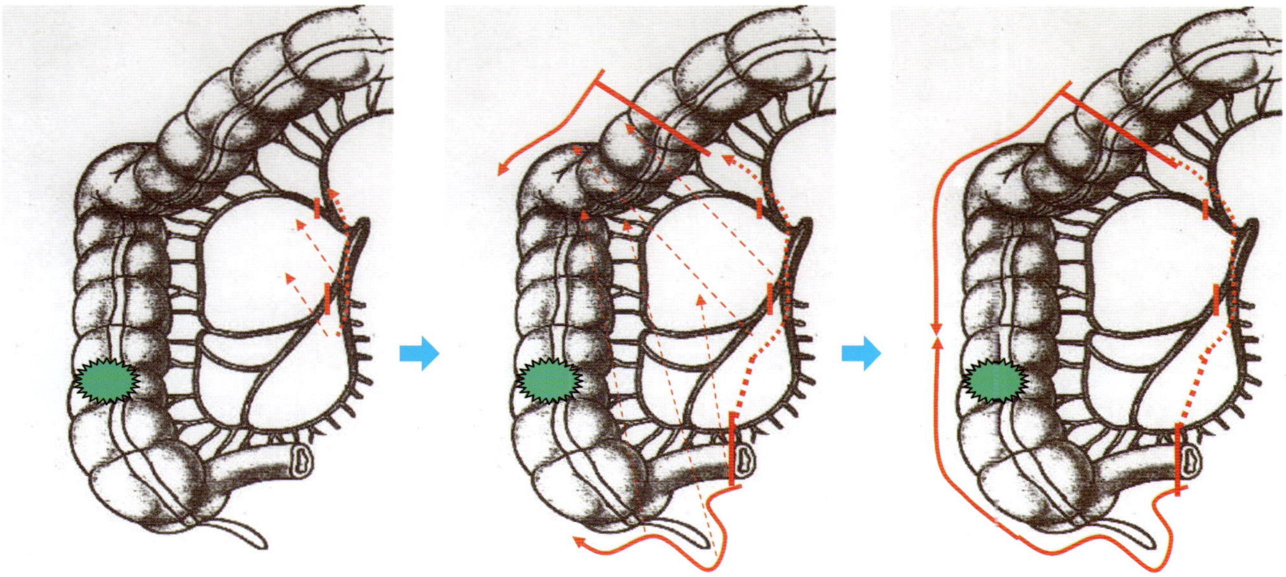

[ 1 ] 内侧入路
[ 2 ] 清扫回结肠动脉根部
[ 3 ] 清扫外科干 【重要】
[ 4 ] 胃结肠间的入路
[ 5 ] 清扫 Henle 胃结肠静脉干和结肠中动静脉 【重要】
[ 6 ] 联合切除胃网膜右动静脉
[ 7 ] 游离回盲部
[ 8 ] 先切断肠管后游离病变部位
[ 9 ] 消化道重建
[ 10 ] 关腹

# 手 术 操 作

## 1 内侧入路

### ●系统探查并合理显露术野

从肝脏及 Douglas 窝等远处开始探查腹腔，依次探查有无区域淋巴结肿大、有无肿瘤附近的腹膜转移、有无其他脏器和浆膜浸润等，评价肿瘤的进展程度。系统探查后，将横结肠和大网膜推向上腹部，小肠移至左腹部，展开右半结肠系膜，如**图 4**。按次序进行无遗漏的术中探查和良好的术野显露，使内侧入路手术得以轻松开始。

**图 4　术中探查和右半结肠系膜的展开**

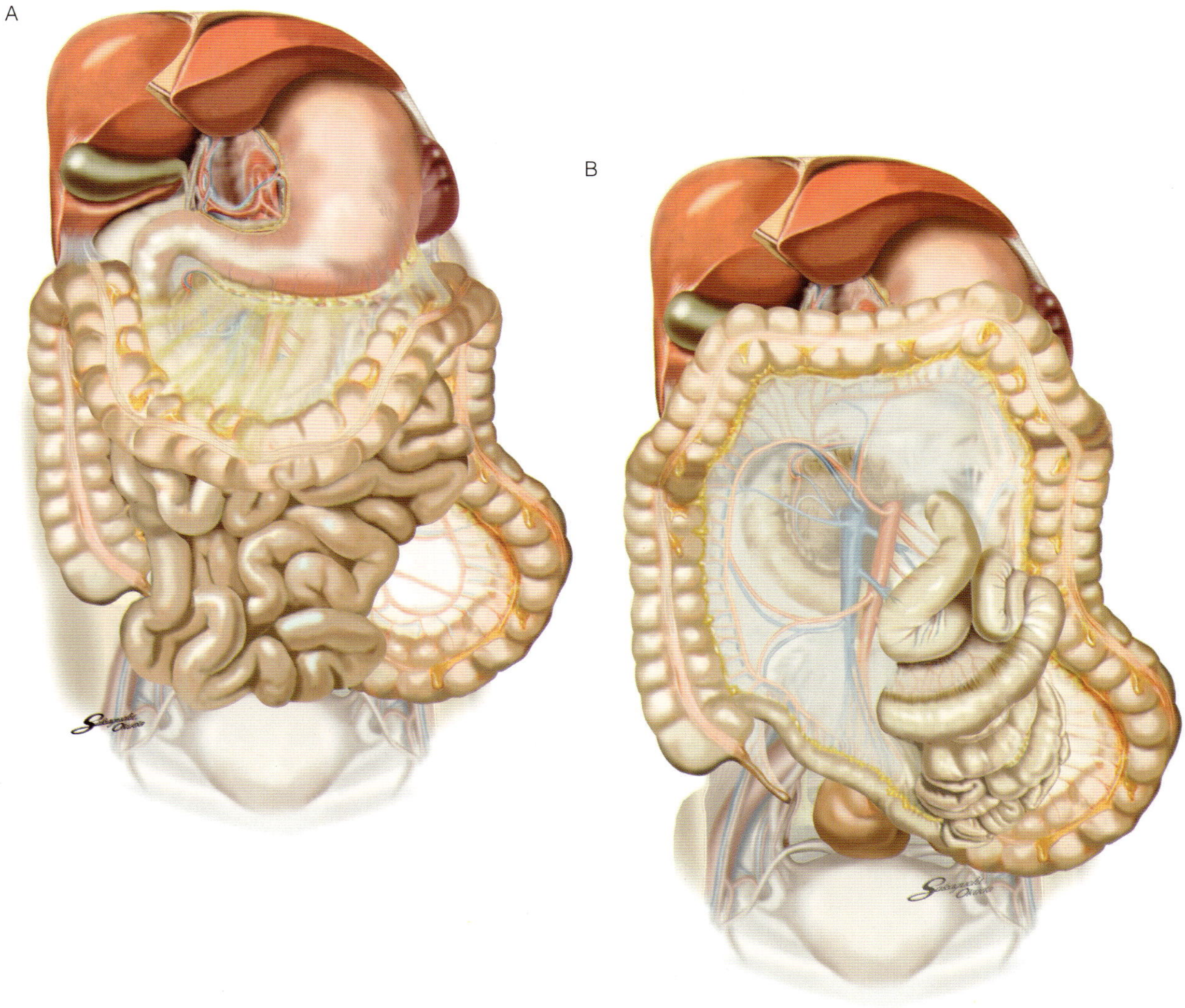


### 手术要点

**从肝脏及 Douglas 窝等远处开始探查腹腔，依次探查有无区域淋巴结肿大、有无肿瘤附近的腹膜转移、有无其他脏器及浆膜浸润等，评价肿瘤的进展程度。系统的术中探查后，将横结肠和大网膜推向上腹部，小肠移至左腹部，展开右半结肠系膜。按次序进行无遗漏的术中探查和良好的术野显露，使内侧入路手术得以轻松开始。**

## ●内侧入路手术必要的解剖

在右侧结肠癌的内侧入路手术时，透过薄层的结肠系膜可见到十二指肠水平部，该部是确定回结肠动脉等主要血管和后腹膜下筋膜前剥离层面的标志（图 5）。确定结肠中动脉根部和胰体下缘的标志是 Treitz 韧带（图 6）。

**外科解剖与手术要点**

外科干附近结肠中动静脉的分支变异较多，而回结肠动静脉分支的变异较少，回结肠动脉相对肠系膜上静脉的走行关系有两种（图 6）。所以手术入路应该从尾侧（回结肠动静脉根部）开始而不是从头侧（结肠中动静脉根部）开始。

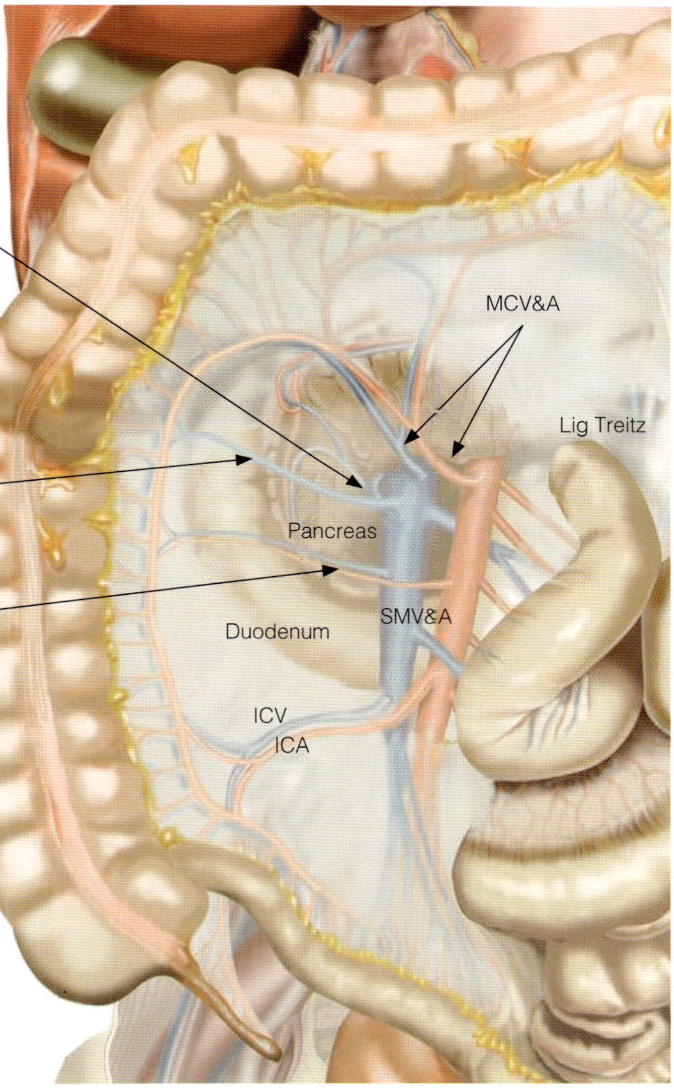


**图 5　右侧结肠癌内侧入路必要的外科解剖**

ICA&V：回结肠动静脉
RCA&V：右结肠动静脉
Henle's Gastrocolic Trunk：Henle 胃结肠静脉干
MCV&A：结肠中动静脉
Duodenum：十二指肠
Pancreas：胰腺
Lig Treitz：Treitz 韧带

**要点**

十二指肠水平部是清扫时确认血管根部的标志，透过薄层的右侧结肠系膜可见十二指肠水平部。回结肠动静脉位于十二指肠水平部的下缘，牵引回盲部的肠系膜可见回结肠动静脉在肠系膜内呈条索状，在十二指肠水平部下缘与肠系膜上动静脉相连续。确认结肠中动静脉根部和胰腺下缘时 Treitz 韧带是其标志。

**图 6　以回结肠动静脉走行形态为根据的外科干分类**

A：A 型，回结肠动脉在肠系膜上静脉的腹侧走行

B：B 型，回结肠动脉在肠系膜上静脉的背侧走行

ICA：回结肠动脉

ICV：回结肠静脉

SMA：肠系膜上动脉

SMV：肠系膜上静脉

Henle's Gastrocolic Trunk：Henle 胃结肠静脉干

MCA：结肠中动脉

MCV：结肠中静脉

Duodenum：十二指肠

A

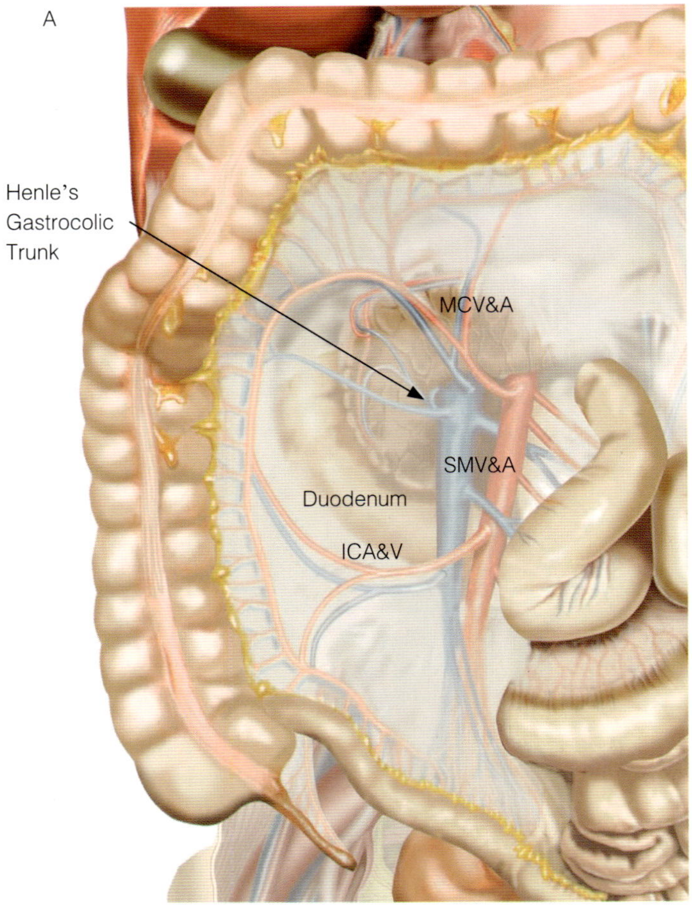


B

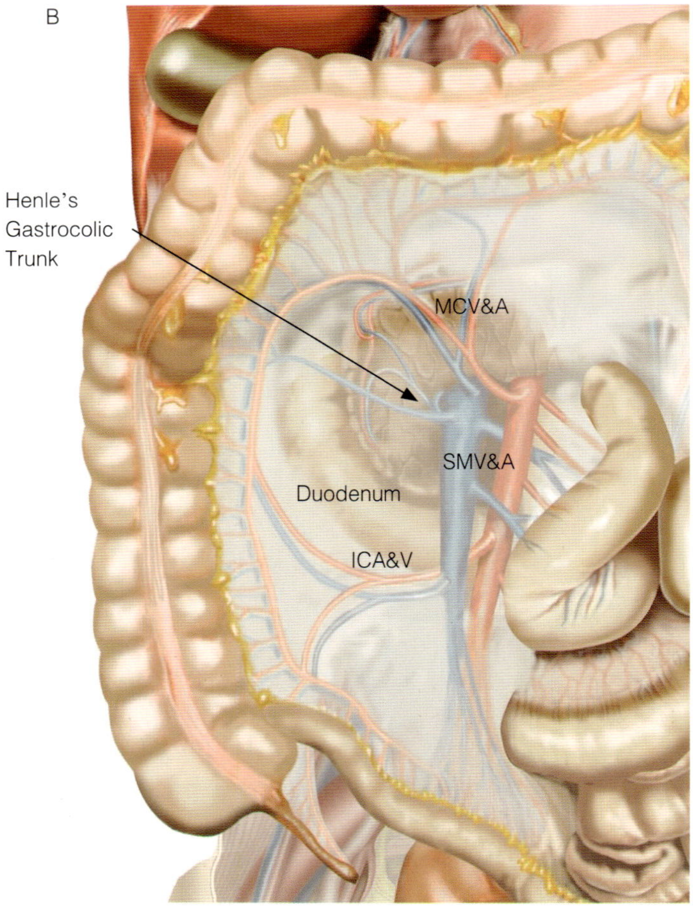

### ● 内侧入路的开始

通常透过右侧结肠系膜可见十二指肠水平部。牵引回盲部的肠系膜可见回结肠动静脉在肠系膜内呈条索状，在十二指肠水平部下缘可确认回结肠动静脉的根部。从其内下方开始分离右侧结肠系膜，游离回结肠动静脉后，即可在其背侧显露十二指肠水平部并加以保护（**图 7**）。此时如**图 8** 操作，术者左手用镊子夹持回结肠动静脉牵向外下方，助手用镊子夹持横结肠系膜内的结肠中动静脉向前上方适当牵引，给予合适的张力，以此为基础清扫回结肠动静脉根部，使稍后向外科干方向的清扫得以顺利实现。

**外科解剖与手术要点**

进行内侧入路分离和清扫时要避免将回结肠动静脉误认为肠系膜上动静脉，除注意回结肠动静脉根部的解剖位置（十二指肠水平部下缘）外，还要注意回结肠动静脉根部与肠系膜上动静脉之间没有交通支。也就是说分离回结肠动静脉根部时如果其内侧出现交通支就应该是肠系膜上动静脉，此时需重新确认回结肠动静脉。

**图 7　内侧入路的开始**

ICA&V：回结肠动静脉；MCA&V：结肠中动静脉；Doudenum：十二指肠

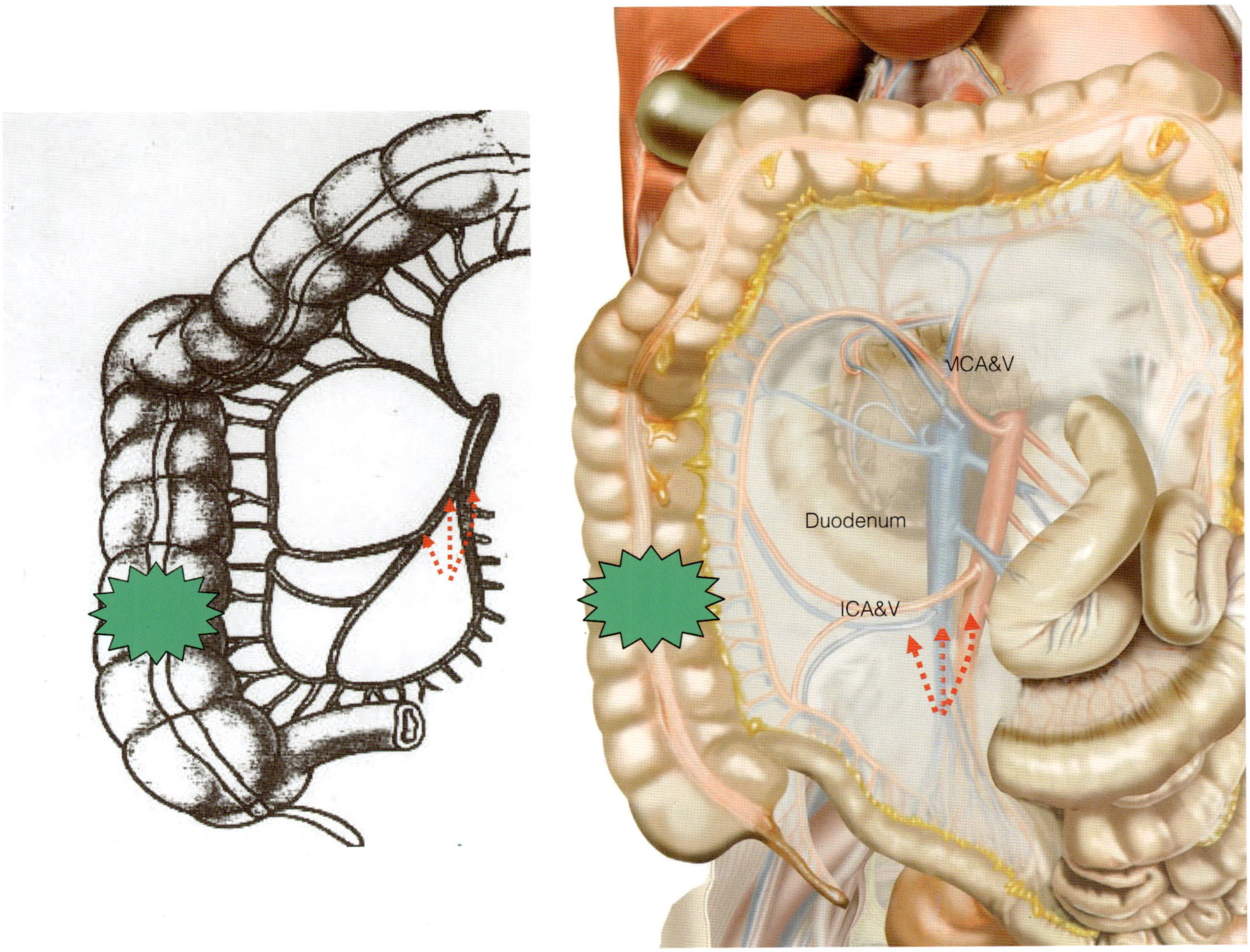


**手术要点**

在十二指肠水平部下缘可确认回结肠动静脉根部。从其内侧尾侧箭头所指开始分离右侧结肠系膜，游离出回结肠动静脉后即可显露十二指肠水平部并加以保护。

## 2 清扫回结肠动静脉根部

适度夹持并牵引回结肠动静脉，从尾侧开始向根部仔细清扫。确认十二指肠水平部后向回结肠动静脉根部分离（**图 8**），将 #203 组淋巴结向切除侧清扫，于根部分别结扎切断回结肠动静脉（**图 9**）。

**外科解剖与手术要点**

A 型（回结肠动脉在肠系膜上静脉前方走行）时，如**图 9A** 所示切断回结肠动脉根部，即可将其后方的肠系膜上静脉主干拉起，可能误认为是回结肠静脉根部，要注意此危险点。适度牵引结肠系膜并向上分离清扫肠系膜上静脉前面，确定肠系膜上静脉主干和回结肠静脉根部，然后再游离并结扎切断回结肠静脉根部。此时应稍松开牵引并将结扎点略偏向末梢侧，注意避免导致肠系膜上静脉狭窄。此外，在回结肠动脉走行于肠系膜上静脉后面的 B 型时，肠系膜上静脉的后方也应清扫，回结肠动脉根部的清扫比 A 型困难。如**图 9B** 所示，B 型时有必要先处理回结肠静脉根部，然后将肠系膜上静脉从后面上抬，清扫回结肠动脉根部和处理血管。

**图 8　清扫回结肠动静脉根部**

ICA&V：回结肠动静脉；SMA&V：肠系膜上动静脉；Doudenum：十二指肠

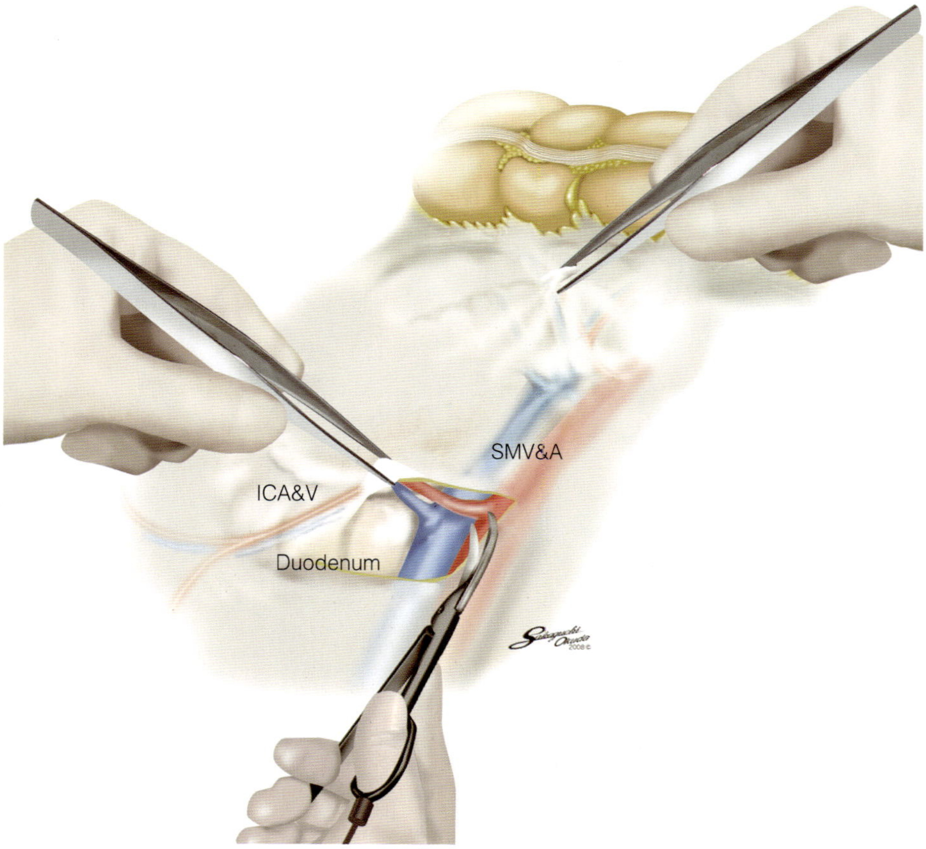


**手术要点**

**术者左手用镊子夹持回结肠动静脉向外下方牵引，助手用镊子夹持横结肠系膜内的结肠中动静脉向前上方适度牵引，给予合适的张力，以便于清扫回结肠动静脉根部，使稍后向外科干方向的清扫得以顺利进行。**

**图 9　回结肠动静脉根部清扫时的注意点**

SMV：肠系膜上静脉

ICV：回结肠静脉

ICA：回结肠动脉

Pancreas：胰腺

D：十二指肠

A

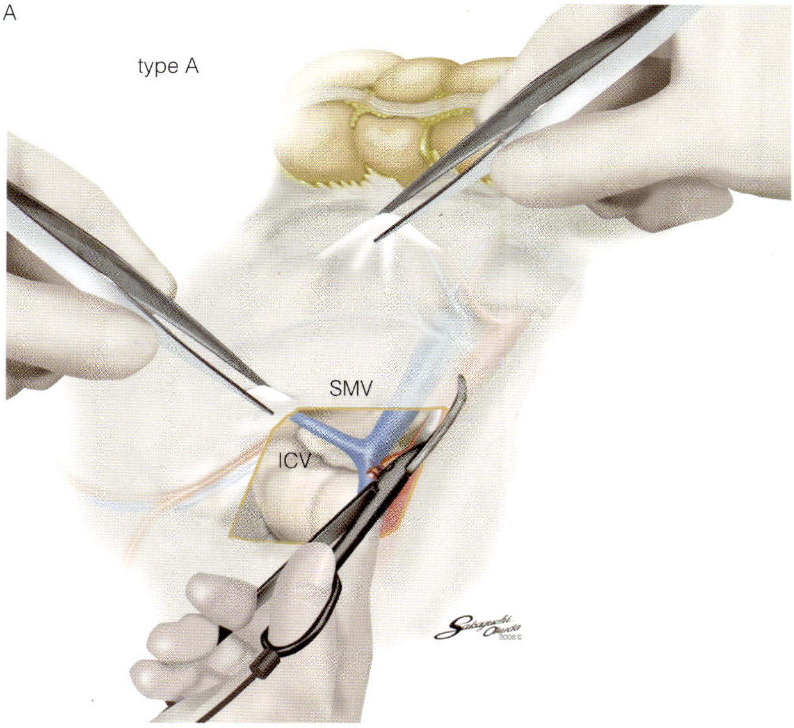


B

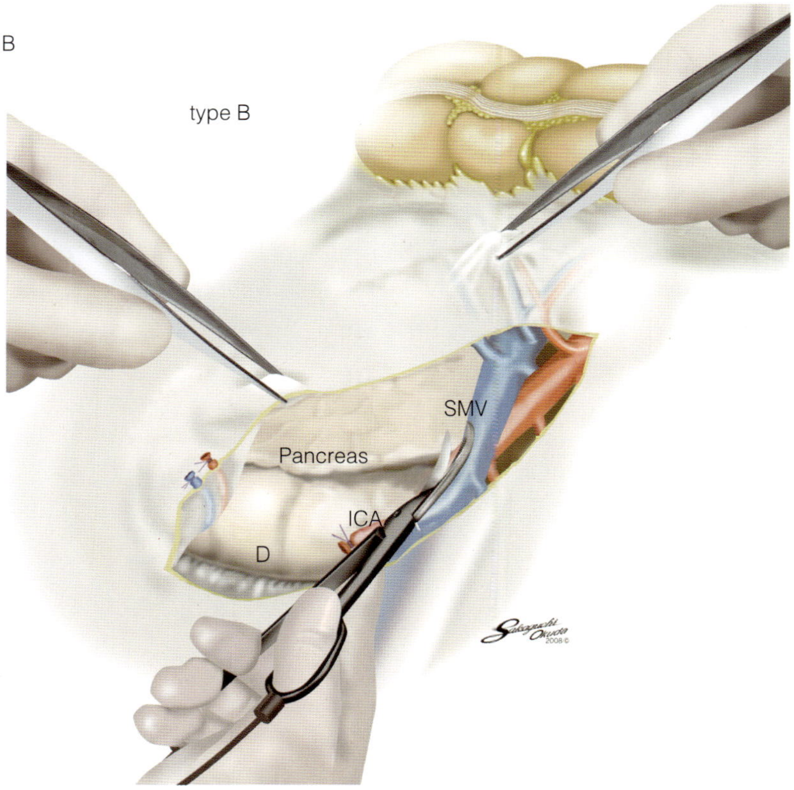


### 手术要点

A：A 型（回结肠动脉在肠系膜上静脉前面走行）时切断回结肠动脉根部，可将其后方的肠系膜上静脉主干拉起，可能误认为是回结肠静脉根部，要注意此危险点。适度牵引结肠系膜并向上分离清扫肠系膜上静脉前面，确定肠系膜上静脉主干和回结肠静脉根部，然后再游离并结扎切断回结肠静脉根部。

B：回结肠动脉走行于肠系膜上静脉后方的 B 型时，肠系膜上静脉的后面也应清扫，回结肠动脉根部的清扫比 A 型困难。B 型时有必要先处理回结肠静脉根部，然后将肠系膜上静脉从后面上抬，清扫回结肠动脉根部和处理血管。

## ●何谓外科干

肠系膜上静脉位于回结肠静脉根部至 Henle 胃结肠静脉干之间的部分叫外科干。以此部位为中心的肠系膜上动脉右侧清扫属于进展期右侧结肠癌的 D3 清扫，如图 10A。

重要

## 3 清扫外科干

结扎切断回结肠动静脉后，从肠系膜上静脉前方开始向上清扫，达到肠系膜上动脉右缘。

**外科解剖与手术要点**

多数情况下右结肠动静脉缺如，如果有则在十二指肠水平部上缘附近可见其根部，应予结扎切断。此外，在肠系膜上动脉前面向上清扫时，要注意在肠系膜上动脉主干前面有与之交叉的空回肠静脉分支。

### ●外科干清扫的对策

笔者等将 3D-CT 动静脉成像用于术前模拟，对每个患者外科干的血管走行都能确切把握，对避开前述的危险点很有帮助[5]。

在十二指肠降部前面将横结肠系膜右侧向头侧分离后，仔细剥离内侧的胰头部确认流入肠系膜上静脉的 Henle 胃结肠静脉干，进一步向头侧清扫肠系膜上静脉前面，清扫外科干达 Henle 胃结肠静脉干（图 10）。清扫 Henle 胃结肠静脉干周围时，要确认并保留胰十二指肠下前静脉、胃网膜右静脉，但要结扎副右结肠静脉。必要时先清扫结肠中动脉根部的淋巴结，然后再进行中央组淋巴结的清扫（D3），通常保留结肠中动脉的左支，结扎切断右支。

**外科解剖与手术要点**

多数 Henle 胃结肠静脉干和结肠中动静脉根部的清扫采用后述的胃结肠间入路更容易接近，即从右侧横结肠系膜腹侧分离困难时不要勉强，可采用胃结肠间入路。

**图 10　包括 Henle 胃结肠静脉干的 D3 清扫和血管处理**

ICA：回结肠动脉；ICV：回结肠静脉；SMA：肠系膜上动脉；SMV：肠系膜上静脉；ARCV：副右结肠静脉；Henle's Gastrocolic Trunk：Henle 胃结肠静脉干；SPDV：胰十二指肠下前静脉；RGEV：胃网膜右静脉；MCA：结肠中动脉；MCV：结肠中静脉；Duodenum：十二指肠；Lig Treitz：Treitz 韧带

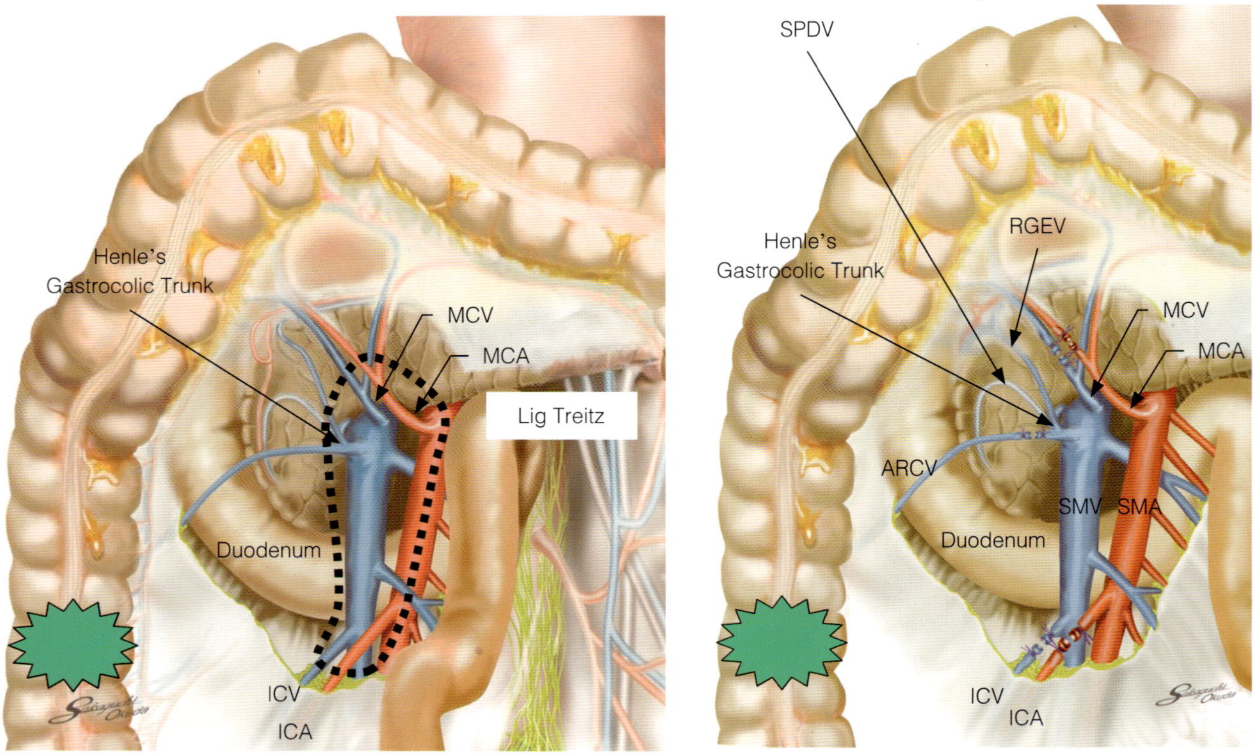

### 手术要点

肠系膜上静脉位于回结肠静脉根部至 Henle 胃结肠静脉干之间的部分叫外科干。以此部位为中心的肠系膜上动脉右侧(虚线范围内)的清扫属于进展期右侧结肠癌的 D3 清扫。

## 4 胃结肠间入路

胃结肠间入路的外科解剖如**图 11** 所示。在结肠中动脉左侧切开大网膜可进入网膜囊,在结肠中动脉右侧的胃结肠韧带和横结肠系膜紧密粘连,在粘连的系膜内有 Henle 胃结肠静脉干和结肠中静脉。因此,从横结肠中央向十二指肠分离大网膜,分离胃结肠韧带前叶可充分显露 Henle 胃结肠静脉干和结肠中静脉(**图 12**)。

**图 11 胃结肠间入路必要的外科解剖**

Liver:肝脏;GB:胆囊;Pancreas:胰腺;ARCV:副右结肠静脉;Henle's Gastrocolic Trunk:Henle 胃结肠静脉干;RGEV:胃网膜右静脉;RGEA:胃网膜右动脉;MCA:结肠中动脉;MCV:结肠中静脉

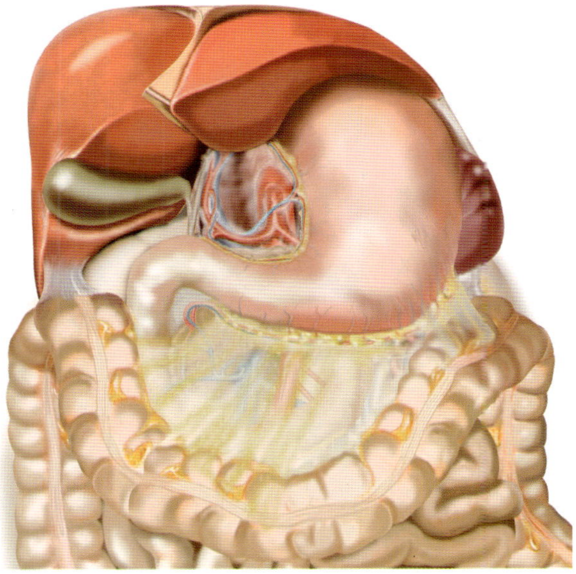

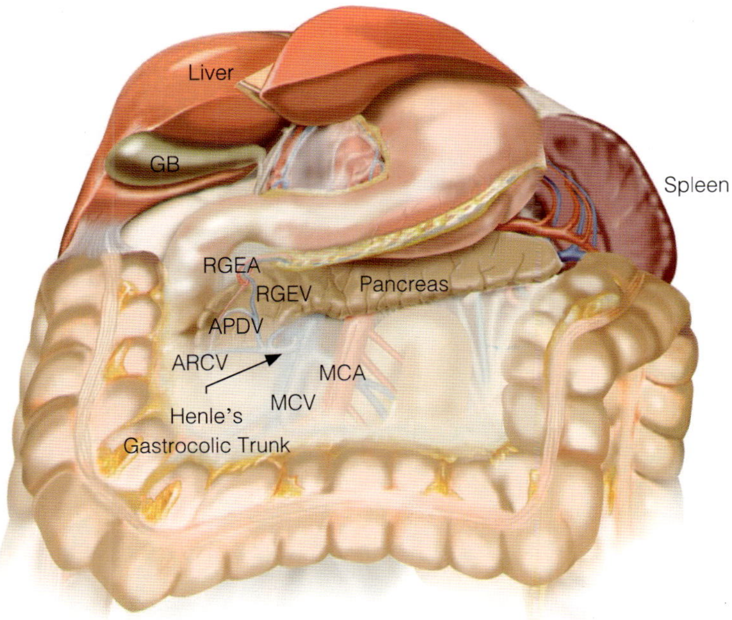


### 要点

在结肠中动脉左侧切开大网膜进入网膜囊,在结肠中动脉右侧的胃结肠韧带和横结肠系膜紧密粘连,在粘连的系膜内有 Henle 胃结肠静脉干和结肠中静脉。

**图 12　胃结肠间入路和右侧结肠曲的外科解剖**

Liver：肝脏；GB：胆囊；S：胃；D：十二指肠；K：右肾前筋膜；HCL：肝结肠韧带；ARCV：副右结肠静脉；Henle's Gastrocolic Trunk：Henle 胃结肠静脉干；SPDV：胰十二指肠下前静脉；RGEV：胃网膜右静脉；RGEA：胃网膜右动脉；R-GV：右睾丸 / 卵巢动静脉；R-Ur：右侧输尿管

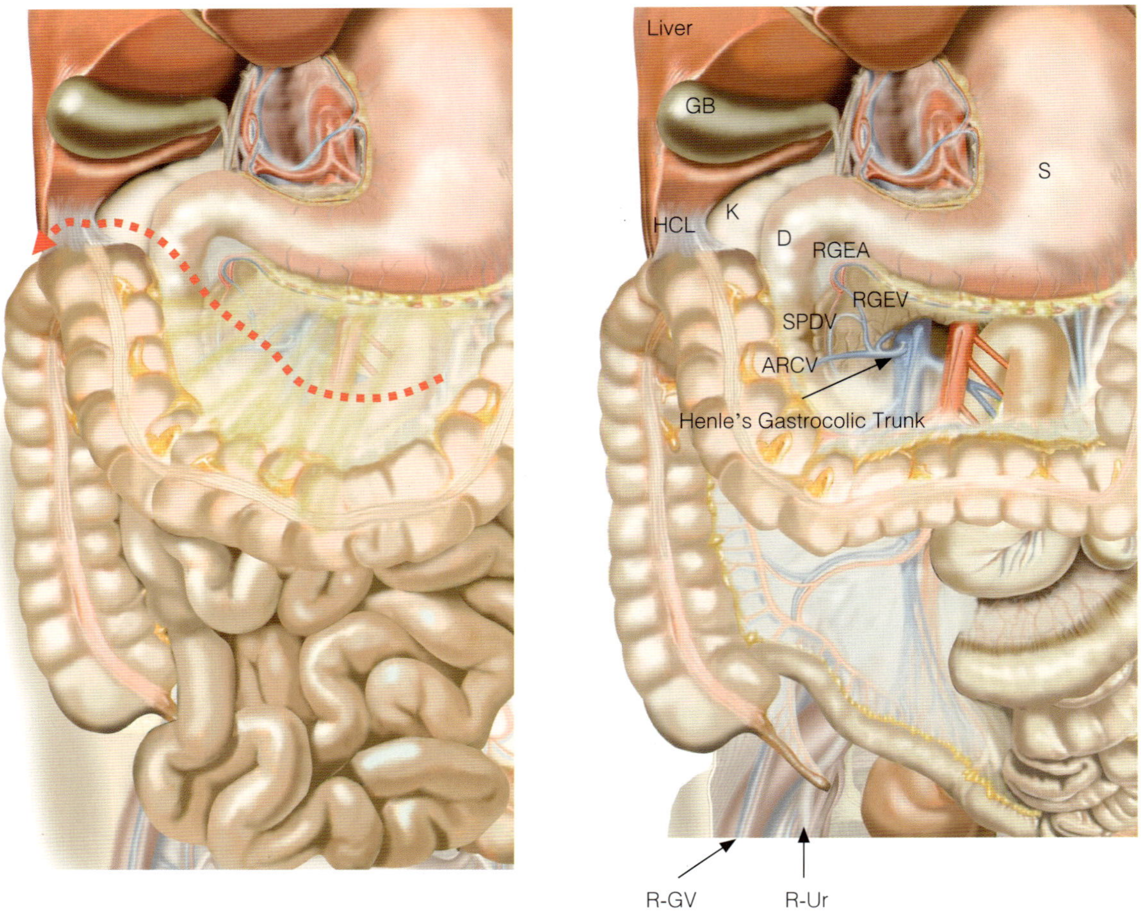


重要

## 5　清扫 Henle 胃结肠静脉干和结肠中动静脉

如图 13 所示，切断肝结肠韧带，在十二指肠降部前面向下分离右侧结肠曲附近的肠系膜，即可显露汇入 Henle 胃结肠静脉干的副右结肠静脉。确认汇入 Henle 胃结肠静脉干的胰十二指肠下前静脉、胃网膜右静脉并保留，结扎切断副右结肠静脉。必要时先清扫结肠中动脉根部的淋巴结，然后再进行中央组淋巴结的清扫（D3），通常保留结肠中动脉的左支，结扎切断右支。

**外科解剖与手术要点**

内侧入路处理右半结肠～横结肠系膜，清扫中央组淋巴结时副右结肠静脉显露不清或不易处理时，可采用胃结肠间入路法处理。副右结肠静脉较短且容易撕裂，在汇入 Henle 胃结肠静脉干的部位撕裂时止血困难，因此牵引时应十分小心。

**图 13　Henle 胃结肠静脉干和结肠中动静脉根部清扫的要点**

ARCV：副右结肠静脉

Henle's Gastrocolic Trunk：Henle 胃结肠静脉干

SPDV：胰十二指肠下前静脉

RGEA：胃网膜右动静脉

MCA：结肠中动脉

MCV：结肠中静脉

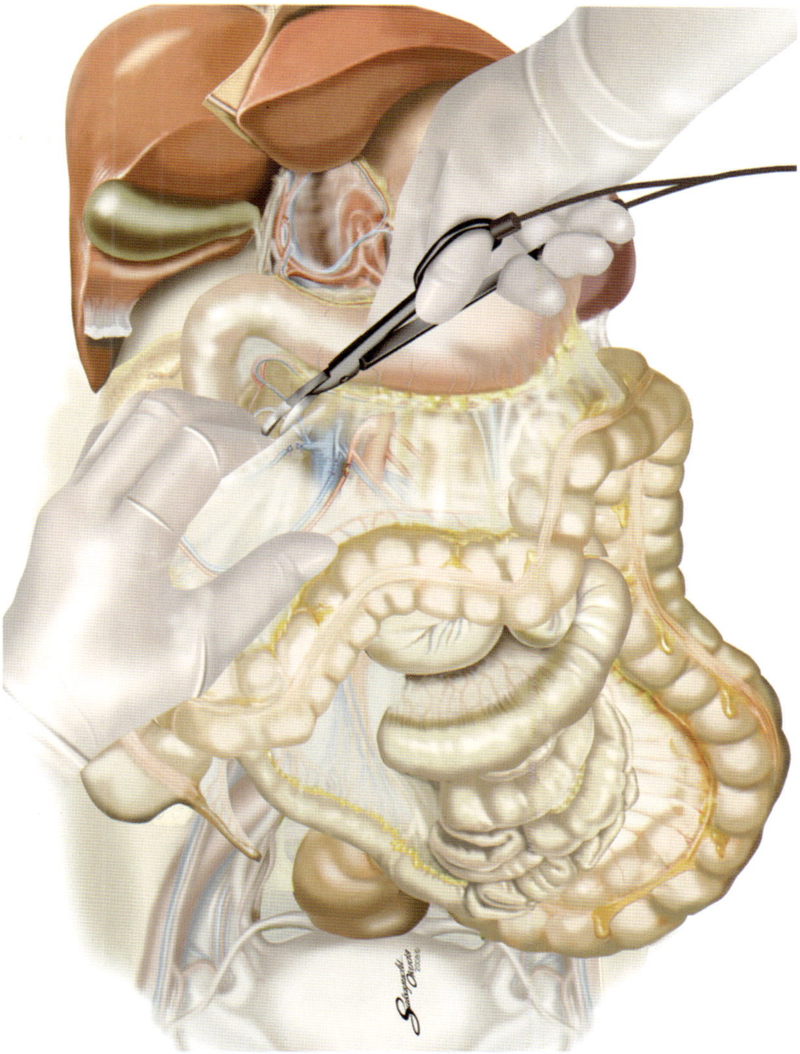

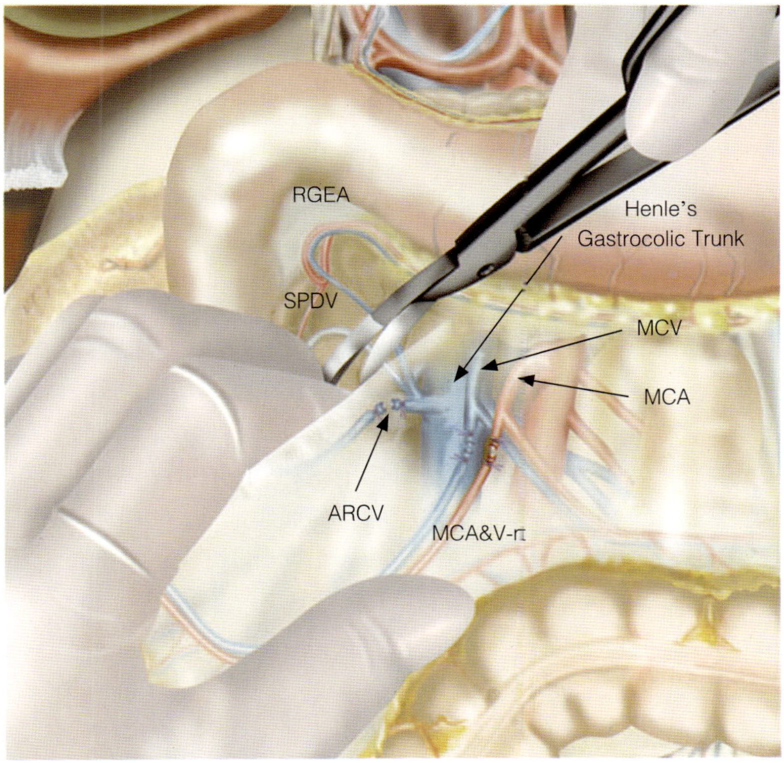


## 手术要点

切断肝结肠韧带，在十二指肠降部前面向下分离右侧结肠曲附近的肠系膜，即可显露汇入 Henle 胃结肠静脉干的副右结肠静脉。确认汇入 Henle 胃结肠静脉干的胰十二指肠下前静脉、胃网膜右静脉并保留，结扎切断副右结肠静脉。必要时先清扫结肠中动脉根部的淋巴结，然后再进行中央组淋巴结的清扫（D3），通常保留结肠中动脉的左支，结扎切断右支。

## 6 联合切除胃网膜右动静脉

病变位于右半结肠肝曲附近的进展期癌可疑有大网膜浸润及明显的淋巴结转移时，应联合切除包括胃网膜右动静脉在内的大网膜（图 14）。

**图 14 对右半结肠肝曲附近的进展期癌行胃网膜右动静脉的联合切除**

Rt.GEAV：胃网膜右动静脉

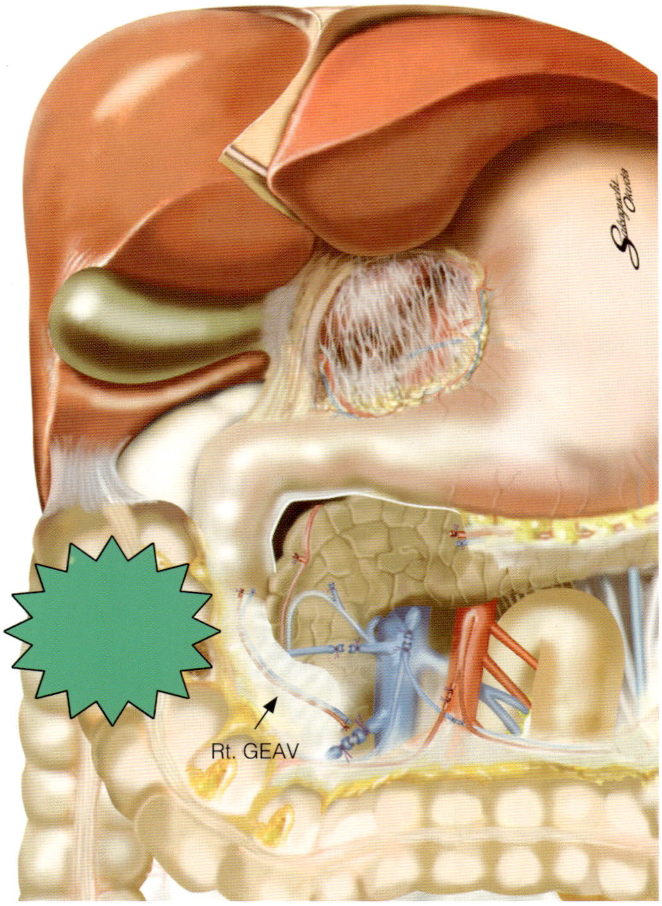


## 7 游离回盲部

将小肠移至右上腹后，在回盲部下方可见腹膜后的右睾丸 / 卵巢动静脉和其内侧右髂总动脉前方的右侧输尿管（图 15）。在小肠系膜附着部内上方可见十二指肠水平部，沿图 15A 虚线从尾侧开始分离回盲部。进一步向头侧分离可与十二指肠水平部前面的分离层连续。此时锐性分离可将薄而有光泽的后腹膜下筋膜从肠系膜上分离下来，其下方的右侧输尿管和右侧睾丸 / 卵巢血管得以保留（图 16）。继续分离至右肾前筋膜前面，外侧的壁层腹膜附着部也切断至此处（图 17A）。

可疑有腹膜后浸润时，应将该部位的后腹膜下筋膜 ~ 右肾前筋膜一并切除确保切缘安全（图 17B）。

图 15　回盲部的游离线

R-GV：右侧睾丸 / 卵巢动静脉；R-Ur：右侧输尿管；D：十二指肠水平部

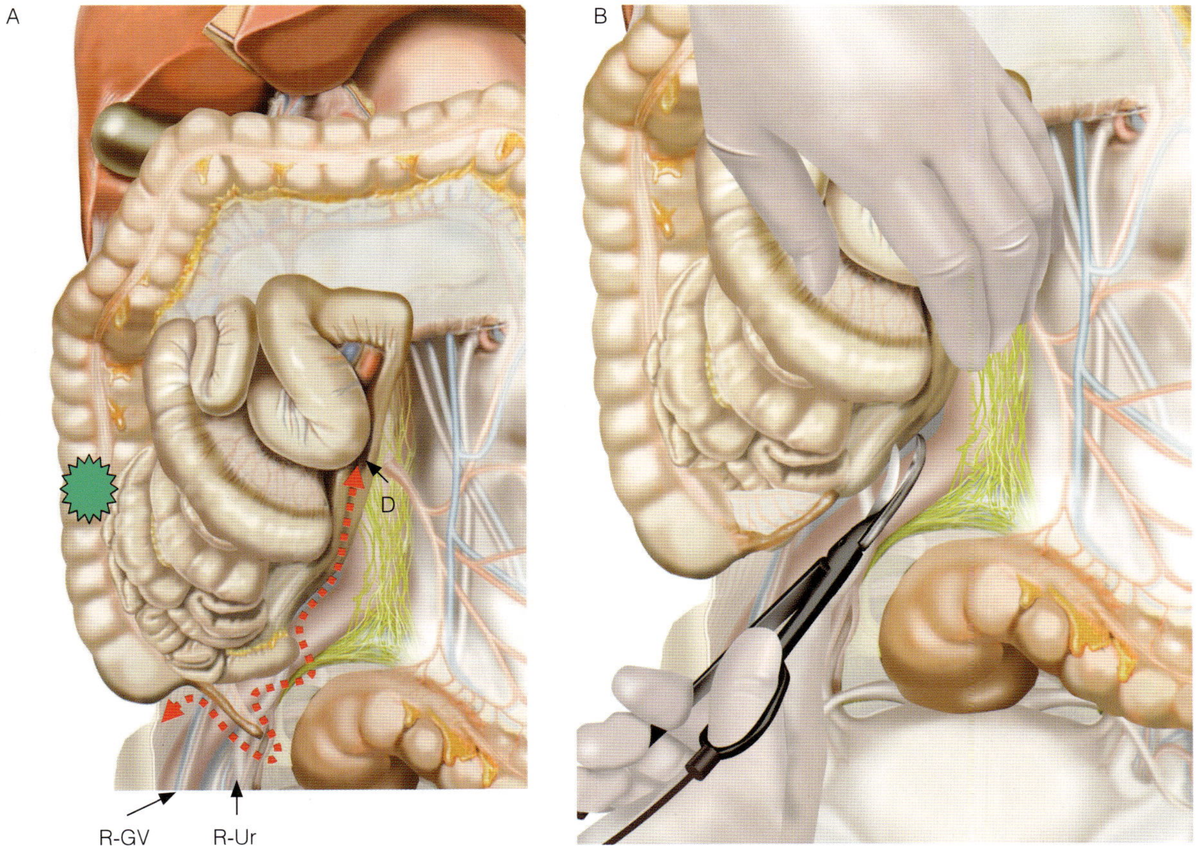


**手术要点**

将小肠移至右上腹后，在回盲部下方可见腹膜后的右睾丸 / 卵巢动静脉和其内侧右髂总动脉前方的右侧输尿管。在小肠系膜附着部内上方确定十二指肠水平部，确认腹膜后的右侧睾丸 / 卵巢动静脉和右侧输尿管后，从尾侧开始在后腹膜下筋膜前面分离回盲部。

图 16　游离回盲部

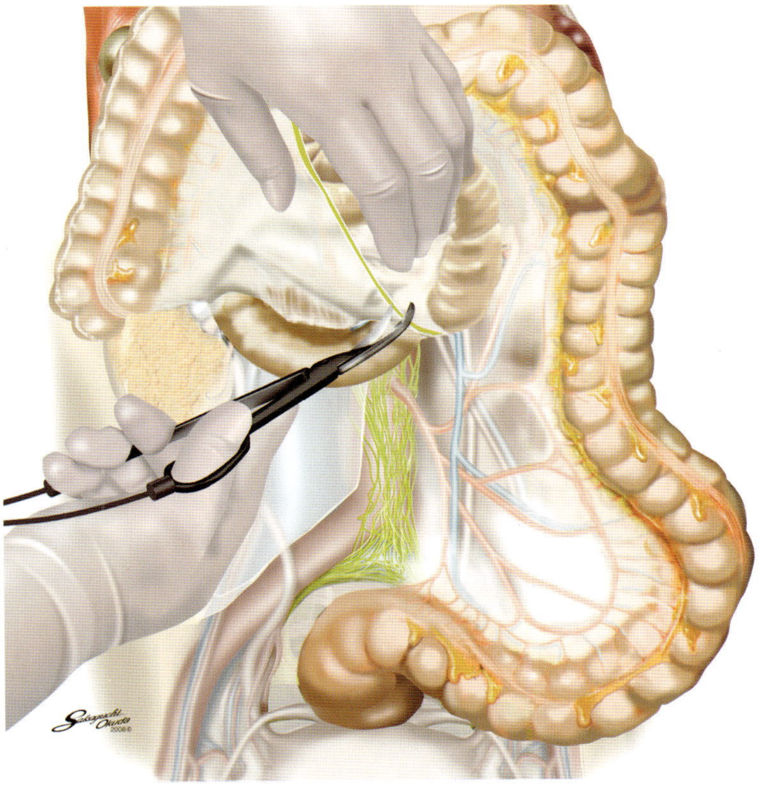

**手术要点**

确认腹膜后的右侧睾丸 / 卵巢动静脉和右侧输尿管后，从尾侧开始在后腹膜下筋膜前面分离回盲部，继续从内侧向上分离与十二指肠水平部前面的分离层面连通。

图 17　游离病变部位肠管时分离层面的注意点
R-GV：右侧睾丸 / 卵巢动静脉；R-Ur：右侧输尿管；D：十二指肠水平部；Gerota（R-K）：右肾前筋膜；R-K：右肾

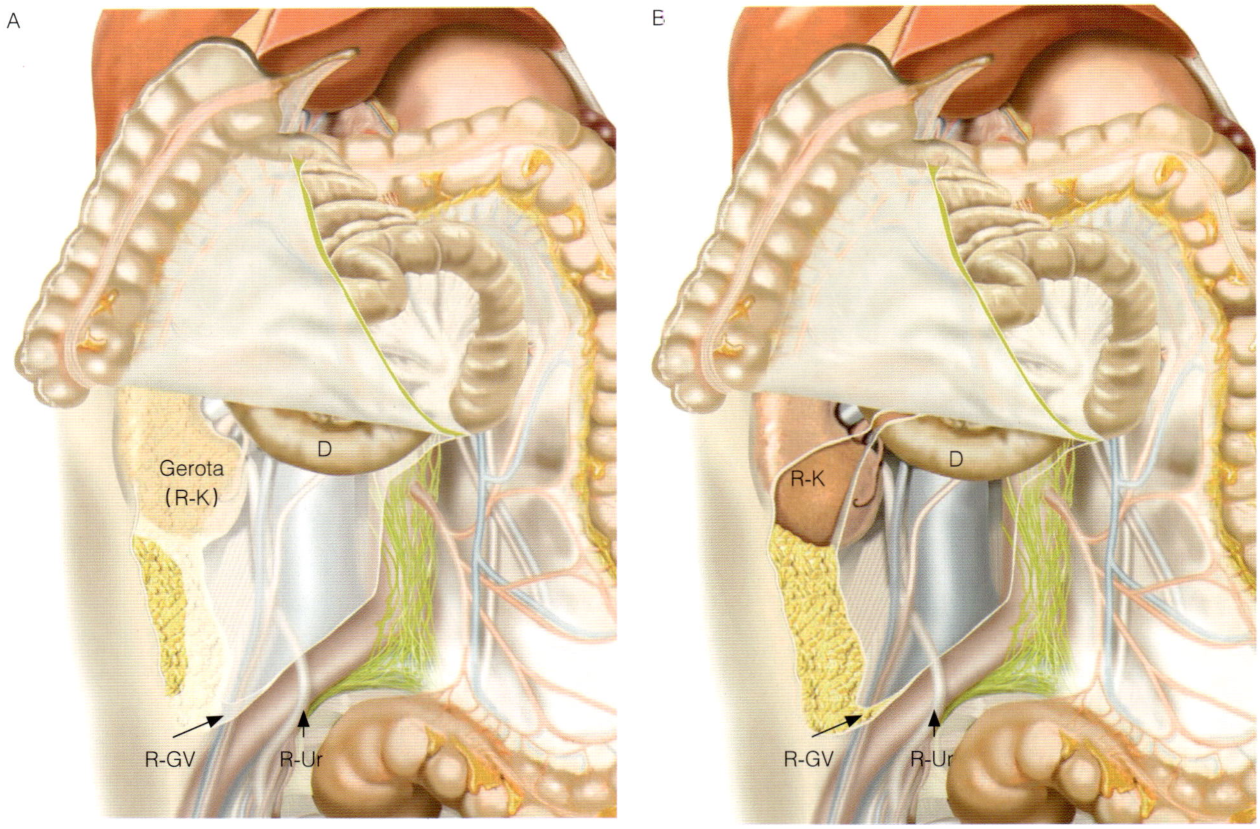


**手术要点**

**A：游离回盲部通常从后腹膜下筋膜向右肾前筋膜进行，外侧的壁层腹膜附着部也切断至此处。**
**B：病变部可疑有腹膜后浸润时，应将该部位的后腹膜下筋膜～右肾前筋膜一并切除确保切缘安全，在露出右侧输尿管、右侧睾丸 / 卵巢动静脉和右肾的层面分离。可疑有右侧睾丸 / 卵巢动静脉浸润时，可联合切除（保留输尿管）。**

## 8　先切断肠管后游离病变部位

如**图 18** 所示，一般先游离右半结肠后再行肠管切断，但肿瘤巨大或可疑有后腹膜～侧腹膜浸润的局部进展期癌先切断肠管后游离病灶更安全。在回肠及横结肠肠管切断后，如**图 19** 所示将肠管断端上提的同时从内侧的十二指肠降部开始分离至肾表面，确保分离层面的切缘安全，游离病变部位完成切除（**图 20，图 21**）。

**外科解剖与手术要点**

后腹膜下筋膜在十二指肠降部分为前后两层（前面是胰头十二指肠前筋膜，后面是右肾前筋膜），在十二指肠降部外缘两层膜紧密粘连，钝性分离很难分开，有必要如**图 20** 的黑箭头所示锐性分离。如病变部位可疑浸润右肾前筋膜或侧腹膜，应如**图 20** 红箭头所示带着右肾前面的脂肪组织、筋膜和腹膜一起切除，确保切缘安全，完成右半结肠切除（**图 21**）。此操作的优点是先切断肠管便于从内侧及头、尾侧分离，容易确认并保护十二指肠、右肾和右侧输尿管，同时使包括肿瘤附近组织在内的切除变得更安全。

图 18　右半结肠游离完成后

最后切断右半结肠与侧腹膜的附着部，完成右半结肠的游离

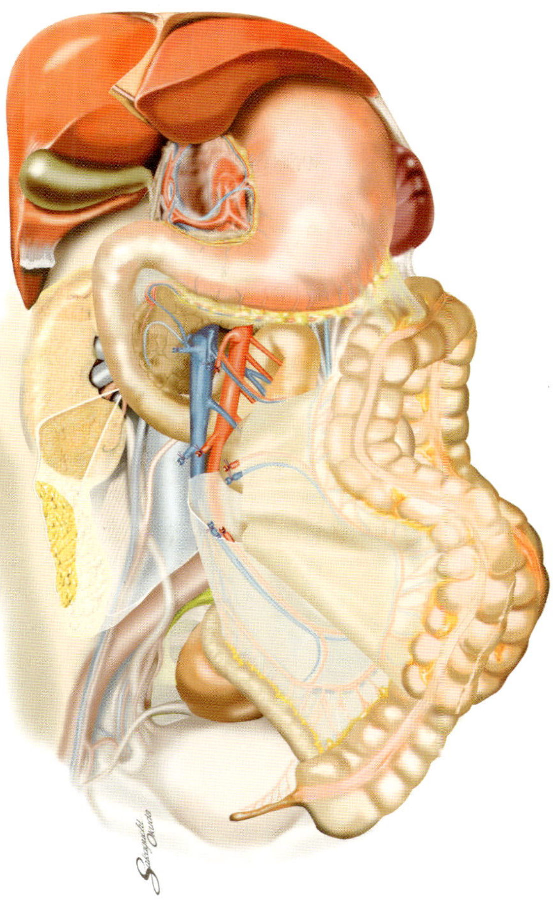

图 19　先切断肠管后游离病变部位

D：十二指肠；K-D：右肾表面

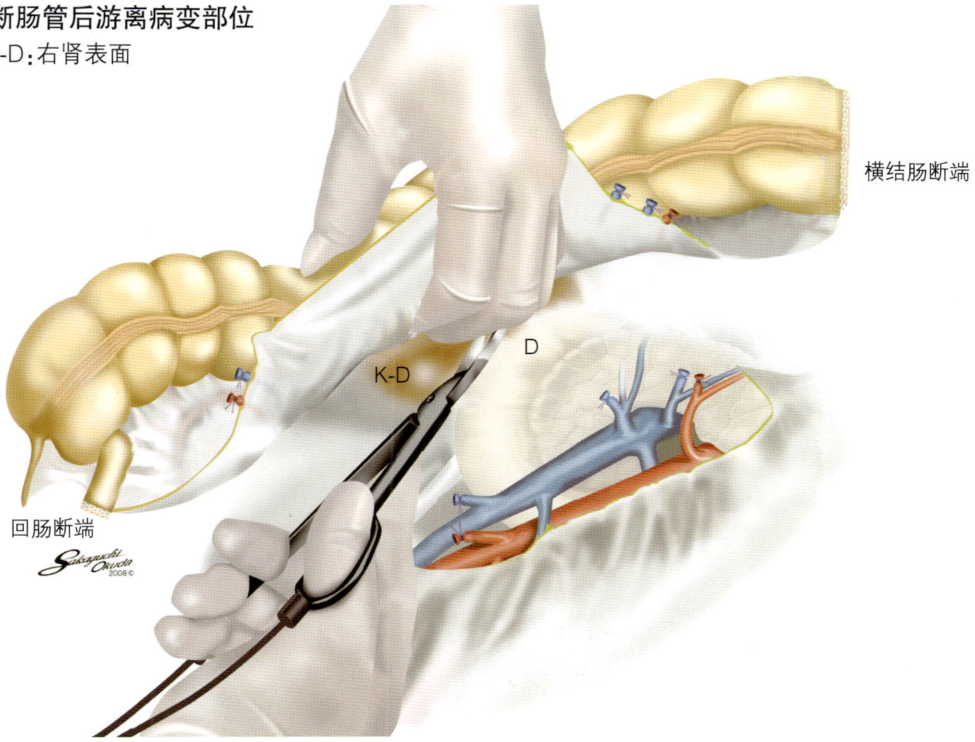


## 手术要点

肿瘤巨大或可疑有后腹膜～侧腹膜浸润的局部进展期癌先切断肠管后游离病灶更安全。在回肠、横结肠的预定切除部位切断肠管后，将肠管断端上提的同时从内侧十二指肠降部开始分离，直至露出右肾表面，确保分离层面的切缘安全，游离切除病变部位。

**图 20　分离右半结肠系膜～升结肠时分离层面的要点**

后腹膜下筋膜在十二指肠降部分为前后两层（前面是胰头十二指肠前筋膜，后面是右肾前筋膜），在十二指肠降部外缘两层膜紧密粘连，钝性分离很难分开。因此，有必要如黑箭头所示锐性分离。如病变部位可疑浸润右肾前筋膜或侧腹膜，应如红箭头、所示带着右肾前面的脂肪组织、筋膜和腹膜一起切除，确保切缘安全，完成右半结肠切除

C：结肠；D：十二指肠；Rt kidney：右肾

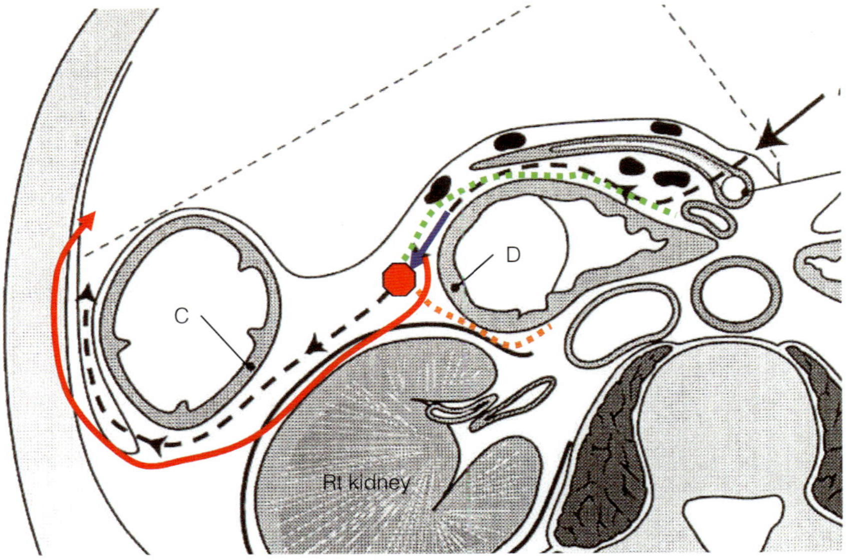


**图 21　右半结肠切除后示意图**

如病变部位可疑浸润右肾前筋膜或侧腹膜，应以右肾前面为中心将后腹膜脂肪组织、筋膜和侧腹膜一起充分分离，确保切缘安全，完成右半结肠切除

R-GV：右侧睾丸／卵巢动静脉；R-Ur：右侧输尿管；D：十二指肠水平部；R-K：右肾

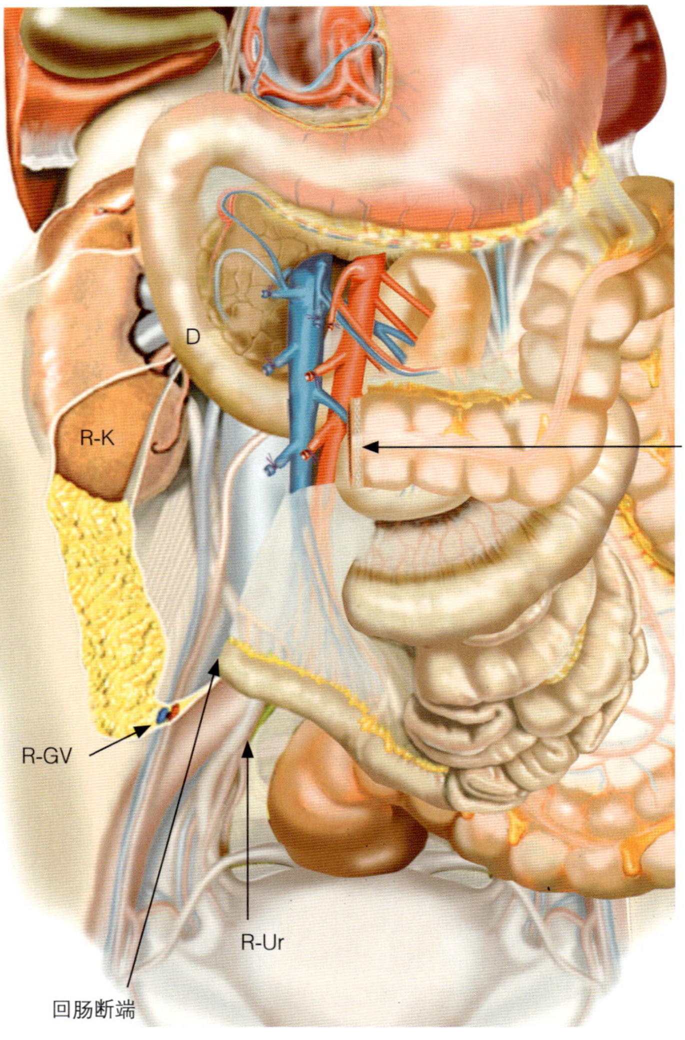

## 9 消化道重建

采用功能性端端吻合法，用直线型缝合器(linear cutter 75 蓝或 GIA 80 蓝)行回肠横结肠吻合(图 22)。注意缝合器插入部的闭合方向与第一次的闭合线呈直角，使吻合部增宽。闭合的重叠处、断端和吻合口呈“叉”字形的部位应用 3-0 微桥线加强缝合。肠系膜缺损并不需要缝合。确认创面和结扎部位无出血后，用温生理盐水冲洗腹腔。

图 22　功能性端端吻合法重建

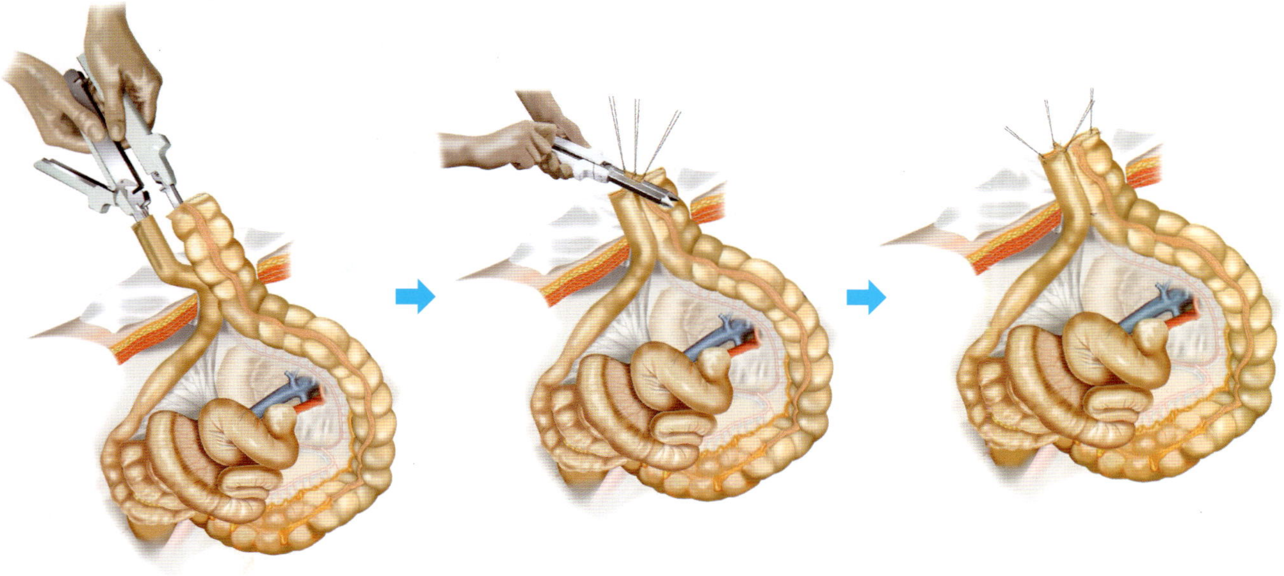

## 10 关腹

通常不用留置引流管，分两层关腹，结束手术(图 23)。

图 23　关腹

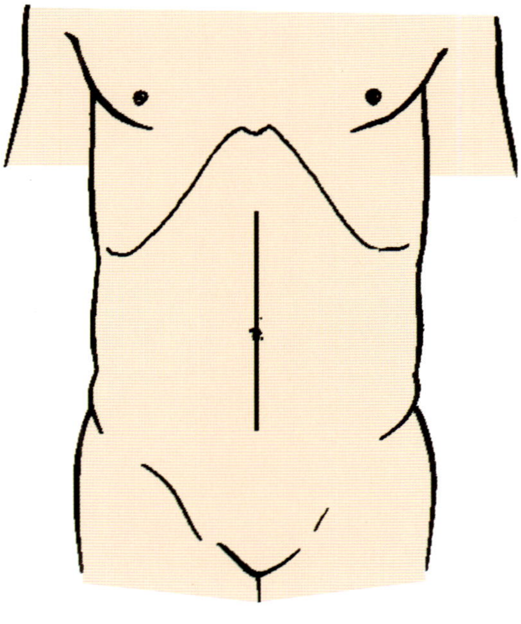

# 术后观察

(1) 回病房后观察患者的生命体征和检查资料等。

(2) 按临床路径观察术后经过。

## 参考文献


1) 亀岡信瑚，荒武寿樹：結腸右半切除術．消化器外科，25（7）: 932–939, 2002.

2) 山口達郎，森　武生，高橋慶一ほか：右半結腸切除術・回盲部切除術．消化器外科，27（8）: 1237–1242, 2004.

3) 奥田準二，豊田昌夫，谷川允彦：No-touch isolation techniqueによる腹腔鏡下結腸右半切除術—Surgical trunk郭清のポイントも含めて—．手術，55（2）: 179–188, 2001.

4) 奥田準二，山本哲久，田中慶太朗ほか：腹腔鏡下結腸右半切除術．臨床外科，60（1）: 5–15, 2005.

5) 奥田準二，田中慶太朗，李　相雄ほか：腹腔鏡下大腸手術手技の最前線６—進行大腸癌に対する種々の工夫を加えた3D-CT画像に基づく腹腔鏡下ナビゲーション手術—．外科治療，84（6）: 1015–1027, 2001.

# 左半结肠切除术

小杉千弘，幸田圭史，安田秀喜　帝京大学ちば総合医療センター外科

左半结肠切除术主要适用于横结肠近脾曲和降结肠癌，在结肠癌处理规约（第7版）[1]中定义为《切除横结肠的左1/3、降结肠、乙状结肠以及结肠中动静脉左支、左结肠动静脉、乙状结肠动静脉》。有时对憩室炎或缺血性结肠炎也可行本手术。结肠癌中横结肠和降结肠癌发病率较低，分别为14.7%和7.8%，因此行本术式的机会较少。结肠脾曲部的解剖尤其是膜结构的解剖很复杂，真正理解掌握该处的解剖层次对开腹和腹腔镜手术都很有帮助。本章的重点是介绍脾曲部的解剖、手术操作及术后注意事项等。

## 术前检查

（1）根据下消化道内镜和灌肠造影检查确定病灶的部位、大小及进展程度。
（2）根据腹部CT确定与其他脏器（脾、胰腺、肾、胃等）的位置关系及有无淋巴结转移。

## 麻醉、体位

采用硬膜外麻醉联合气管插管全麻。

体位为仰卧位，考虑术中将手术台向右侧倾斜，为防止倾斜时患者坠落在右髂前上棘处预置侧板。

为预防肺栓塞在下肢应用间歇性空气压迫按摩器。

## 切皮

通常取剑突下3cm至脐下的腹正中切口开腹（**图1**）。

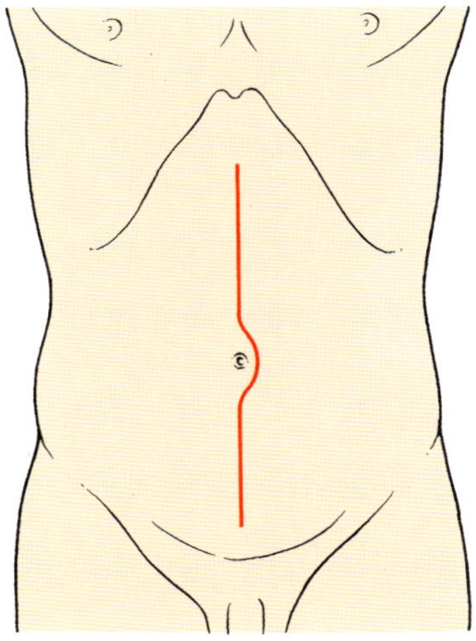

**图1　切皮**
取剑突下3cm至耻骨上3cm的腹正中切口开腹

## 开腹

(1) 开腹后评价病变的进展程度。

1) 触诊肝脏确定有无肝转移。

2) 探查盆腔、左右结肠旁沟、左右膈下、腹壁、大网膜、结肠系膜、小肠系膜等，确定有无腹膜播散。

3) 有腹水时行细胞学检查。

(2) 置腹壁牵开器，中央叶片朝向头侧。

(3) 用生理盐水纱布垫包裹小肠或将小肠收入小肠袋中置于腹壁外，以保证术野宽敞（图 2）。

图 2　开腹

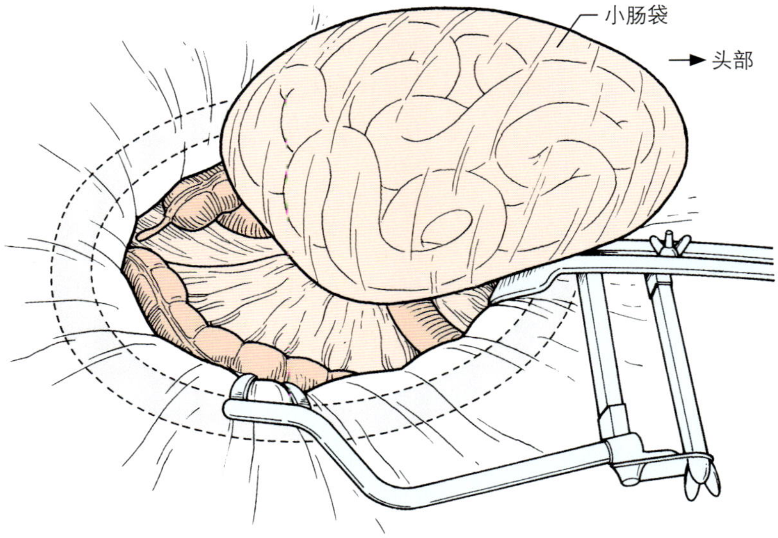


### 手术要点

为预防切口感染，用纱布垫或环形切开保护器保护切口。

## 手术步骤

[ 1 ] 游离乙状结肠、降结肠
[ 2 ] 游离脾曲部
[ 3 ] 切断胃结肠韧带开放小网膜囊
[ 4 ] 切断脾结肠韧带 【重要】
[ 5 ] 确定口侧、肛侧切断线
[ 6 ] 清扫结肠中动脉根部或肠系膜下动脉周围 【重要】
[ 7 ] 切除肠管
[ 8 ] 吻合
[ 9 ] 放置引流、关腹

# 手 术 操 作

## 1 游离乙状结肠、降结肠

### ●游离乙状结肠

助手将乙状结肠牵向右侧，在左结肠旁沟切开 Monk 白线（乙状结肠外侧的生理粘连部），进入位于乙状结肠降结肠系膜与输尿管下腹神经筋膜（肾筋膜前叶）间 Toldt 融合筋膜间隙层面。术者用镊子夹持并牵引输尿管下腹神经筋膜（后腹膜下筋膜前叶），第一助手将乙状结肠和降结肠向右上牵引帮助显露分离层面，用电刀进行分离。为使术者容易进行分离，第二助手也用镊子牵引输尿管下腹神经筋膜并与术者协同使此筋膜展平。此处分离如偏向结肠系膜则容易损伤系膜内的血管，如偏向输尿管下腹神经筋膜则容易损伤输尿管、睾丸 / 卵巢动静脉、下腹神经及下腹下神经丛。分离肠系膜至肠系膜下动脉为止（图 3）[3]。

图 3　游离乙状结肠

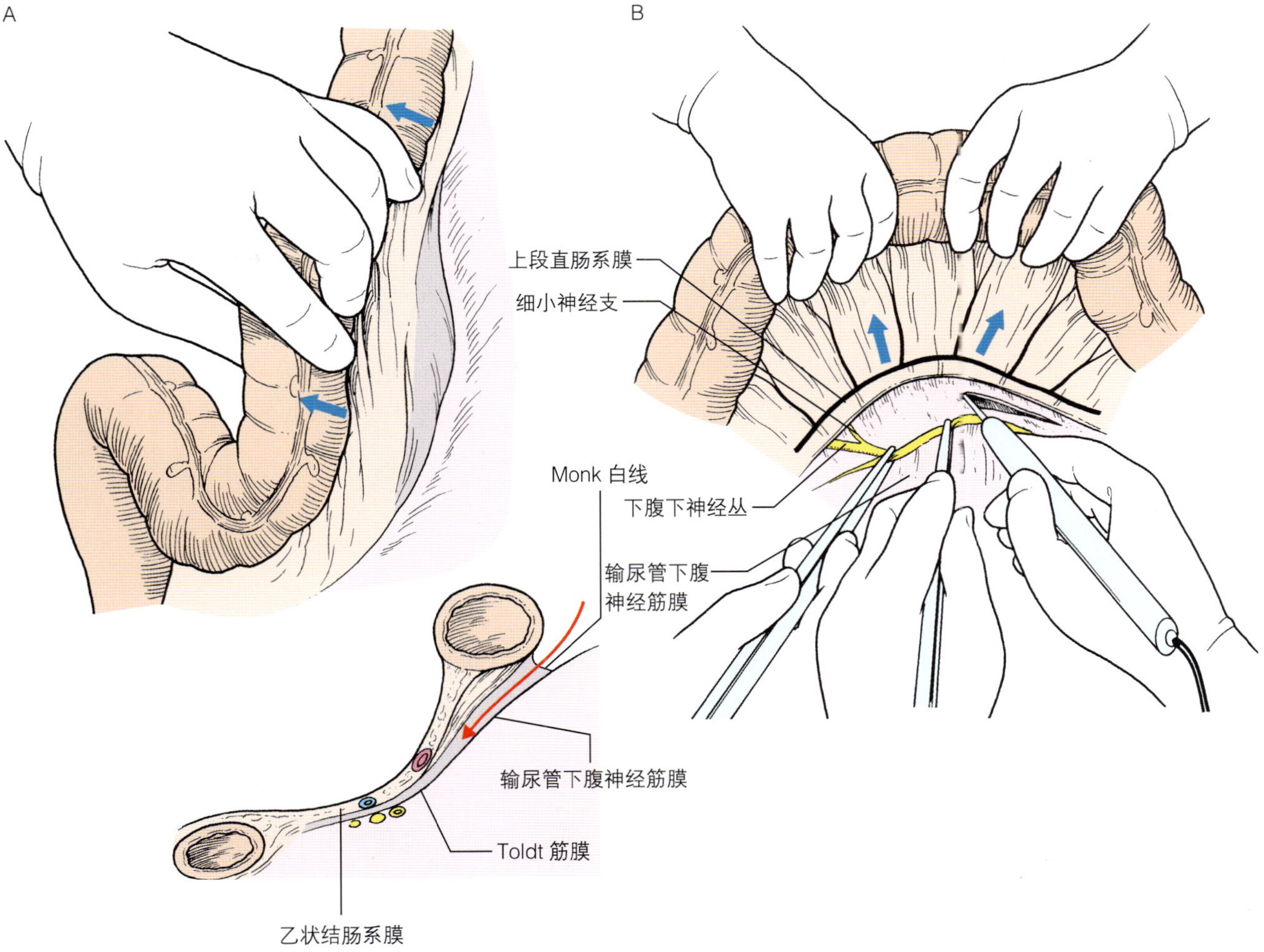


**手术要点**

第一助手将乙状结肠向右侧牵引容易辨认 Monk 白线。

**手术要点**

电刀切开 Monk 白线后用镊子向左侧牵引输尿管下腹神经筋膜并保持张力，使 Toldt 融合筋膜的层面容易显露。

图 4　游离降结肠

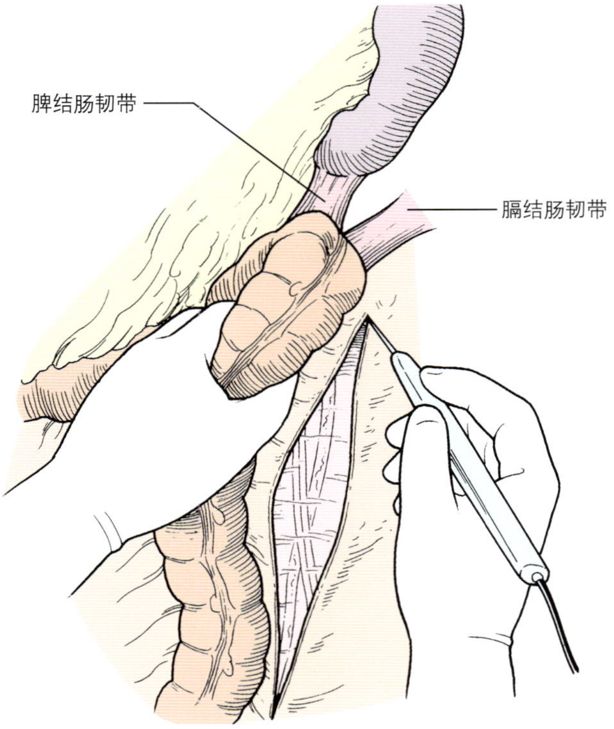


**手术要点**

**助手向右侧牵拉降结肠，降结肠与 Monk 白线的距离较乙状结肠短，术者用电刀慢慢切开 Monk 白线，上方分离至胰腺下缘，分离时应注意勿损伤胰尾。**

### ●游离降结肠

助手向右侧牵拉降结肠，乙状结肠至降结肠的分离保持在 Toldt 融合筋膜层面，从下向上游离降结肠。降结肠至 Monk 白线的距离较乙状结肠为短，沿此线切开时逐渐靠近降结肠。输尿管下腹神经筋膜(后腹膜下筋膜前叶)与胰腺背侧延续，因此向上分离降结肠应至胰腺下缘为止，不慎进入胰腺后面时应确认有无胰腺损伤(图 4)。

## 2　脾曲部的游离

### ●切断膈结肠韧带

切开 Monk 白线至脾曲附近，分离 Toldt 筋膜，可见结肠脾曲及降结肠固定于外侧的膈结肠韧带，可用电刀切开。此时术者用左手将降结肠向右牵拉，助手向头侧牵拉大网膜以获得良好的术野显露(图 5)。

图 5　切断膈结肠韧带

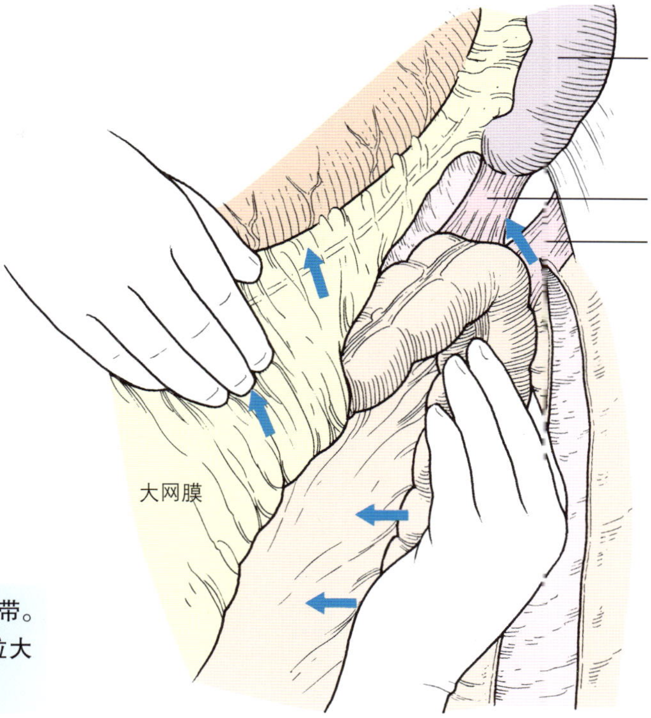


**手术要点**

切开 Monk 白线至脾曲附近可见膈结肠韧带。术者向右侧牵拉降结肠，助手向头侧牵拉大网膜可获得良好的术野显露。

## 必须掌握的解剖

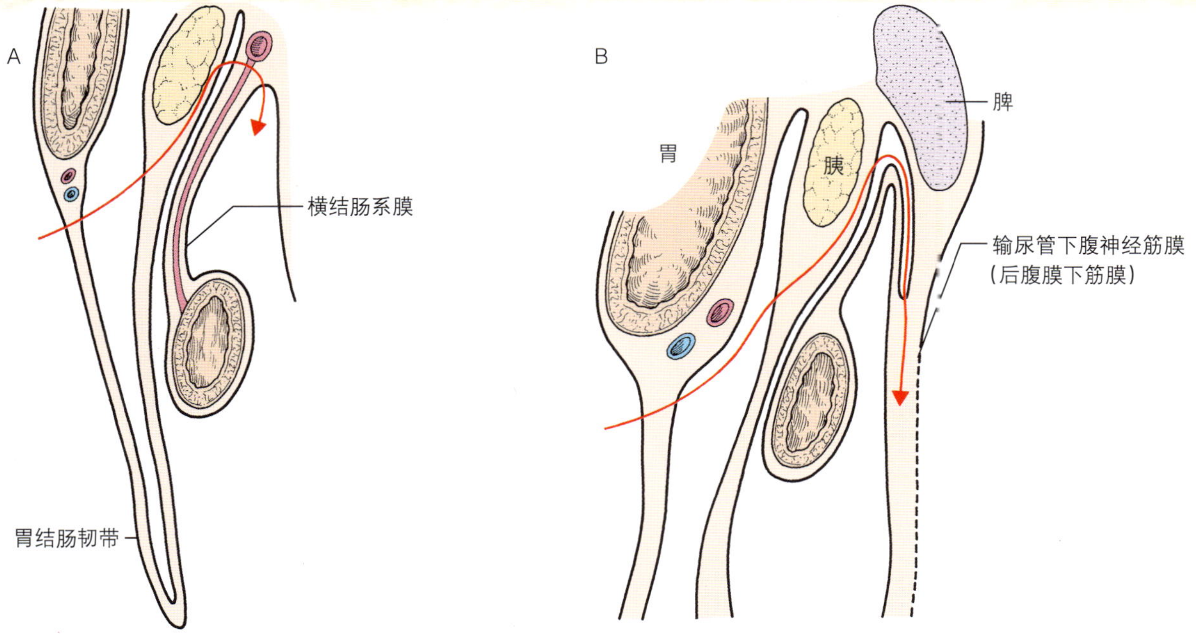


熟悉横结肠至脾曲部的解剖对完成本手术非常重要。大网膜折返附着于横结肠表面，因此在联合切除大网膜时要切开 6 层膜结构，包括由前后 2 叶组成的胃结肠韧带和横结肠系膜的前后叶。不联合切除大网膜时切开横结肠系膜前后叶 2 层膜结构。在脾曲部 Toldt 筋膜延续至胰尾部的背侧，因此保持 Toldt 筋膜层面分离降结肠会自然地进入胰尾部的后面，可能引起胰腺损伤。重要的是要知道游离横结肠系膜时要在胰腺下缘切开横结肠系膜前叶，并与 Toldt 筋膜的分离层面相延续。

## 3 切断胃结肠韧带开放网膜囊

### 病变位于降结肠时

#### ●从横结肠分离大网膜

病变位于降结肠时没必要切除大网膜，此时用电刀切开大网膜附着于横结肠处，在胃结肠韧带后叶和横结肠系膜前叶之间的层面将大网膜向头侧分离（图 6）。

### 病变位于横结肠时

#### ●切断胃结肠韧带

病变位于横结肠近脾曲时，根据病变进展程度需联合切除部分大网膜。此时在胃网膜动静脉弓外切开胃结肠韧带前后叶，保留从脾动静脉发出并分布于胃的胃网膜左动静脉以及胃网膜右动静脉。结扎切断分布于大网膜的大网膜动静脉。第一助手将胃牵向上方，第二助手将大网膜和横结肠牵向下方，使胃结肠韧带的切断和血管的处理变得简单。网膜囊呈囊袋状，切断大网膜后网膜囊即被开放，透过横结肠系膜前叶可见结肠中动脉（图 7）。

图 6　从横结肠分离大网膜

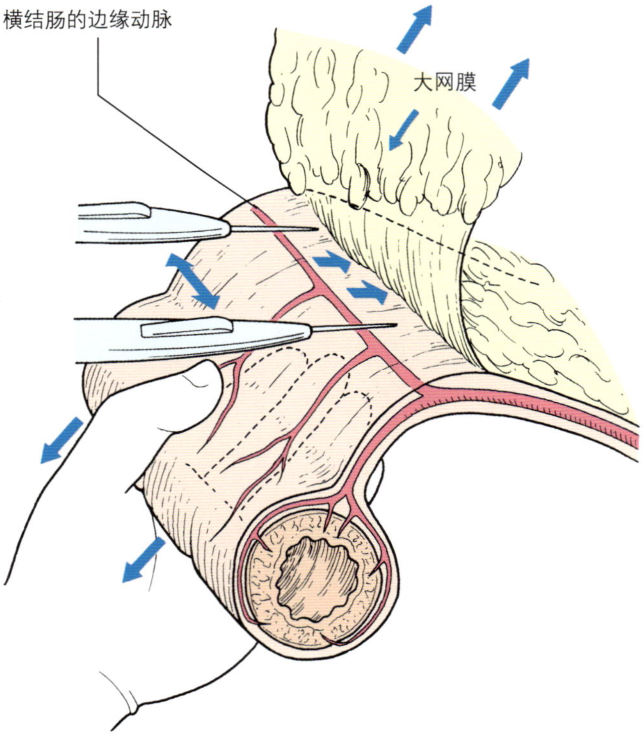


**手术要点**

不必要切除大网膜时，用电刀切开大网膜附着横结肠处。在胃结肠韧带后叶与横结肠系膜前叶的间隙分离，此时第一助手将胃和大网膜牵向上方，第二助手将横结肠牵向下方很重要。

图 7　胃结肠韧带的切断

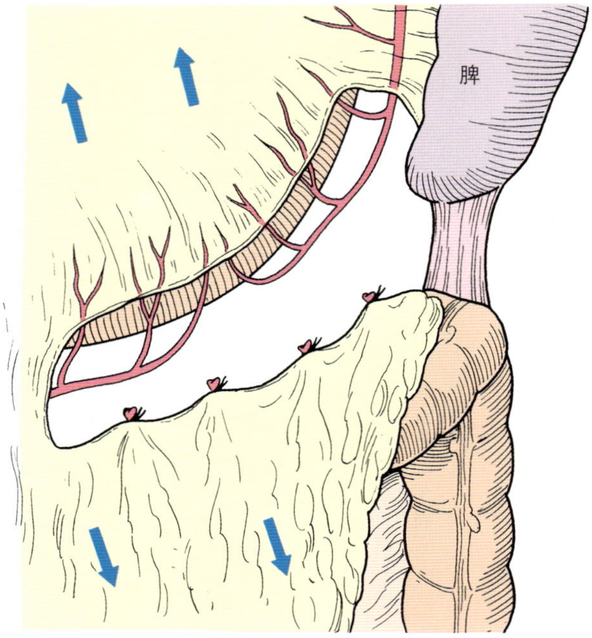


**手术要点**

联合切除大网膜时，第一助手将胃牵向上方，第二助手将大网膜和横结肠牵向下方，使胃结肠韧带的切断和血管的处理变得简单。

重要

## 4 切断脾结肠韧带

### ●切断脾结肠韧带、横结肠系膜前叶

切开膈结肠韧带和胃结肠韧带后只剩下固定结肠脾曲的脾结肠韧带，此时助手将结肠脾曲向右下方牵拉，将其结扎切断。过度牵拉可导致脾脏被膜撕裂，甚至可能造成大量出血。因此处止血很困难，因此牵拉时要格外小心（图 8）。

图 8　切断脾结肠韧带、横结肠系膜前叶

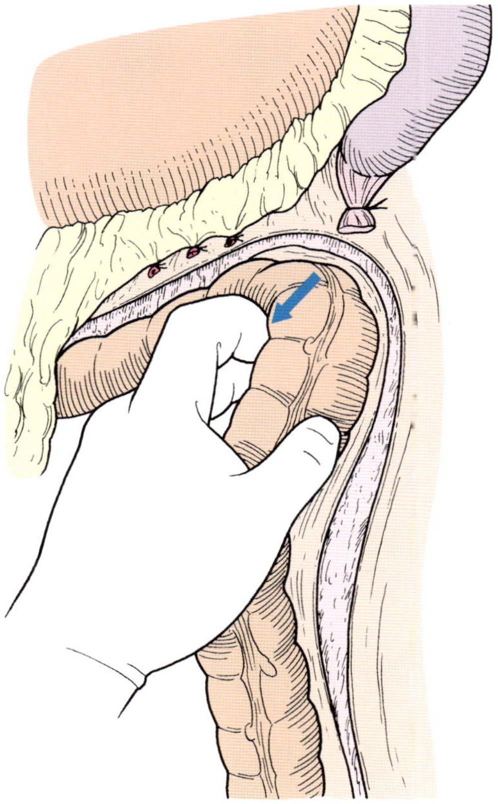

**危险点**

处理脾结肠韧带时由助手将结肠脾曲向右下方牵拉，但过度牵拉可能造成脾脏被膜的撕裂，因此牵拉时要格外小心。脾脏被膜撕裂时可用纱布压迫，确认出血点后用电凝止血，止血困难时可用氩气刀凝固或用纤维蛋白胶等止血。

### ●脾结肠韧带切断后

切断脾结肠韧带后，输尿管下腹神经筋膜（后腹膜下筋膜前叶）前的 Toldt 筋膜层面与横结肠系膜前叶的层面就相连续了。因比横结肠系膜前叶深一个层面，故沿 Toldt 筋膜层面进一步向头侧分离很容易进入胰尾的背侧。因此沿胰腺下缘切开横结肠系膜前叶就可与 Toldt 筋膜的层面接续，这样即可使降结肠和横结肠完全游离（图 9）。

图 9　脾结肠韧带切断后

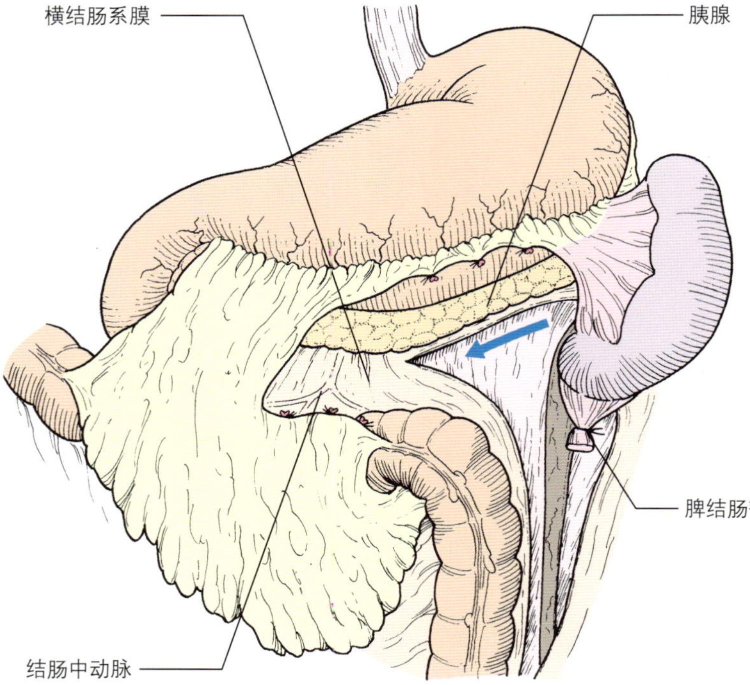


## 手术要点

切断脾结肠韧带后可完全游离结肠系膜，但在胰腺下缘应从左侧向结肠中动脉横行切开横结肠系膜前叶，才能与先前分离的 Toldt 融合筋膜的层面相连续。为了确认结肠中动脉根部，助手用拉钩将胰腺下缘向上牵拉，肠系膜上动脉发出的结肠中动脉分支则很容易辨认，这时 #223 组淋巴结清扫和结肠中动脉左支的处理也会变得容易。

## 5　确定口侧、肛侧切断线

### ●确定口侧、肛侧切断线

依据结肠癌处理规约(第 7 版)的规定，根据滋养血管、淋巴结清扫范围和必须处理的血管决定切断线。肿瘤位于横结肠时滋养动脉多为结肠中动脉的左支，降结肠癌时滋养动脉多为左结肠动脉。根据滋养动脉的位置确定切断线可分为以下 4 类。

(1) 滋养动脉位于肿瘤正下方时，切缘距肿瘤边缘 10cm。

(2) 滋养动脉只有 1 支且位于肿瘤边缘 10cm 之内时，滋养动脉侧要超过动脉流入部 5cm，对侧距肿瘤边缘 10cm。

(3) 滋养动脉有 2 支且位于肿瘤边缘 10cm 之内时，口侧和肛侧都超过动脉流入部 5cm。

(4) 滋养动脉不在肿瘤边缘 10cm 范围之内时，要超过距肿瘤边缘最近的动脉 5cm，对侧超过肿瘤边缘 10cm。

### ●淋巴结清扫的范围

根据主病灶的部位和浸润深度决定结肠中动脉根部的 #223 组淋巴结和肠系膜下动脉周围的 #253 组淋巴结是否有必要清扫。根据术前术中的诊断，深度为 SM 或 MP 的局限型且未见淋巴结转移时行 D2 清扫，深度达 MP、SS、SE、Si 时或有淋巴结转移行 D3 清扫(图 10)。

图 10　清扫部位

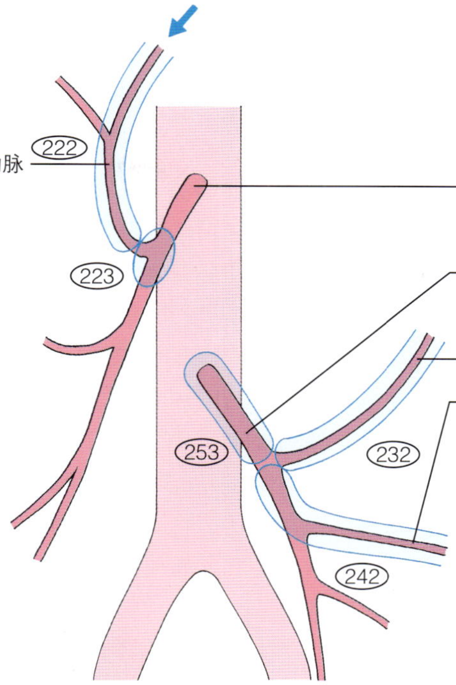


## 手术要点

病变位于横结肠时滋养动脉为肠系膜上动脉的分支结肠中动脉，有必要清扫 #223 组淋巴结。病变位于降结肠时滋养动脉为左结肠动脉，有必要清扫 #253 组淋巴结。

## 必须掌握的解剖

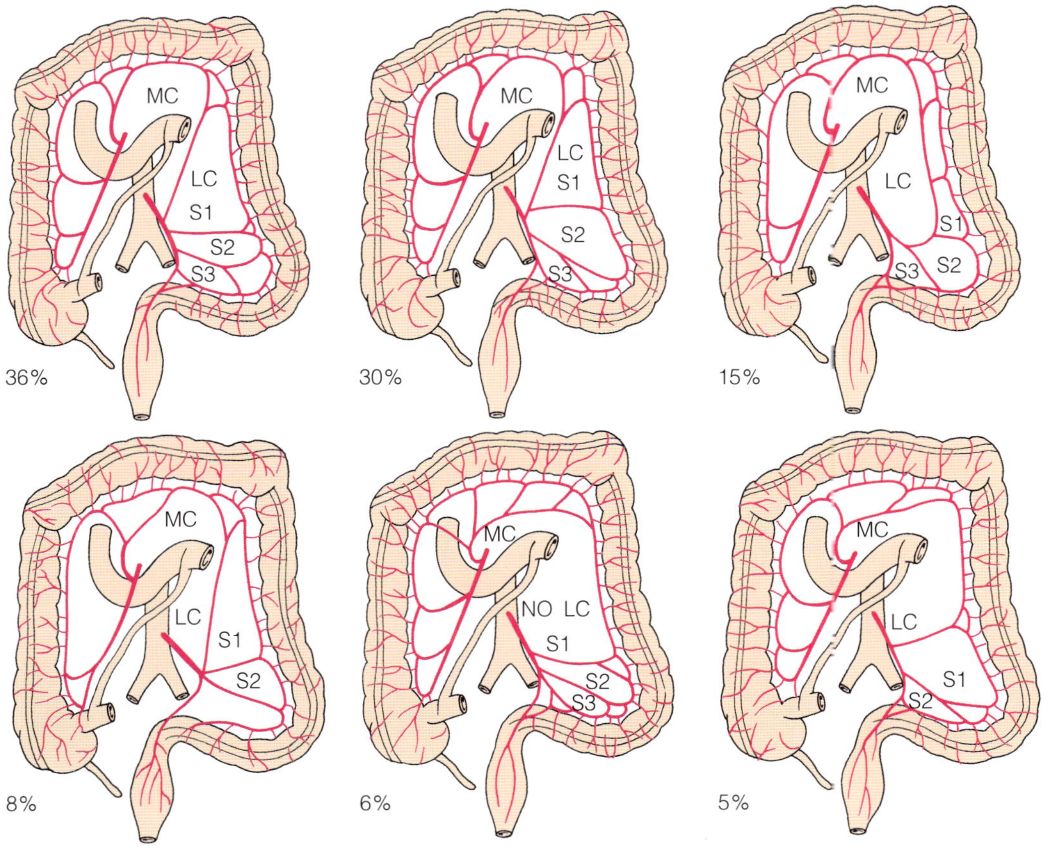


左结肠动脉、乙状结肠动脉的分支有多种变异。肠系膜下动脉从十二指肠水平部下缘 1~3cm 的腹主动脉发出，距其根部 1~3cm 处分为左结肠动脉和直肠上动脉。乙状结肠动脉从左结肠动脉发出第一支者较从直肠上动脉直接发出者多(引自文献 4)。

重要

## 6 清扫结肠中动脉根部或肠系膜下动脉周围

### ●清扫结肠中动脉根部

适用于主病灶位于横结肠近脾曲者，多数情况下结肠中动脉是滋养动脉的主干，因此清扫#223组淋巴结需要保留结肠中动脉主干和右支，同时在结肠中动脉的分叉部结扎切断左支。结肠中动脉是肠系膜上动脉的分支，发出部位位于胰体部后面，因此从横结肠系膜前叶清扫时，助手需用拉钩轻轻将胰腺下缘向上牵引显露结肠中动脉主干。结肠中动脉周围的#223组淋巴结可用电刀从头侧向尾侧清扫，并使其保留于肠系膜侧。确认结肠中动脉的左右支分叉部后结扎切断左支，继续结扎切断并行的结肠中静脉左支。清扫#223组淋巴结时没必要清扫至第2站222-lt淋巴结，从横结肠系膜前叶确认结肠中动脉和左支动静脉根部后，于分叉部结扎切断左支。处理结肠中动脉左支后，在结扎部位的背面切开横结肠系膜后叶，作为下一步处理肠系膜下动脉时切除范围的标识。

### ●清扫肠系膜下动脉周围

主病灶位于降结肠者，多数情况下左结肠动脉、肠系膜下动脉是滋养动脉的主干。因此需要在根部结扎切断肠系膜下动脉，清扫作为第3站淋巴结的肠系膜下动脉周围#253组淋巴结。在腹主动脉右缘切开乙状结肠系膜前叶，向上绕过十二指肠水平部左侧，至先期处理结肠中动脉左支时的横结肠系膜，向下切开至骶骨岬。分离乙状结肠系膜内脂肪组织，与先期分离的乙状结肠外侧Toldt筋膜汇合，切断乙状结肠系膜。第二助手用右手向左下腹牵拉乙状结肠，左手示指伸入切开的乙状结肠系膜向左牵拉，肠系膜下动脉根部便显露清楚，双重结扎切断肠系膜下动脉根部，清扫#253组淋巴结。肠系膜下静脉在十二指肠水平部左侧肠系膜切开线处结扎切断，下方在骶骨岬处结扎切断(**图11**)。

**图11　清扫肠系膜下动脉周围**

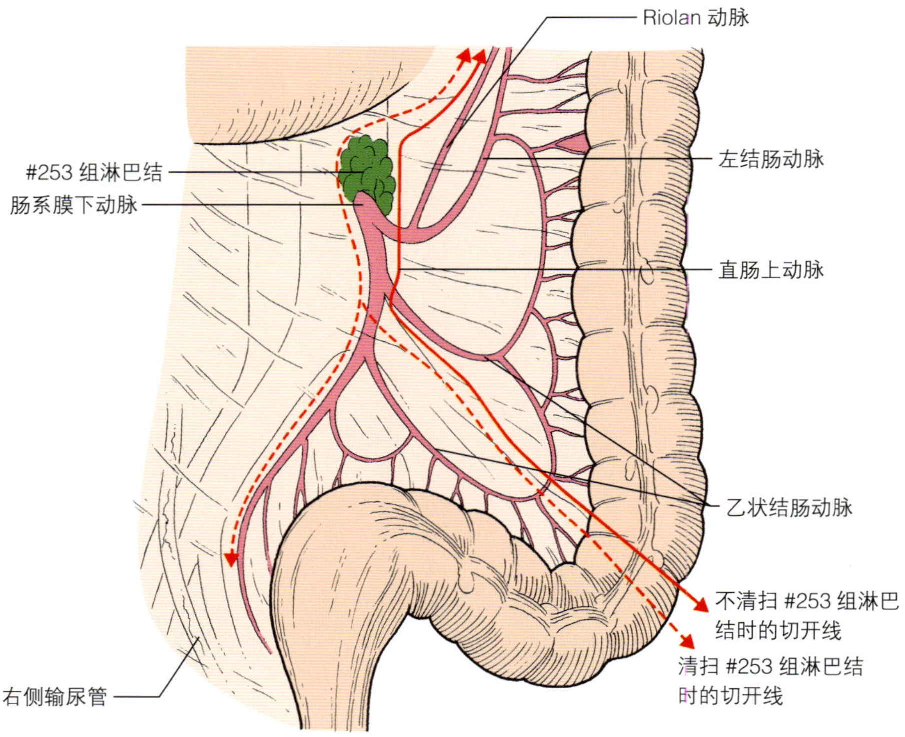


**手术要点**

清扫#253组淋巴结时，在腹主动脉右缘切开乙状结肠系膜前叶，分离乙状结肠系膜内的脂肪组织与先期在乙状结肠外侧分离的Toldt筋膜的层面汇合。切开乙状结肠系膜，第二助手用右手向左下腹牵拉乙状结肠，左手示指伸入乙状结肠系膜向左牵拉，使肠系膜下动脉根部显露清楚。

## ●清扫左结肠动脉、乙状结肠动脉周围

如不需要清扫 #253 组淋巴结，则保留肠系膜下动脉，只处理左结肠动脉和各支乙状结肠动脉的根部。可透过乙状结肠系膜确认左结肠动脉和乙状结肠动脉根部，切开乙状结肠系膜前叶，从肠系膜下动脉根部开始分离显露左结肠动脉和乙状结肠动脉，分别结扎、切断。从肠系膜下动脉发出左结肠动脉和乙状结肠的分支有多种变异，而且左结肠动脉根部附近出现 Riolan 动脉的几率是 10%~20%，清扫 #232 组淋巴结时要注意避免损伤此动脉引起出血。并行的左结肠静脉和乙状结肠静脉在汇入肠系膜下静脉处结扎切断，保留肠系膜下静脉主干。

## ●切开肠系膜

处理完结肠中动静脉、肠系膜下动静脉以及左结肠、乙状结肠动静脉后，切断乙状结肠～降结肠～横结肠系膜根部的脂肪组织以及乙状结肠～降结肠系膜后叶，使切除范围的肠系膜呈完全游离状态（图 12）。

图 12　切开肠系膜

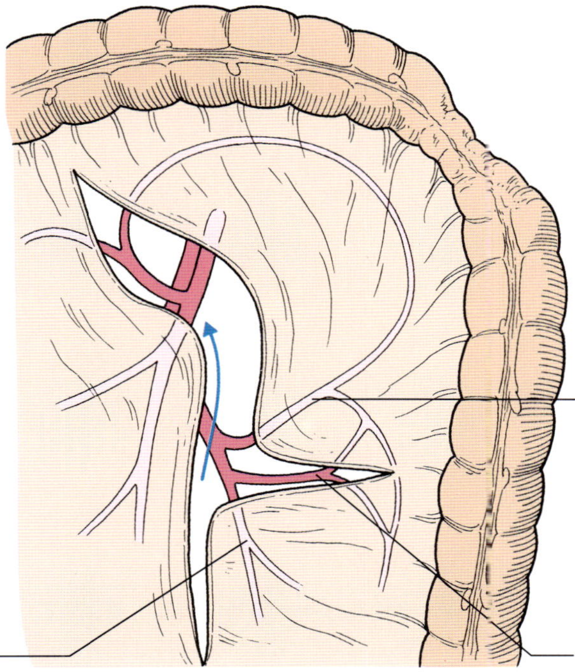


### 手术要点

**从乙状结肠系膜开始，向上绕过十二指肠水平部左侧至之前切开的结肠中动脉根部系膜，切开结肠系膜根部，使切除范围的肠系膜呈完全游离状态。**

## 7 切除肠管

### ●处理口侧、肛侧边缘动脉

根据结肠癌处理规约(第 7 版)确定切断线距肿瘤的距离,口侧、肛侧边缘动静脉也在相应部位结扎切断。

### ●处理预定切断肠管周围

处理边缘动静脉后清除切除线周围的脂肪组织,脂肪组织中有从边缘动脉向肠管发出的直动脉走行,处理直动脉终末支至预定切断线 1cm 处。直动脉有长支和短支,长支进入脂肪垂,因此注意切断脂肪垂时可能出血(**图 13**)。

图 13 直动静脉的处理

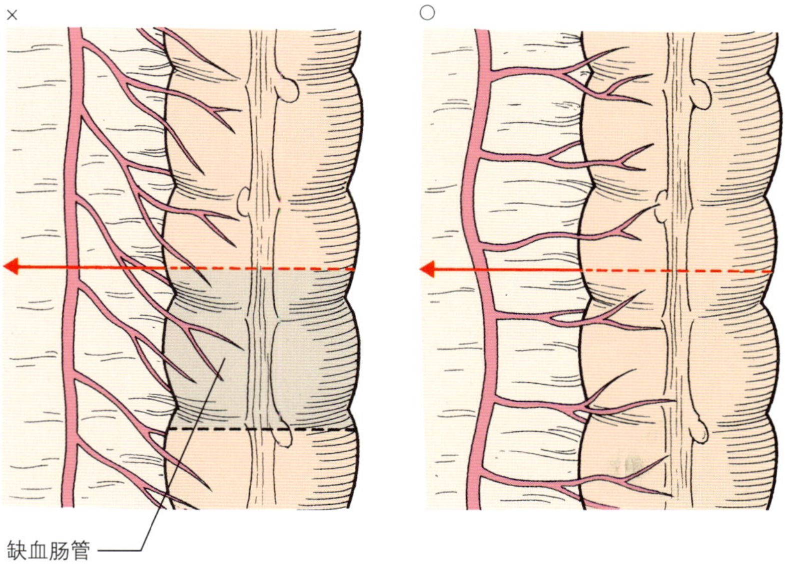


(引自文献 5)

**手术要点**

**在预定切断线结扎切断边缘动静脉,清除 1cm 范围的脂肪组织,此时需要处理边缘动静脉发出的直动静脉终末支。如斜行处理直动静脉可能引起预定吻合肠管的缺血,因此处理时要保持肠管的直动静脉与边缘动静脉垂直。**

### ●切除肠管

预定切除部位处理结束后,用肠钳距切断线 3cm 阻断口侧及肛侧肠管。为预防切口感染,切除前用纱布等覆盖肠管周围保护创口。使用 Cooper 剪或手术刀切断肠管,切断肠管后用 Allis 钳把持肠管断端,肠管内有粪便时用棉球擦拭干净。

## 8 吻合

### ●器械吻合

用自动缝合器行功能性端端吻合比手工缝合节省时间,且比端端吻合的口径大。分别用两把 Allis 钳夹持肠管断端,夹持方向和位置如**图 14A**。第 2 助手把持 Allis 钳,将待吻合肠管的对系膜缘相对,用自动缝合器吻合。吻合后观察肠管内腔,如有出血可用电刀止血或用 4-0 可吸收线缝扎止血。断端用 Allis 钳相对后用自动缝合器闭合，闭合部如有出血可用电刀止血或结扎止血。容易发生瘘的部位是闭合部的两端和吻合部的下缘，应对闭合部的两端行包埋缝合，吻合部的下缘行浆肌层加强缝合两针（图 14）[6]。

图 14　功能性端端吻合

A

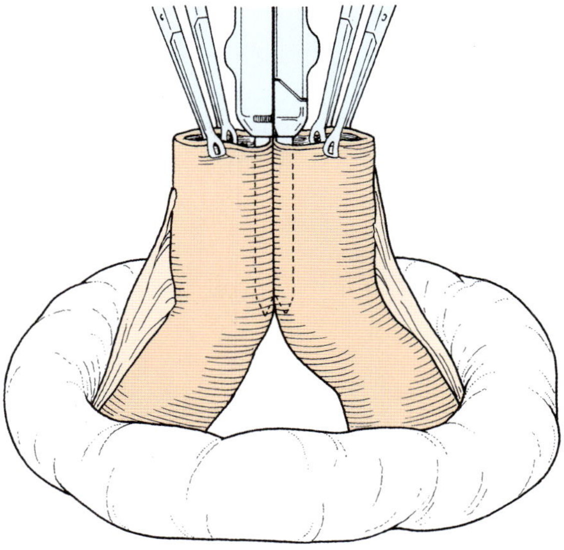

**手术要点**

用肠钳距切断线 3cm 阻断口侧及肛侧肠管。为预防切口感染，切除前用纱布等覆盖肠管周围保护创口，肠管内有粪便时应用棉球擦拭干净。为防止肠管内癌细胞残留引起种植导致吻合部位复发，用含有消毒液的棉球擦拭吻合部周围肠管黏膜。功能性端端吻合时，切断肠管后用 Allis 钳把持断端，自动缝合器在对系膜缘吻合。

B

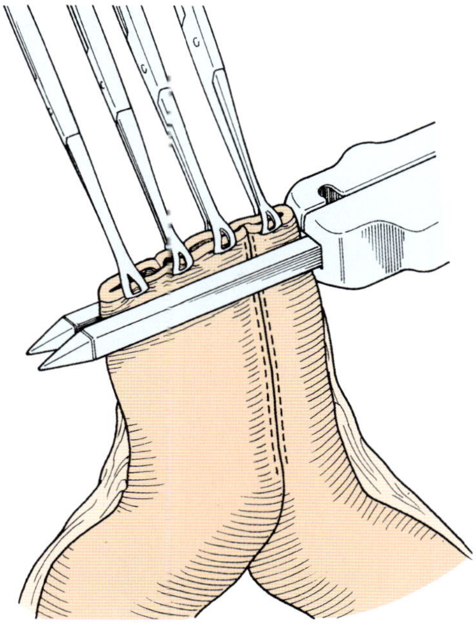

**手术要点**

端端吻合后确认肠腔内无出血，用自动缝合器闭合断端时，用 Allis 钳确实夹持断端肠管全层很重要。

C

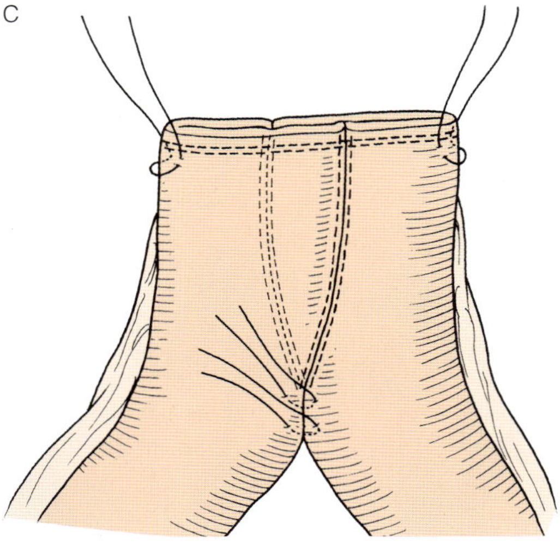

**手术要点**

功能性端端吻合容易瘘的部位是闭合部的两端和吻合部的下缘，用 4-0 可吸收线将该处结节加强缝合很必要。

（引自文献 6）

## ●手工吻合

手工吻合法有端端吻合、端侧吻合和侧侧吻合等，可用分层吻合法、Albert-Lembert 吻合法及 Gambee 法等吻合方法，本文采用端端吻合的分层吻合法。用肠钳从对系膜缘夹持断端肠管，由第 2 助手把持避免滑脱。吻合肠管断端翻向腹侧，从一端开始用 4-0 可吸收线结节缝合后壁浆肌层，用两端带针的 4-0 可吸收线连续缝合后壁黏膜，后壁缝合完成后转向前壁缝合前壁黏膜，黏膜缝合完成后松开肠钳。最后用 4-0 可吸收线结节缝合前壁浆肌层完成吻合（图 15）。

### ●吻合肠管的径路

结肠长度充分时可在小肠起始部的外侧吻合，不充分时可能会导致十二指肠空肠曲附近的小肠受压。此时应将小肠系膜切开一间隙，将结肠穿过此间隙吻合（隧道法），避免小肠起始部的受压（图 16）[7]。

图 15　分层吻合法

A

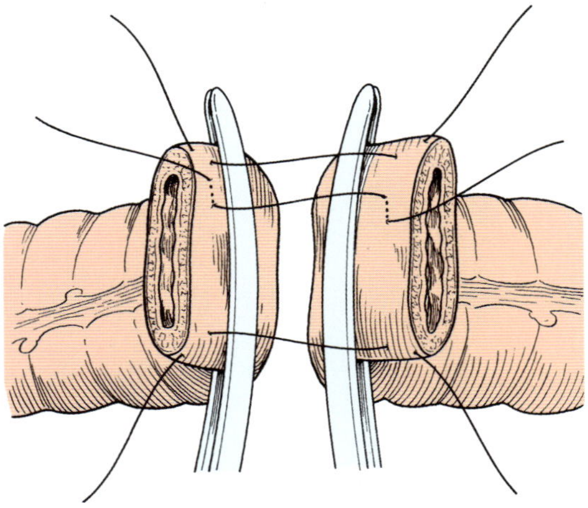

**手术要点**

手工吻合时，用肠钳把持吻合肠管，吻合肠管断端翻向腹侧，用 4-0 可吸收线结节缝合后壁浆肌层。

B

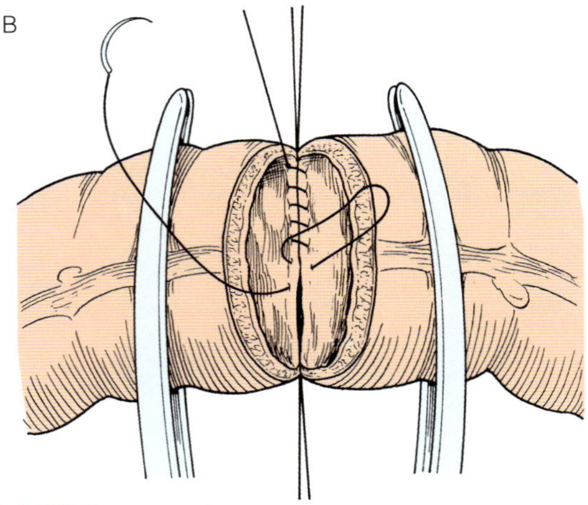

**手术要点**

浆肌层缝合结束后，从后壁黏膜断端开始用 4-0 可吸收线连续缝合，后壁缝合完成后继续连续缝合前壁黏膜，最后用 4-0 可吸收线结节缝合前壁浆肌层。

图 16　隧道法

A

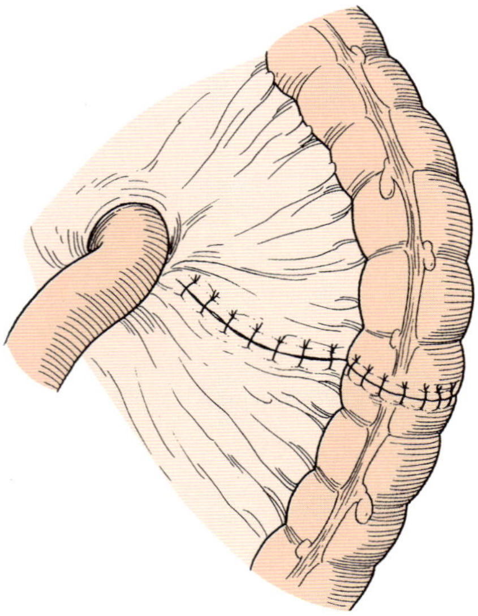

**手术要点**

结肠的长度充分时可在小肠起始部的外侧吻合，肠系膜孔用 3-0 或 4-0 可吸收线结节缝合。此时应注意保护残留结肠的营养血管，不要被针线损伤。

B

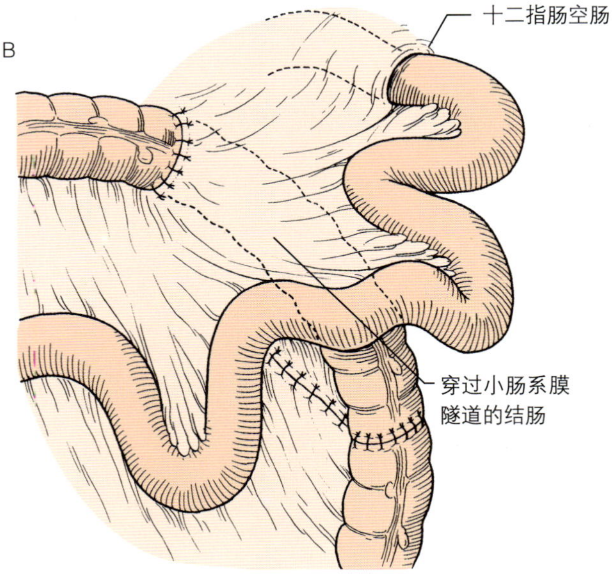


**手术要点**

残存结肠的长度不充分时，在小肠起始部外侧吻合可能使十二指肠空肠曲附近的小肠受压。此时应将小肠系膜切开一间隙，将结肠穿过此间隙吻合，避免小肠起始部受压。

### ●缝合肠系膜

结肠吻合后用 3-0 或 4-0 可吸收线结节缝合肠系膜裂孔，缝合时应注意不要损伤结肠的营养血管。

## 9 放置引流、关腹

### ●腹腔冲洗

生理盐水冲洗腹腔，确认无出血，特别注意有出血危险的脾结肠韧带附近的脂肪组织和脾脏。

### ●放置引流

由于吻合口多位于左结肠旁沟至脾下极附近，将封闭式持续负压引流从左下腹向上插入，引流管经左结肠旁沟放置在脾脏背侧。

### ●关腹

用 1 号可吸收线结节缝合腹膜、腹直肌前后鞘，皮肤用 3-0 尼龙线或皮肤钉合器缝合（图 17）。

图 17　关腹

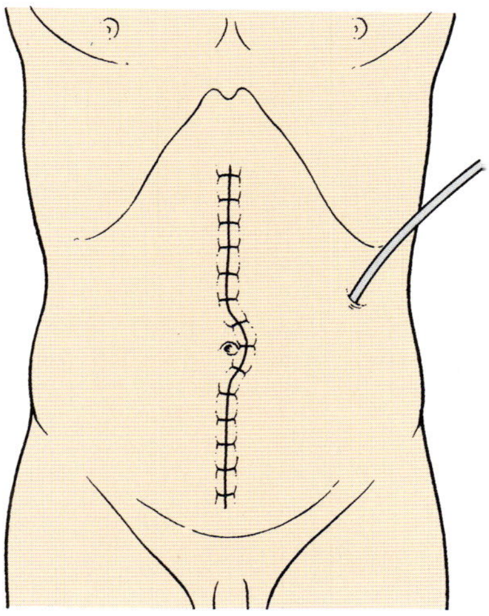

### 手术要点

**腹腔冲洗，确认无出血后，将封闭式持续负压引流从左下腹插入，经左结肠旁沟置于吻合口后面。关腹用 1 号可吸收线结节缝合腹膜、腹直肌前后鞘，皮肤用 3-0 尼龙线或皮肤钉合器缝合。**

# 术后的注意事项

(1) 通过化验检查及观察热型，了解有无炎症表现。

1) 持续发热时要考虑吻合口瘘。

2) 没有吻合口瘘时要注意呼吸系统并发症和尿路感染等。

3) 腹壁切口感染者，切口周围有红肿、疼痛等表现，应早期拆线，开放引流。

(2) 观察术后引流的性质，了解有无出血及瘘。

1) 术后早期引流管出血较多时可应用止血剂，要有重新开腹止血的准备。

2) 可疑吻合口瘘时可用泛影葡胺灌肠造影或经引流管行瘘管造影。

3) 有吻合口瘘时，如腹膜炎局限可保守治疗。采用禁食水、中心静脉营养支持配合引流的方法。有弥漫性腹膜炎表现时应考虑再手术并造设人工肛门。

(3) 观察腹部体征变化，了解有无麻痹性肠梗阻和吻合口瘘引起的腹膜炎。

### 参考文献


1) 大腸癌研究会編：大腸癌取り扱い規約，第7版．金原出版，東京，2006.

2) 丸田守人，佐藤美信，前田耕太郎，固武健二郎：大腸癌の診断に関する最新のデータ．臨外，62（11）：345-348，2007.

3) 小杉千弘，安田秀喜，幸田圭史ほか：直腸周囲の膜からみた直腸癌に対する低位前方切除術．消化器外科，29（9）：1251-1265，2006.

4) Griffiths JD : Surgical anatomy of the blood supply of the distal colon. Ann R Coll Surg Engl, 19（4）: 241-256, 1956.

5) 亀岡信悟，荒武寿樹：結腸右半切除術．消化器外科，25（7）：932-939，2002.

6) 小林昭広，齋藤典男，杉藤正典，伊藤雅昭：大腸手術．消化器外科，29（3）：319-325，2006.

7) 高橋　孝：結腸癌手術　結腸右半・横行・左半切除術．消化器外科，20（7）：933-952，1997.

# 肠梗阻手术、粘连松解术

舟山裕士，高橋賢一，德村弘実　東北労災病院外科・大腸肛門外科

虽然肠梗阻是常见的外科疾病，但术式不定型且变化多端，因此要求术者平时积累丰富的手术操作经验并熟悉肠管的处理技巧。虽然术前确定梗阻部位常有困难，但应尽量行肠梗阻导管造影、CT扫描、MRI、US等检查掌握病变情况，制订相应的治疗计划。

引起肠梗阻的良性疾病有粘连性肠梗阻、绞窄性肠梗阻、Crohn病、疝、肠套叠和放射性肠炎等，恶性疾病有结肠癌、胃癌、子宫癌和卵巢癌等，需要针对病情制订不同的治疗计划。本文主要以粘连性肠梗阻为重点进行讲解。

分离粘连的手术要点归纳起来有以下几点。

(1) 操作轻柔，尽量避免损伤肠管。
(2) 优先分离粘连疏松的部位，逐渐扩大游离空间。
(3) 尽快修复浆膜破损部位。
(4) 灵活应用有效的牵引方法。

## 术前检查

(1) 术前适当补液，纠正脱水和电解质紊乱。
(2) 插入鼻胃管、肠梗阻导管进行肠管减压。
(3) 应用CT、MRI、US等检查，了解肠管的状态及确定梗阻部位。如有可能行肠梗阻导管造影。
(4) Crohn病等合并有腹膜后炎症并有输尿管扩张时，术前放置输尿管支撑管，使术中容易辨认输尿管并避免其损伤。

### ●麻醉

硬膜外麻醉联合气管插管全麻。

### ●体位

体位通常为仰卧位，考虑盆腔粘连时可取截石位。为预防静脉血栓形成，术中可在下肢应用间歇性空气加压带，持续至术后24小时。

## 手术顺序

[1] 开腹 【重要】
[2] 分离粘连 【重要】
[3] 肠管吻合、旁路手术
[4] 人工肛门造设术
[5] 止血
[6] 腹腔冲洗、放置引流、关腹
[7] 术后再粘连的预防

# 手 术 操 作

重要

## 1 开腹

通常以腹部正中切口为标准切口，再手术时可继续采用前次手术切口。估计有严重粘连时要避开原切口。有时采用横切口，可能行人工肛门造设时应避开造口部位[1]（图 1）。

切开皮肤、皮下脂肪，瘢痕组织用电刀的电凝模式逐渐切开。见到粉红色组织后选择易分离处用 Kocher 钳抓取瘢痕组织垂直提起，在其下方用组织剪刀仔细分离，确认是否为肠管（图 2）。如为肠管浆膜要以此部位为基础分离浆膜，逐渐扩大游离的范围。原切口无法找到可以分离的部位时，可将原切口向头侧或尾侧延长切开 2cm 左右，避开原手术瘢痕部位作为入路。

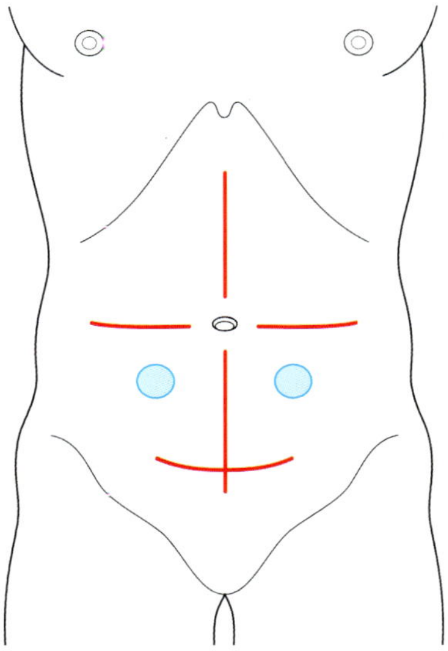

**图 1　皮肤切开**
原则上取正中切口，有时也考虑横切口。可能行人工肛门造设时应避开预定造口部位（○标记）
（引自 Crohn's Disease and Ulcerative Colitis-Surgical Management[1]）

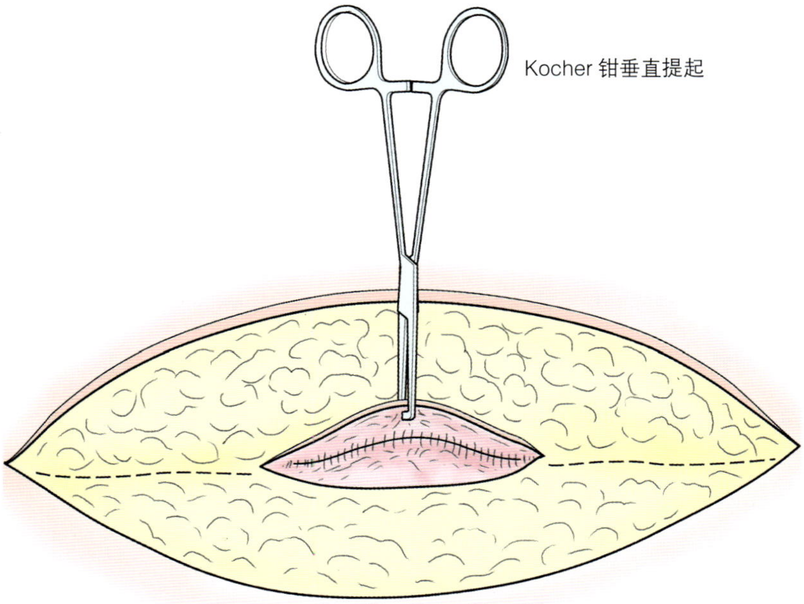


**图 2　开腹 1**
切开原手术切口瘢痕组织，见到粉红色的肠管后，垂直提起一部分切缘，切开与肠管浆膜的粘连

分离到一定程度后，用多把 Kocher 钳夹持已切开的瘢痕组织，由助手垂直提起，术者用湿纱布垫适当挤压肠管，使粘连处产生张力，清楚显露疏松粘连部位，用组织剪刀分离(**图 3**)。应时刻注意剪刀的正确使用，剪刀的弧度指向肠管方向时容易剪入肠管，应使剪刀弧度正对着粘连的方向(**图 4**)。不能取得好的角度时可用反持剪刀等技巧。

**图 3　开腹 2**

用 Kocher 钳垂直提起切缘，术者用湿纱布垫适当挤压肠管给予张力，使粘连处容易分离

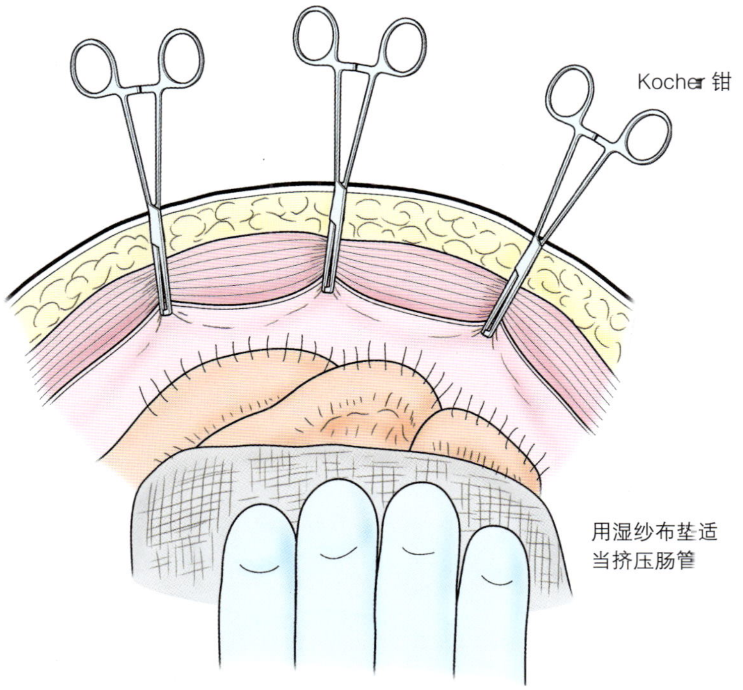


**图 4　剪刀的使用方法**

A：注意剪刀的弧度，前端与粘连部呈直角；

B：剪刀的前端朝向肠管时，容易损伤肠管

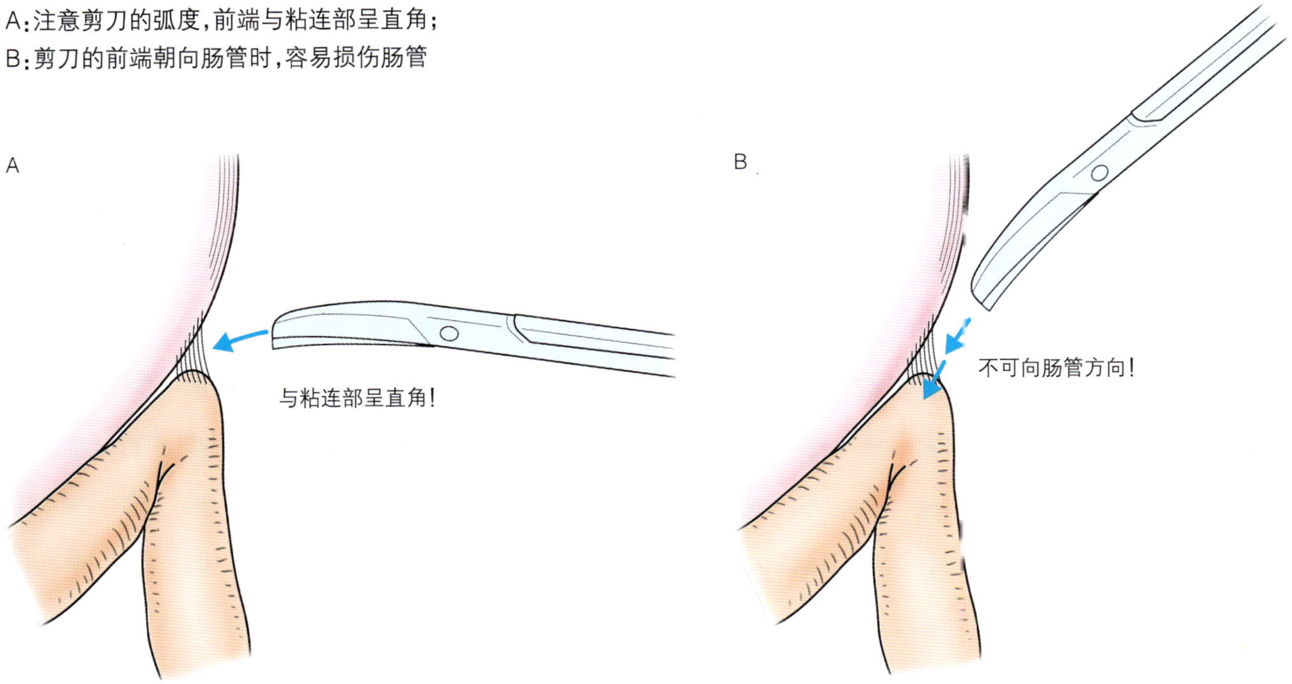

将此分离面向上、向下扩展，完全游离切缘。放置切缘保护工具及开腹器，结束开腹操作。此时应注意寻找粘连疏松部分或有游离空间的部位作为突破口，粘连重的部位可稍后处理。随着周围分离的进展，层次自然会越来越清楚，浆膜缺损应尽早行浆肌层缝合修复。

肠管显著扩张时腹腔内操作困难，可插入肠梗阻导管，尽量吸出扩张肠管的内容物。术中插入肠梗阻导管要由麻醉科医生配合，使用导丝送到 Treitz 韧带，然后充气膨胀前端的气囊，术者用手引导使其下移。还有用手法将扩张肠管的内容物逆流至十二指肠及胃，然后用胃管吸出的方法[2]。

重要

## 2 分离粘连

### ●疏松的粘连

钝性分离不会出血和损伤肠管的浆膜，柔软疏松的粘连可用手指分离。用镊子或剪刀的前端在粘连较轻处分出空间作为突破口，尽可能将轻的粘连分离开，之后才能找到下一处分离目标。用手指插入已经分离的部分，从后面上举并展开手指将粘连部展平，可容易地用剪刀切断粘连（**图 5**）。索条状粘连物有引起出血的危险，用手指从后面将此部位上举，在指上用电刀切断。先从疏松的粘连开始，将致密的粘连留在最后是分离粘连的要点。操作要轻柔，避免粗暴操作造成肠管损伤。此外，还可使用深色橡胶手套（绿或青），容易透见发现疏松的粘连，使手术操作更为安全。

**图 5　安全的粘连切开方法**

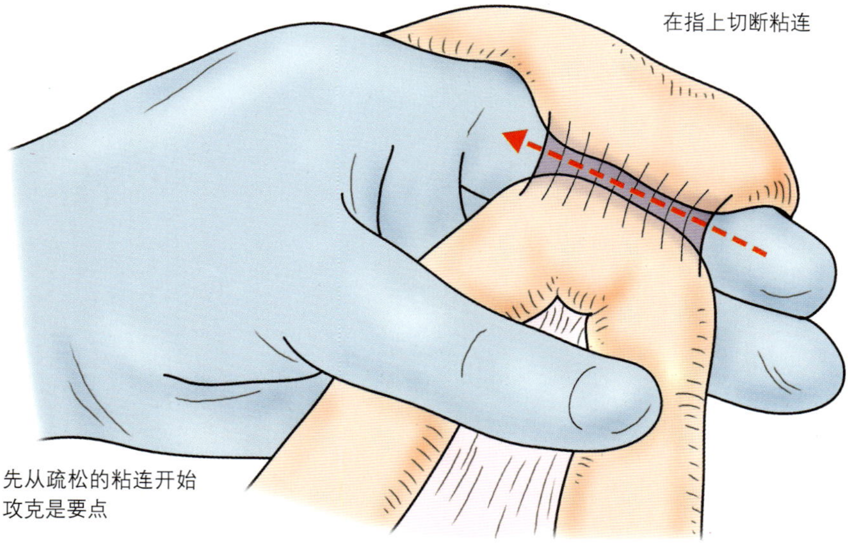


### 手术要点

**左手插入粘连部的后面，在指上切断粘连或电刀切开也可。带深色橡胶手套可透见薄的粘连，容易辨认浆膜的界限。**

## ●致密的粘连

分离致密粘连时尽可能先将周围疏松的粘连分离开，最好能将手指插入其后方，给予一定张力后用组织剪刀或电刀锐性分离，逐渐显露出浆膜面(**图 4**)。将组织剪刀盲目插入粘连部再张开剪刀的操作很容易损伤肠管，必须引起注意。浆膜界限不容易辨认时应靠近腹壁切断(**图 6**)。与腹壁粘连坚固时，应将切开线靠近腹膜处，将部分腹膜与肠管一起切离，肠管游离下来后再重新分离粘连(**图 7**)。附在肠管上的腹膜分离困难时可不处理，发生浆膜缺损时不要忘记行浆肌层缝合修补。

**图 6　切断腹壁粘连**
靠近腹壁的 a 线比 b 线损伤肠管的几率低

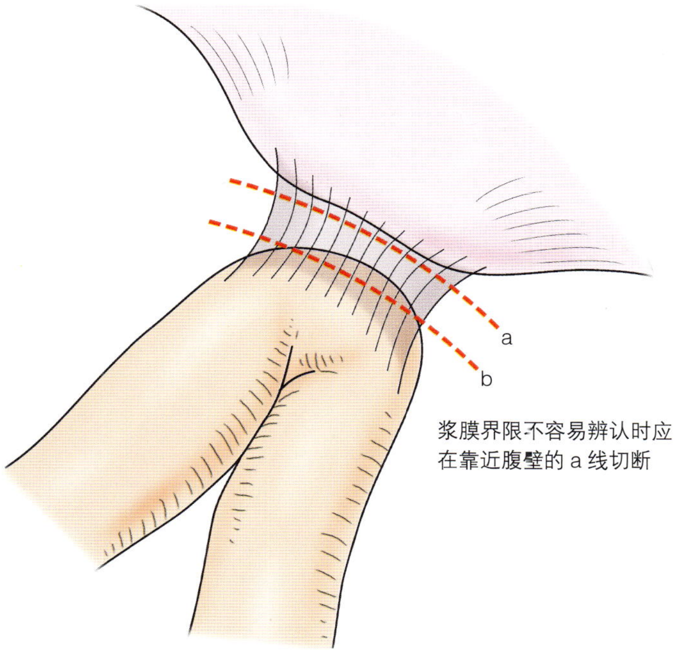


**图 7　切断腹壁粘连坚固处**

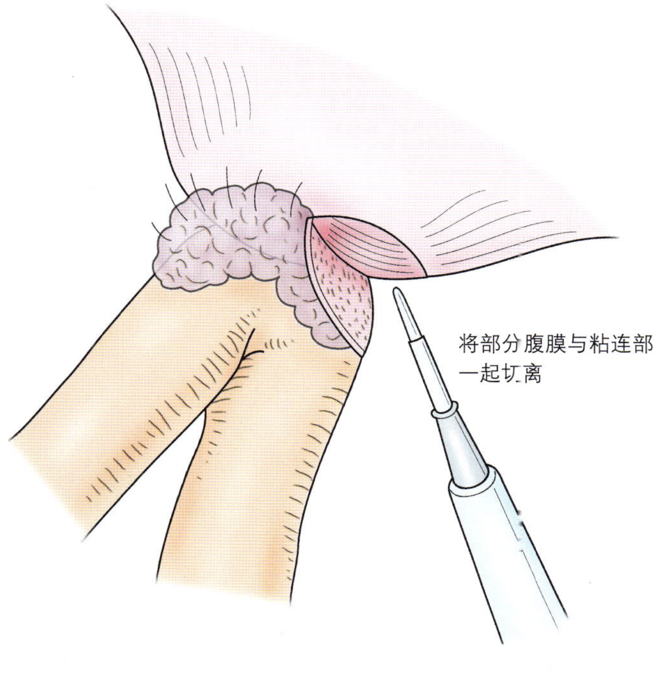


### 手术要点

**粘连分离困难时可将壁层腹膜与部分肠管一起切离，以避免损伤肠管，然后再继续分离粘连。**

## ●分离肿块性粘连

有炎症病灶且已形成脓肿或瘘管的粘连分离非常困难。在分离周围的粘连后，只剩下炎症性肿块时，要有切除肠管的准备。给予一定的张力，在预定切断线略靠近肠管侧用电凝模式切开（**图 8**），切开周围瘢痕组织达到脓肿腔或瘘管内，用锐匙刮除脓腔或瘘管内的肉芽组织，关腹前留置引流管。

## ●切断粘连束带

由粘连束带引起绞窄性肠梗阻时肠管非常脆，切断束带时要非常小心。用细的 Kelly 钳插入束带和缩窄的肠管之间，在钳子上方用刀切断束带（**图 9**）。缩窄的肠管用生理盐水纱布覆盖，等待色泽的恢复，如已确认肠管坏死则要切除。

## ●确认输尿管

有输尿管支撑管时可通过触诊后腹膜确认输尿管。当腹膜后有炎症波及时，应先切开后腹膜确认输尿管，然后再分离后腹膜的粘连。

**图 8　形成肿块性炎症粘连**

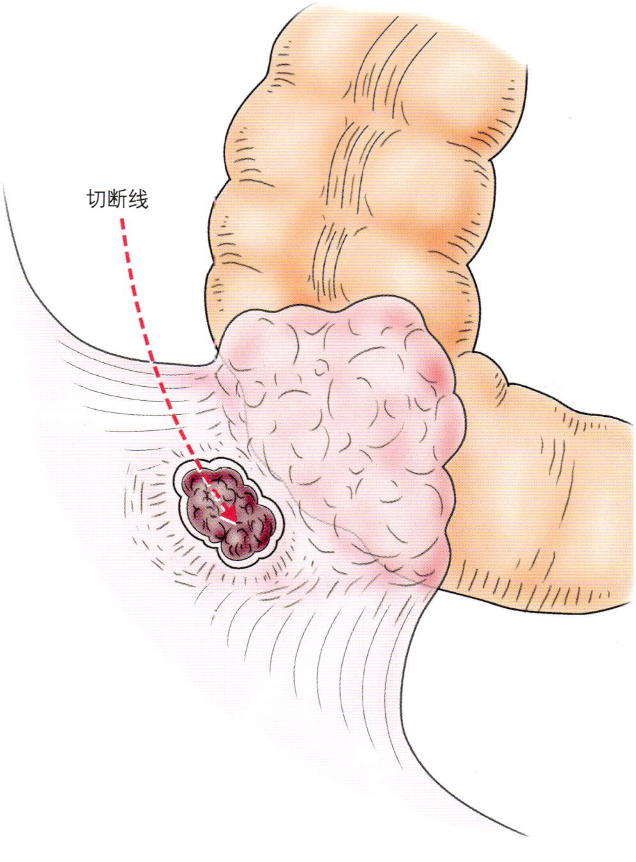


### 手术要点

**分离肿块性炎症粘连时要有切除肠管的准备，电刀前端靠近预定切除肠管用电凝模式切开，切开周围瘢痕组织到达脓腔或瘘管内。**

图 9　切断粘连束带

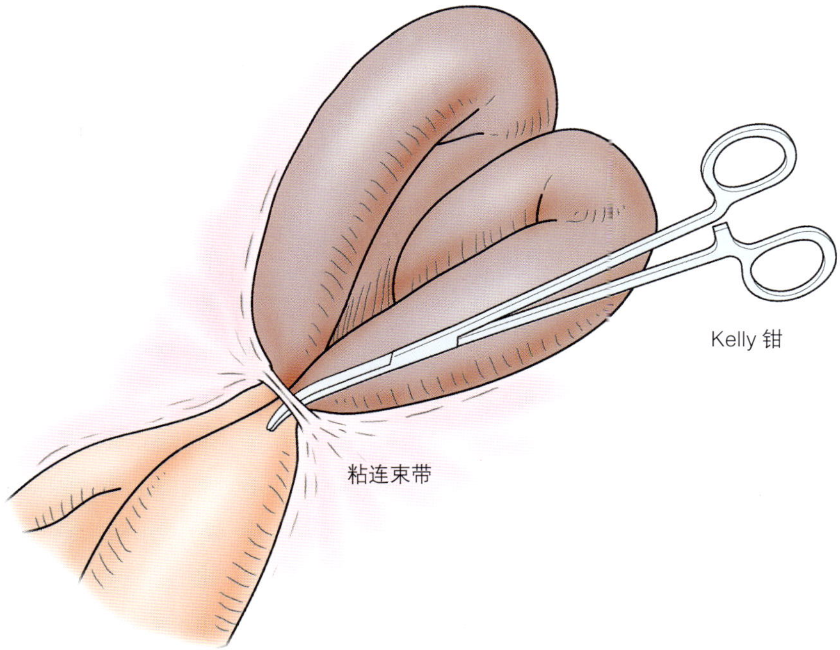


**手术要点**

**用细的 Kelly 钳插入束带和缩窄的肠管之间，在钳子上方用刀切断，绞窄的肠管非常脆，应小心操作。**

## 3　肠管吻合及旁路手术

肠梗阻时口侧肠管扩张水肿，肠吻合时要特别注意。根据肠管的状态，最好选择术者最熟悉的吻合方法，扩张的肠管较脆时多采用手工侧侧吻合（**图 10**），用器械吻合肠管有被缝合器挫灭撕裂的危险。

旁路手术大多适用于放射性肠炎和恶性肿瘤引起的肠梗阻。Crohn 病行旁路手术容易合并脓肿、瘘管形成等，早期即需要再次手术，因此尽可能行切除手术。

已下肠梗阻导管者，将肠梗阻导管拉至吻合口附近减压，保护吻合口。

**图10　侧侧吻合**

口侧肠管有水肿时在扩张的肠管内留置肠梗阻导管，持续吸引肠内容物。图示为侧侧吻合

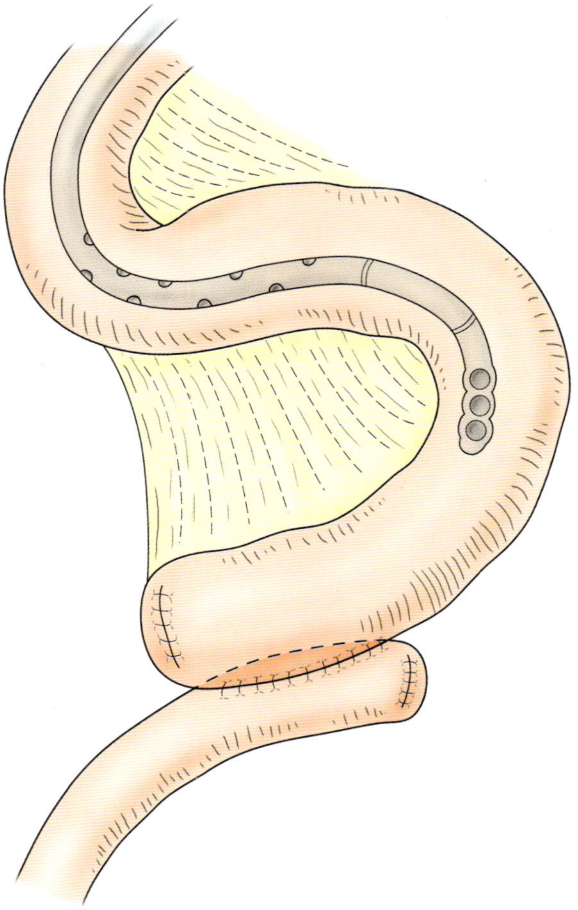

## 4　人工肛门造设术

放射性肠炎或恶性肿瘤引起的肠梗阻行切除或旁路手术困难，全身状态不良或由于肠缺血、肠水肿严重等原因不适合做肠吻合时，常需行人工肛门造设术。由于广泛的肠管血运障碍导致肠管生机判断困难时或需要观察后二次手术时，有时不得已用血运不良的肠管造瘘。

## 5　止血

由于术后可能出现血肿，故在关腹前要彻底止血。分离粘连后广泛的剥离面渗出可能较多，可用湿纱布垫覆盖压迫止血，大网膜的出血可用电凝或结扎止血，肠管浆膜面的出血行浆膜面的缝合止血，粘连组织的出血可用镊子夹持后电凝止血，腹壁、后腹膜的出血亦可用电刀止血。

## 6　腹腔冲洗、放置引流、关腹

关腹前要确认有无其他部位梗阻以及有无需要修补的肠管。腹腔内残留血肿、异物及污染物可能引起术后感染，成为术后再粘连的原因。关腹前应用足量(3~5L)温生理盐水冲洗腹腔，冲洗后再度确认有无活动出血。引流管放置于盆腔或根据

需要放在左右侧腹部，腹壁分两层缝合，结束手术。缝合皮肤前切除瘢痕两侧约1cm，显露出脂肪组织，使皮肤缝合更容易。肠管扩张明显关腹困难时，关腹前应充分减压。

## 7 术后再粘连的预防

含有透明质酸的防粘连膜(隔离膜)对预防术后粘连性肠梗阻有效，已被广泛应用[3]。但也可能发生腹膜炎等意外并发症，故应注意选择适应证[4]。多中心的前瞻性随机研究发现，在吻合口放置隔离膜显著增加吻合口瘘和脓肿等感染性并发症的发生几率。并且ASA指数高、BMI指数低、使用非甾体类抗炎药、有脓肿或瘘管者会明显增加并发症[5]，有上述情况的肠梗阻病例要慎重使用。

# 术后观察

(1) 一般临床资料的观察
(2) 患者的全身状态
(3) 鼻胃管、肠梗阻导管的引流量
(4) 引流液的观察

### 参考文献


1) Alexander-Williams J : Resection of the ileum or ileocecum. in Crohn's disease and ulcerative colitis— Surgical management. ed. by Divinder Kumar and John Alexander-Williams. Springer-Verlag, London, 1993, p71–84.
2) Houghton SG, De La Medina AR, Sarr MG : Bowel obstruction. in Maingot's Abdoninal Operation. 11th ed. by Zinner MJ, Ashley SW, McGraw-Hill Co. New York, 2007, p479–507.
3) Fazio VW, Cohen Z, Fleshman JW, et al : Reduction in adhesive small-bowel obstruction by Seprafilm adhesion barrier after intestinal resection. Dis Colon Rectum, 49 : 1–11, 2006.
4) Remzi FH, Oncel M, Church JM, et al : An unusual complication after hyaluronate-based bioabsorbable membrane (Seprafilm) application. Am Surg, 69 : 356–357, 2003.
5) Beck DE, Cohen Z, Fleshman JW, et al : A prospective, randomized multicenter, controlled study of the safety of Seprafilm adhesion barrier in abdominopelvic surgery of the intestine. Dis Colon Rectum, 46 : 1310–1319, 2003.

# 结肠全切回肠贮袋肛管吻合术

三木誓雄，荒木俊光，吉山繁幸，楠　正人　三重大学消化管 · 小児外科

结肠全切回肠贮袋肛管吻合术在 20 世纪 80 年代后期成为治疗溃疡性结肠炎（UC）和家族性息肉病（FAP）的标准术式[1]。本术式要一次性完成结肠切除、回肠贮袋制作、直肠黏膜剥除及回肠贮袋肛管吻合 4 个手术步骤（**图 1**）。任一手术步骤操作不当都可能增加手术部位感染等术后并发症，甚至造成术后 QOL 的长期低下[2,3]。

**图 1　结肠全切回肠贮袋肛管吻合术**

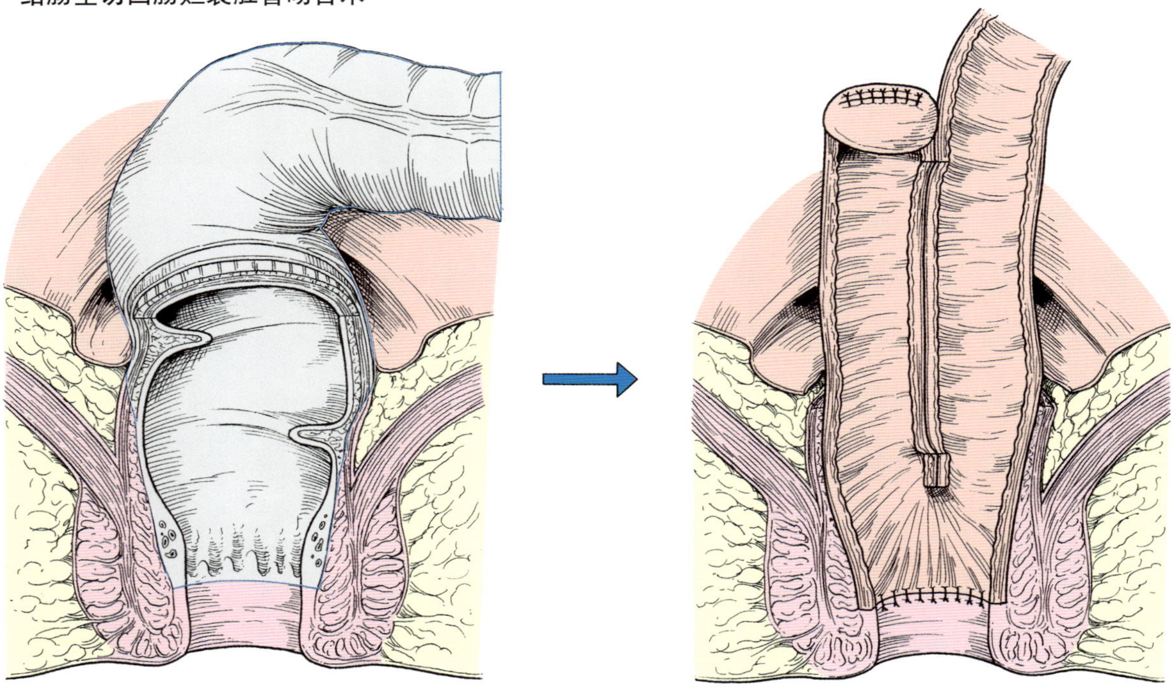

本术式中肛门部操作和贮袋制作在低位直肠癌保肛手术中也可用到，我科基本上按由易到难的顺序对全体医护人员进行培训。包括：①结肠及直肠切除；②回肠贮袋制作；③直肠黏膜剥除 + 回肠贮袋肛管吻合。并规定了从低年资到高年资外科医生要达到的目标。

溃疡性结肠炎和家族性息肉病手术在一般的医疗机构并不多见，我们应用本术式使低位直肠癌的保肛率明显提高。本术式可以广泛应用于直肠肛门疾患，是非常有用的术式。本章对各手术步骤进行通俗易懂的讲解，并阐述了手术技巧和理论根据。

## 术前检查

(1) 对 UC、FAP 都要充分筛查有无合并恶性肿瘤。

(2) 很多 UC 患者长期使用非甾体类药物，而且用量较大，要筛查有无非甾体类药物的各种并发症。此外，此类患者合并深静脉血栓的几率很高，比较容易引发肺栓塞，因此术前应通过超声和 D- 二聚体检查进行充分筛查。

(3) 由于直肠黏膜的炎症使肠壁变薄，黏膜剥除操作很困难，所以对全结肠炎的病例术前应有效控制肛门部病变。

(4) 高龄及肛门功能极度低下者，选择较高位的肛管吻合，术后 QOL 更好。直肠指诊检查发现肛门括约肌松弛时，应行肛门压力检测等评价肛门功能。

## 麻醉、体位

采用硬膜外麻醉联合气管内插管全身麻醉。

体位取 Lloid-Davies 位（低截石位），为使肛门部操作方便，臀部略垫高。结肠切除后调整下肢，使体位进一步屈曲，开始肛门部操作。

## 切皮与开腹

过去取耻骨上至脐上部约 15cm 的正中切口，现在为了美观，取脐下 2cm 至耻骨上约 8cm 长的小切口进行手术。腱膜的切开最好从耻骨上达脐部并向左绕脐达脐上缘（**图 2**）。

用腹壁框架拉钩将切口向头侧强力牵拉，显露上腹部术野。使用切口保护巾保护切缘，预防切口感染。小切口手术中为确保术者的视野，可与助手交换位置进行手术操作。

**图 2　切皮与开腹**

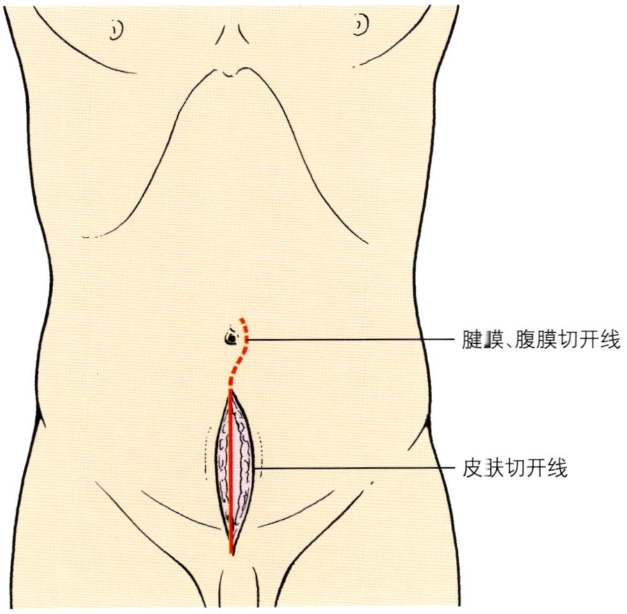

## 手术顺序

[ 1 ] 游离结肠
[ 2 ] 处理结肠系膜血管
[ 3 ] 分离直肠
[ 4 ] 制作回肠贮袋 【重要】
[ 5 ] 肛门部操作 【重要】
[ 6 ] 经腹腔切除直肠
[ 7 ] 回肠贮袋与肛管吻合 【重要】
[ 8 ] 放置引流、关腹
[ 9 ] 回肠人工肛门造设

# 手术操作

## 1 游离结肠

结肠的游离按乙状结肠—降结肠—脾曲，回盲部—升结肠—横结肠的顺序进行。

### ●游离左侧结肠

游离结肠前先结扎乙状结肠，避免因手术操作过程中肠内容物流入直肠，导致肛门部位的污染。将乙状结肠和降结肠向内侧牵引，从后腹膜向上游离。左半结肠游离时要特别注意脾曲部和 Toldt 融合筋膜的分离。脾曲通常在第 10 或 11 肋骨水平固定于横膈的下端，且被脾结肠韧带和胃结肠韧带固定于后腹膜（**图 3**）。降结肠在左肾的外侧下行，固定于后腹壁，其系膜与升结肠系膜一样与后腹膜融合形成 Toldt 融合筋膜。乙状结肠系膜外叶及降结肠的移行部与壁层腹膜融合形成 Monk 白线（**图 4**）。系膜根部凹陷处背侧有输尿管和髂动静脉走行。

游离时先切开 Monk 白线，用双极电刀分离乙状结肠系膜。将乙状结肠系膜前层（上叶）向上推压，则易进入结肠系膜和输尿管下腹神经筋膜间隙，保持此层面继续向内侧分离，可见睾丸（卵巢）动静脉和左输尿管（**图 5**）。

**图 3　分离脾曲部和 Toldt 融合筋膜**

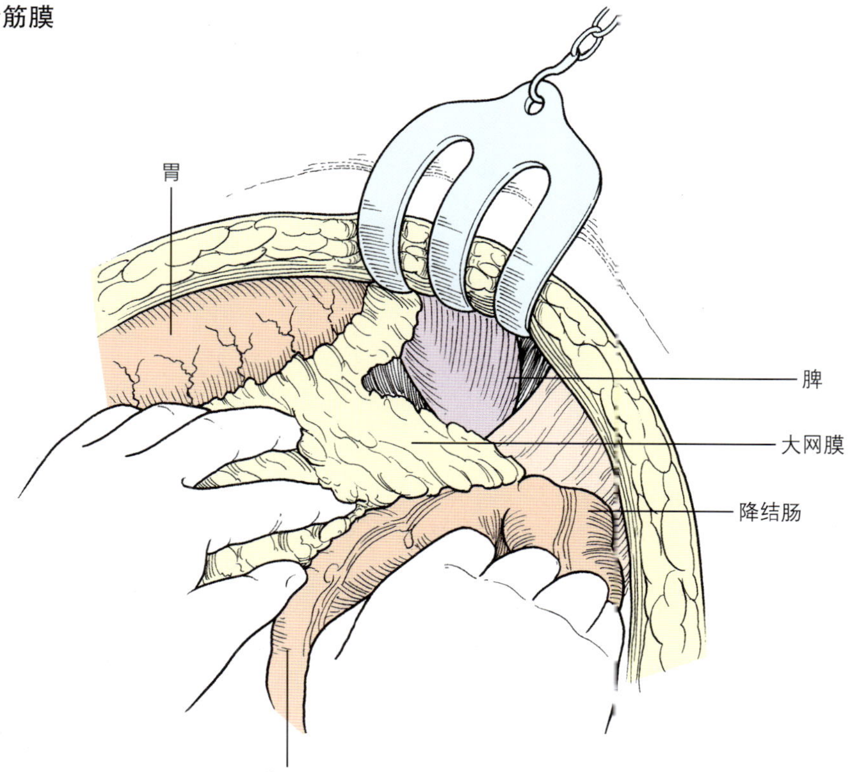

图 4　Monk 白线

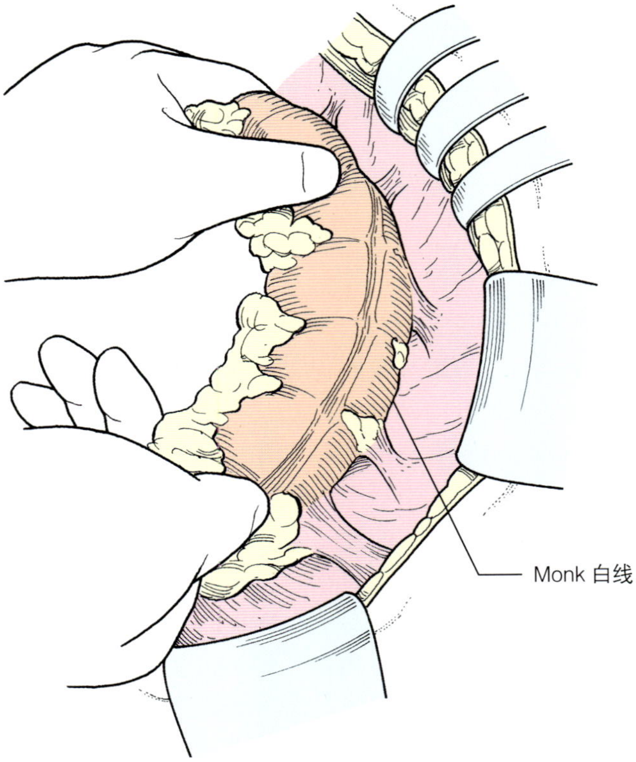


图 5　分离乙状结肠系膜

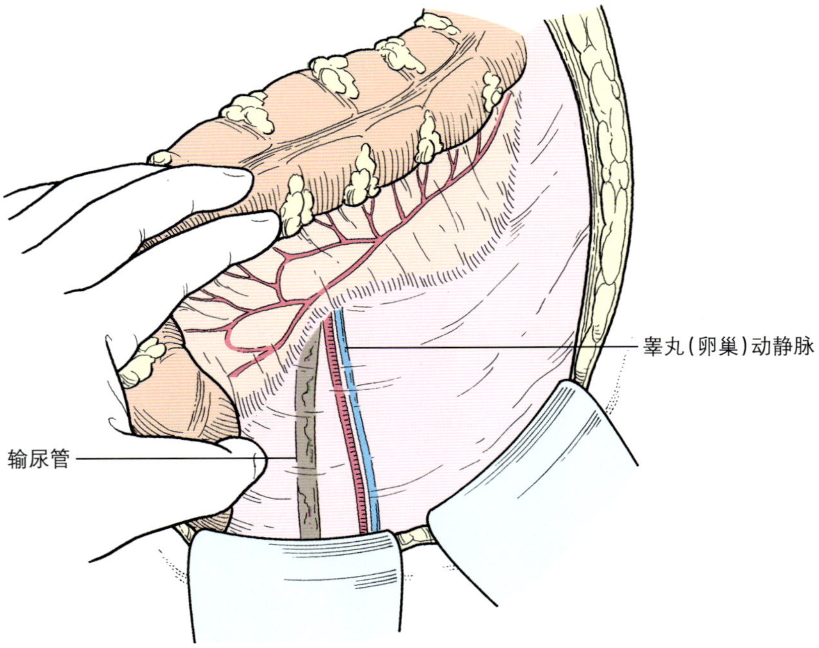


从降结肠继续向脾曲分离，初学者应注意切开后腹膜时容易偏向外侧。沿结肠壁外侧切断脾结肠韧带，将结肠外侧壁向内上翻转，避免损伤流入胰脾下缘的腹膜后静脉支(**图 6**)。向横结肠内侧翻转结肠，可自然显露出大网膜左缘，伸入示指后切断(**图 7**)。操作过程中最需要避免的是脾下极被膜的撕裂，一旦损伤止血很困难。切断脾结肠韧带时过度向下牵拉结肠也是导致脾损伤的原因，因此先将脾下极的后腹膜切开，这样即使牵拉结肠对脾下极的影响也不大。

图 6　切断脾结肠韧带

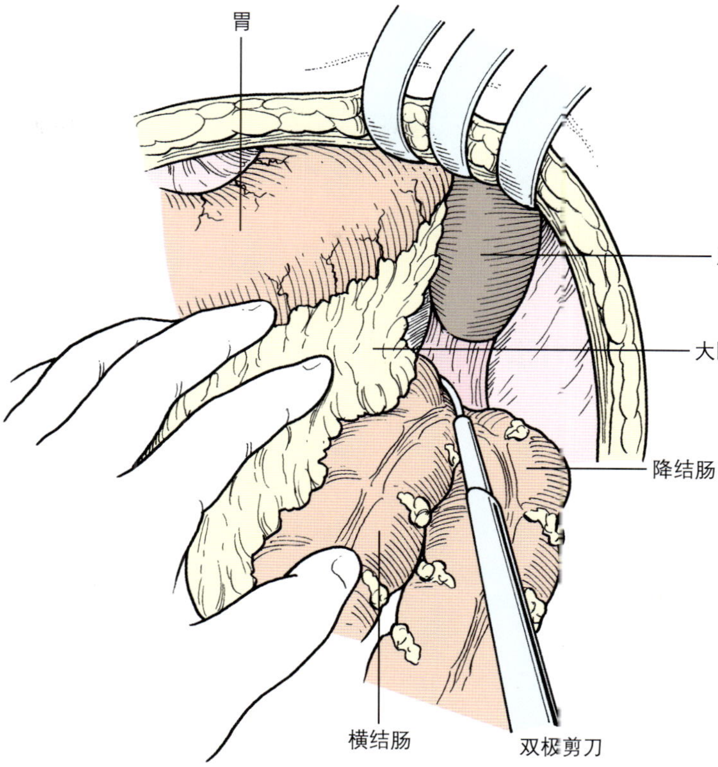


图 7　切断大网膜左缘

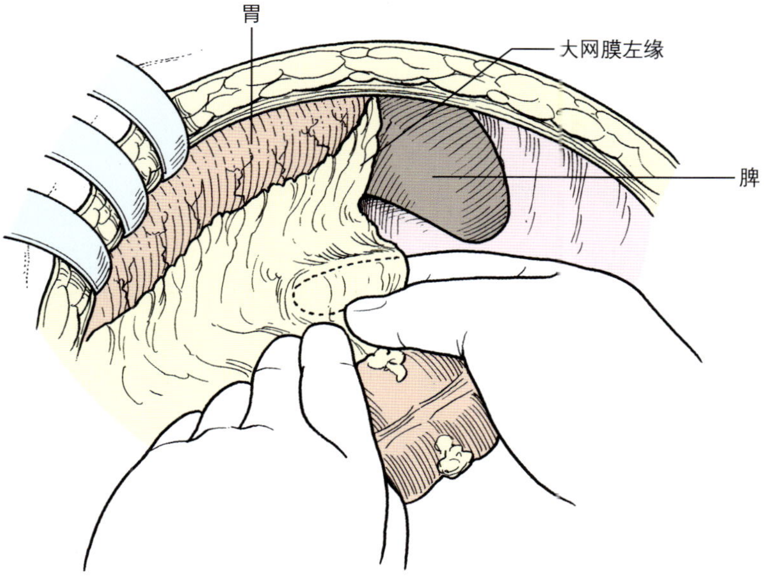


## ●游离右侧结肠

从回盲部开始游离升结肠，为制作回肠贮袋需将末端回肠系膜与后腹膜附着部充分游离。沿结肠外侧壁切开分离包括阑尾的融合筋膜。游离肝曲时将升结肠和横结肠同时向下方牵引则很容易辨认切断线，注意有时胆囊与结肠有粘连。将结肠肝曲从后腹膜及十二指肠充分分离后，与处理脾曲一样，可在大网膜右缘和横结肠系膜的间隙伸入左手示指，以此为引导切断大网膜右缘(**图 8**)。然后在左侧切开大网膜开放网膜囊，向右侧用双极剪刀或超声刀切断大网膜。大网膜残留过多可能造成脂肪坏死，尤其可能形成束带导致内疝，因此要在保留胃网膜血管的水平切断大网膜。继续向外侧切开大网膜达脾曲部，与先前切断的大网膜左缘连接。此时可直视下见到及处理横结肠系膜，亦可移至切口外处理结肠系膜血管。

图 8　切开大网膜右缘

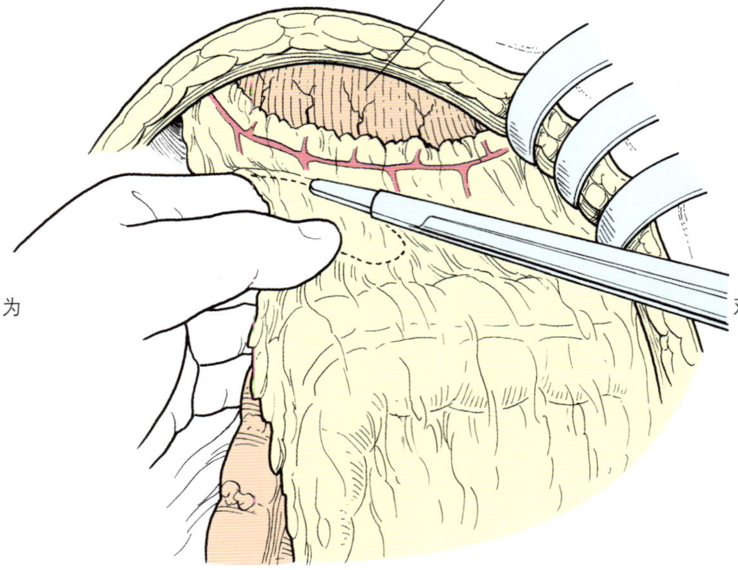


## 2　处理结肠系膜血管

分离末端回肠系膜及阑尾系膜，用直线型切割闭合器（TLC75，Ethicon 等）切断末端回肠，近端用可吸收线全层结节缝合。处理血管时要注意保留回肠贮袋的血供，保留回结肠动静脉边缘动脉的血管弓，在垂直流入肠壁的直动脉平行线上处理。升结肠系膜和横结肠系膜在中部处理即可。小切口手术时为取得良好的术野显露，过度牵拉横结肠会造成结肠中静脉分支撕裂引起大量出血，所以在处理右结肠动脉后要用左手夹住横结肠系膜，边控制结肠系膜的张力边处理血管（**图 9**）。

结肠脾曲至降结肠系膜同样在中间位置处理，但要注意此处血管变异多。左结肠动脉直接与横结肠边缘动脉连接，有时分支很多，而且 10%~20% 有 Riolan 弧状动脉，要警惕在没想到的部位可能有血管的存在（**图 10**）。并有恶性肿瘤时要在根治切除所属淋巴结的水平处理血管。处理左结肠动脉和乙状结肠动脉后，可触及直肠上动静脉的粗索条（**图 11**），要分别结扎切断。在腹主动脉右缘切开后腹膜，很容易进入腹主动脉前至骶骨前面的下腹神经层面。至此结肠可完全托出体外。

图 9　处理结肠系膜血管

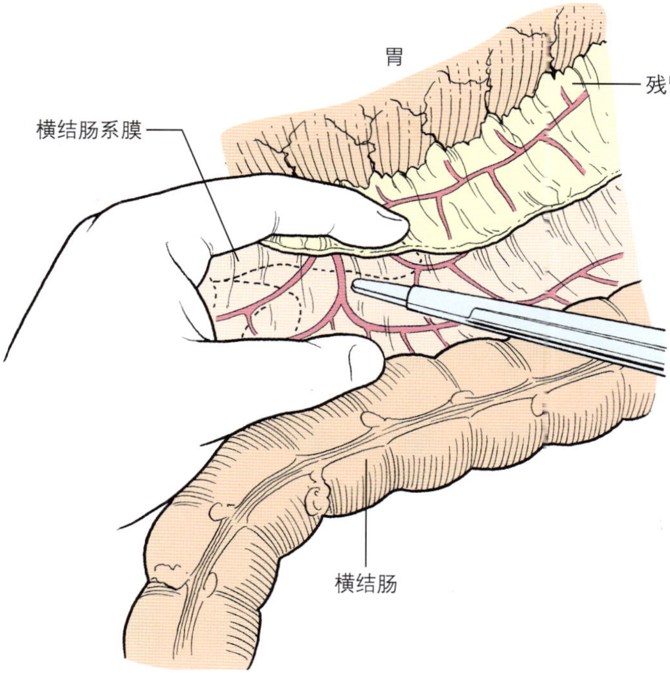


图 10　结肠系膜血管的走行

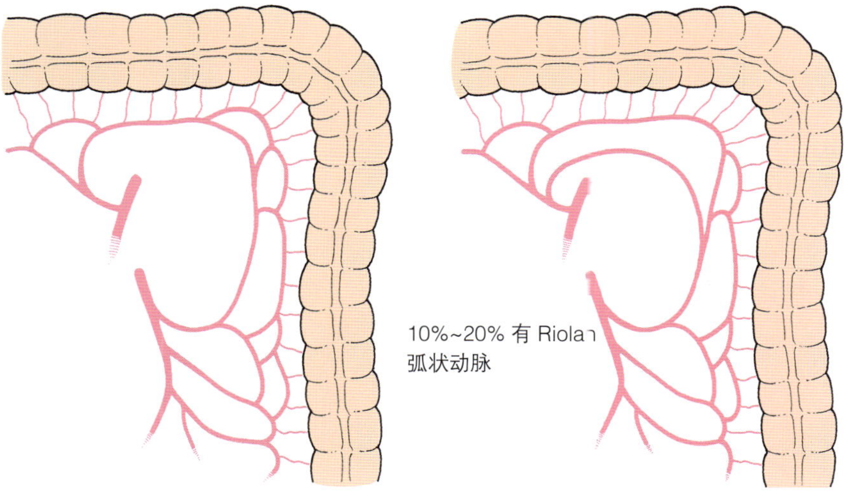


图 11　结扎切断乙状结肠动静脉

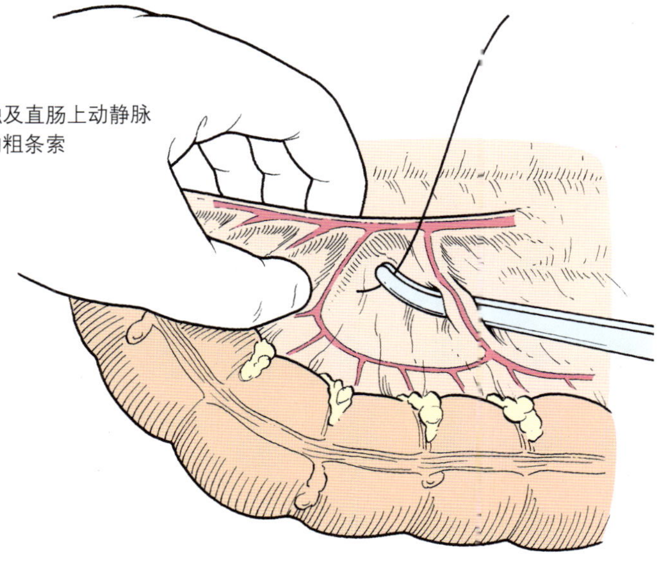

## 3 分离直肠

在腹主动脉前向骶骨前分离进入疏松的结缔组织层，保护下腹神经。直肠上段后面的直肠系膜内有直肠上动脉左右两支与直肠中、下动脉相吻合。有时有细小的骶正中动脉从腹主动脉前面直接进入直肠系膜。直肠上段的侧面可在靠近肠壁处切开后腹膜，要时刻辨认输尿管位置，继续向盆底方向分离，必须在保留骶前筋膜的层面分离，防止骶前静脉丛损伤（图 12）。游离直肠先从后方开始，然后到侧方，直肠前面切开至腹膜反折部为止，需防止神经血管束损伤。精囊或阴道后壁的分离经肛门操作更容易保留 Denonvillier 筋膜。如直肠游离过多，经肛门直肠黏膜切除时，因没有组织支持的直肠会坠入盆底，容易使肛门黏膜切除线与腹腔内分离线错位。

图 12　直肠系膜的切开线

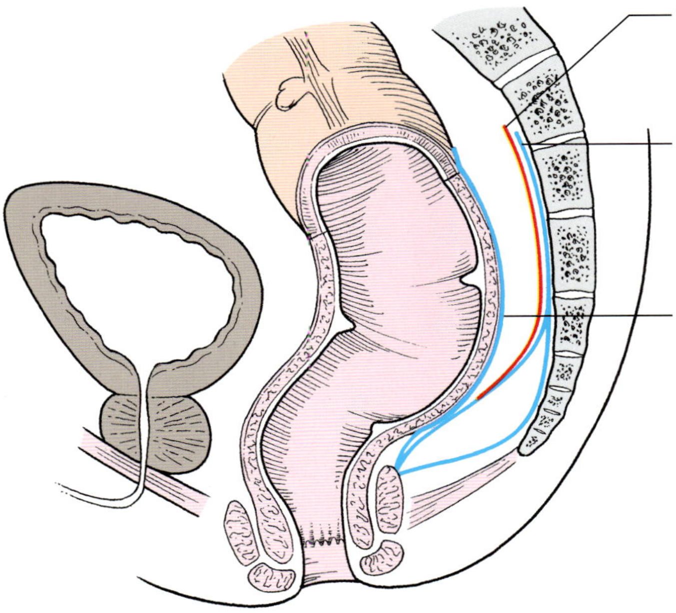


重要

## 4 制作回肠贮袋

将末端回肠系膜从后腹膜分离，向上至十二指肠水平部（图 13）。此时不仅要注意十二指肠的损伤，还要注意肠系膜上动静脉的损伤。距回肠断端约 20cm 处，确定肠系膜能够拉伸最大的部位，在该部位肠壁与系膜之间穿一软管（图 14）。如穿软管的位置没有靠近肠壁，在向尾侧牵拉时可能造成肠系膜损伤或血管损伤。在腹腔外向尾侧轻轻牵拉软管，使回肠前端靠近耻骨下缘的位置，判断肛管吻合时有无张力，能够拉到超过耻骨联合下缘 2cm 时，即可无张力地进行肛管吻合。如果不能拉到超过耻骨下缘 2cm 时，用以下方法延长肠系膜。

用透光法（illumination technique）确认血管走行，保护好回结肠动脉，将肠系膜横行切开开窗（mesenteric windows）（图 15）可延长肠系膜约 2cm。多数情况下用此法可延长肠系膜达到能够行肛管吻合的程度。如仍需要延长，还可将肠系膜上

图 13　游离回肠末端肠系膜

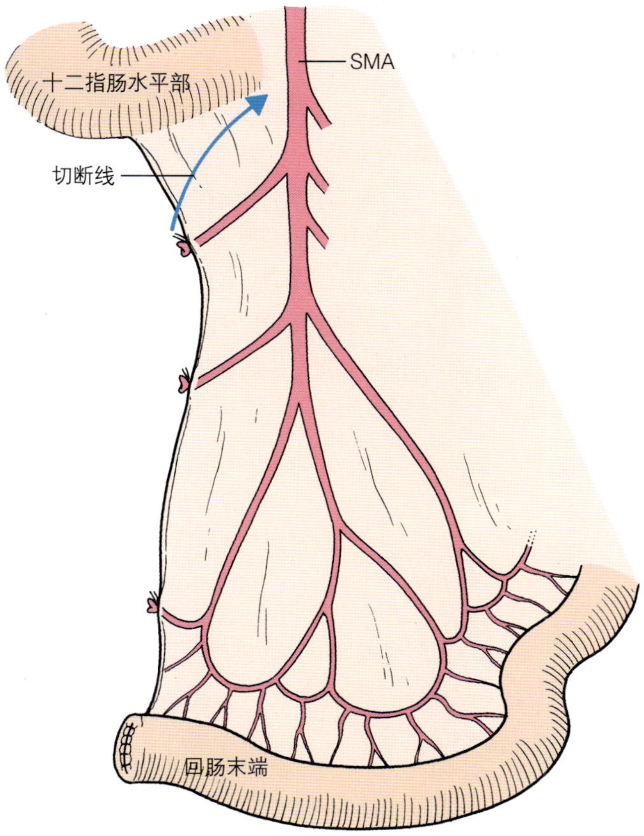


图 14　穿过软胶管的位置

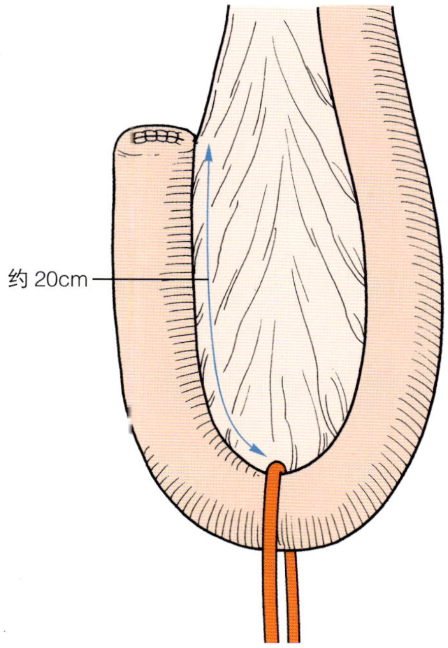


图 15　肠系膜开窗

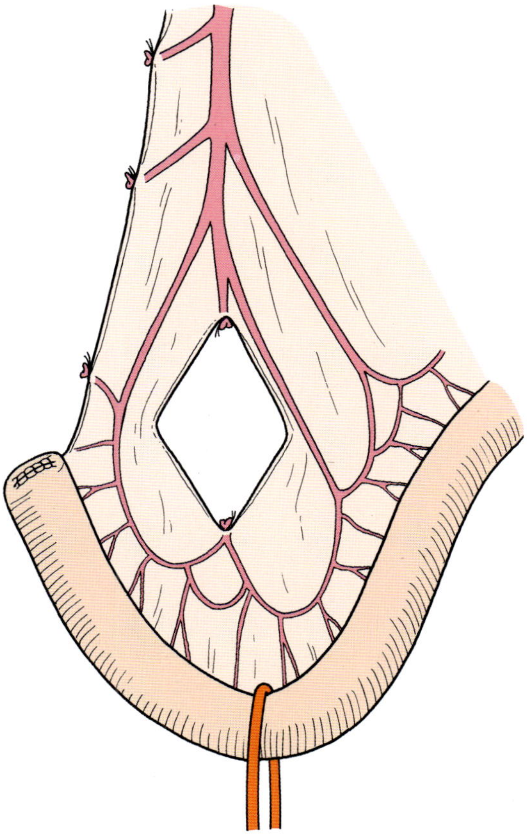

动脉表面的浆膜垂直于血管走行切开数处，可延长系膜约 1cm。虽然我们的经验中尚无需要再进一步延长操作的病例，但如果仍然不够行肛管吻合时可选择以下操作：①选择直肠吻合；②考虑结扎切断回结肠动脉（切断前用血管钳阻断，确认回肠的血运充分）。

肠系膜操作结束后，行回肠侧侧吻合。轻轻牵拉软胶管，在回肠袢的中央用电刀切开小口，插入直线型切割缝合器（TLC75mm 蓝），先行头侧的吻合（**图 16**）。插入缝合器击发前应确认是否夹有肠系膜组织。击发缝合后用 Allis 钳夹持黏膜并翻转黏膜面，确认钉合线有无出血，如有出血可用 4-0 微桥线缝合止血。然后行尾侧的吻合，在击发前用钳子将已经完成的钉合线下端上提（**图 17**），使侧侧吻合线连续（**图 18**）。完成尾侧吻合后，和先前一样进行黏膜翻转，确认有无出血。在缝合止血前将回肠贮袋前端残留的顶端桥（apical bridge）用直线型切割缝合器切断，遗留顶端桥可能会造成术后排便障碍。另外，切断顶端桥时使钉合线靠近一侧连成直线（**图 19**）。顶端桥的钉合线出血时行缝合止血，钉合线前端和钉合重

**图 16　回肠支头侧的吻合**

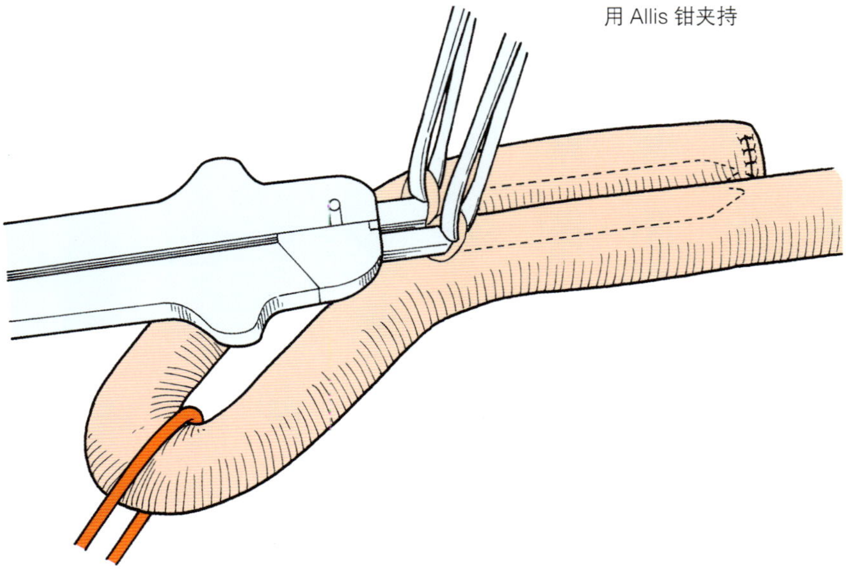


**图 17　回肠支尾侧的吻合**

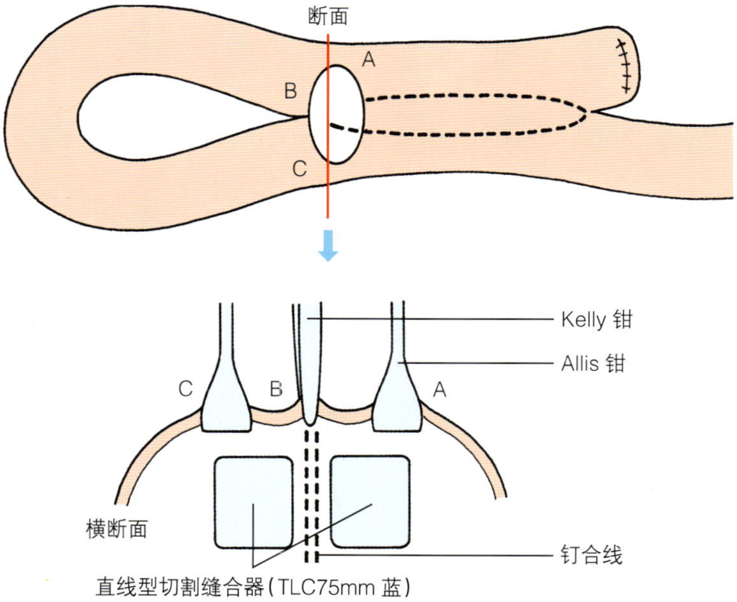

图 18　侧侧吻合的钉合线

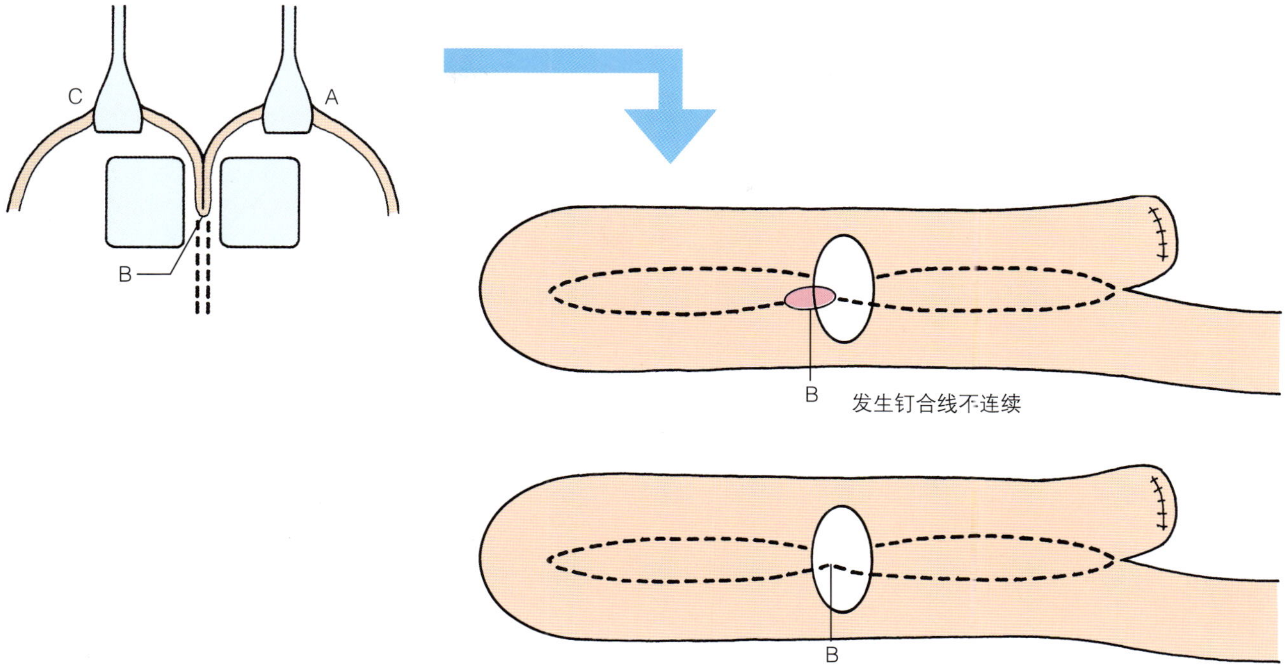


图 19　切断顶端桥(apical bridge)

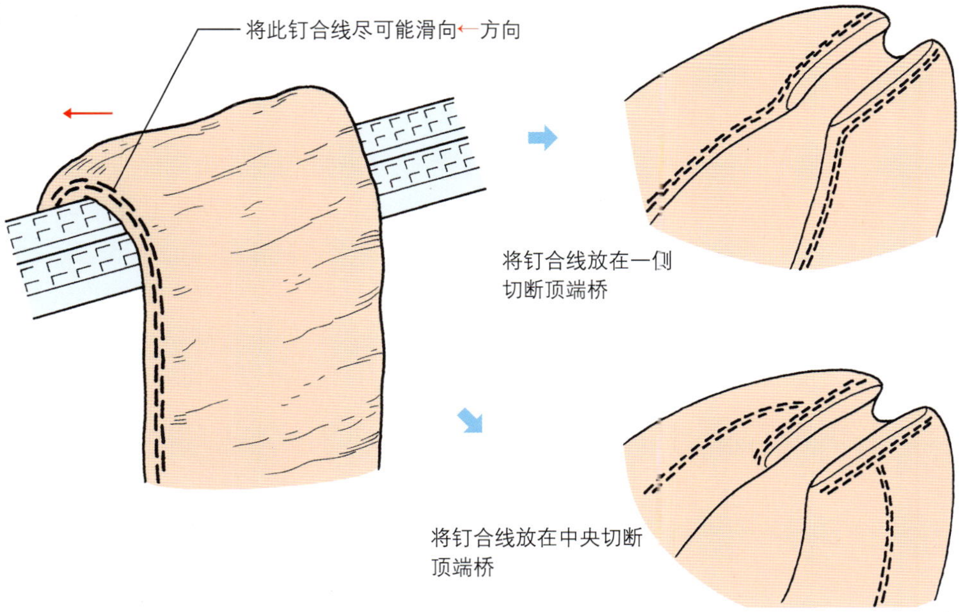


叠的部位要加强缝合。还纳翻转的黏膜，闭锁缝合器的插入孔，贮袋瘘大多发生于此。在侧侧吻合线垂直的方向闭锁插入孔，缝 3 针支持线牵引，使上下钉合线稍微错开，尽量减少钉合线的重合。在支持线之间用 Allis 钳夹持防止闭锁时黏膜从断端脱落。应用 linear stapling device(TX60 蓝色)闭锁断端(**图 20**)。肠系膜的长度不充分或回肠水肿严重时，也可手工缝合闭锁。在闭锁线上缝合数针止血，最后在侧侧吻合部的上端追加浆膜缝合(称为 Keystone suture)，完成回肠贮袋的制作(**图 20**)。

在将回肠贮袋送回腹腔之前，用生理盐水充分冲洗。

图 20 缝合闭锁断端：完成回肠贮袋的制作

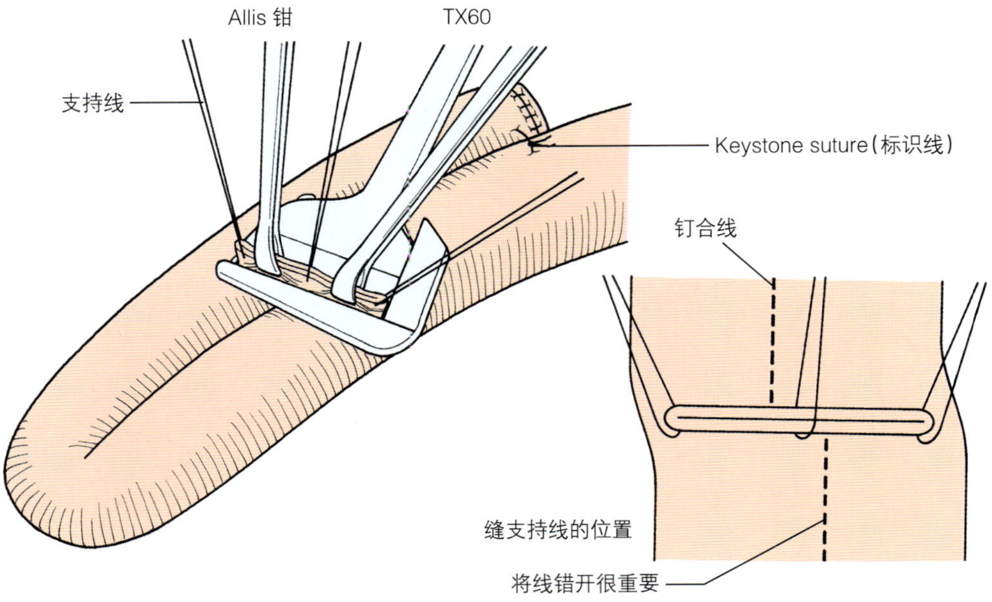


重要

## 5 肛门部操作

直肠黏膜剥除的关键点是：①如何将肛门展开；②如何减少内括约肌的损伤；③如何确定切断线；④如何有效地剥离。

（1）肛门展开要在肛门周围用 3-0 线均匀缝合 6 针，从内外括约肌间沟穿出将全部外括约肌皮下部牵开，臀部皮下脂肪丰富者需缝合 8 针（图 21），要点是充分显露齿状线。

（2）将开肛器轻轻插入，了解肛管内有无可疑恶性肿瘤以及周围有无瘘管形成。黏膜切开前先在黏膜下注入 1：20 万肾上腺素盐水，使黏膜隆起（图 22）。黏膜切开线在齿状线下，以便切除肛隐窝（图 23），残留肛隐窝会造成难治性瘘管形成。黏膜下注入生理盐水后，在内括约肌表面完整切除黏膜，保留部分黏膜下组织，此时应见不到内括约肌的轮状结构，使内括约肌损伤的可能性降到最低（图 24）。虽然用钩型超声刀可以顺利完成黏膜切除，但初学者很难把握分离层

图 21 缝肛门牵开线的方法

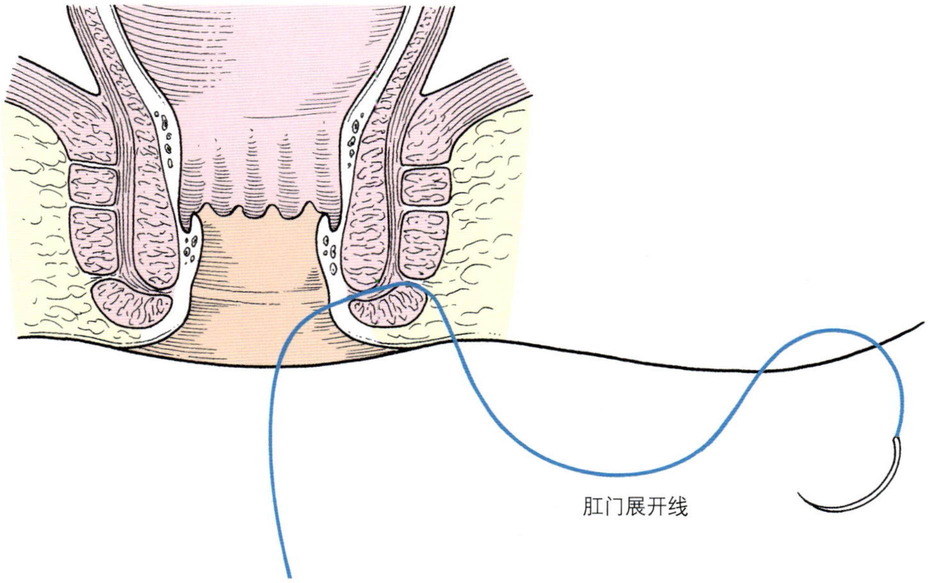

图 22　黏膜下注入肾上腺素盐水

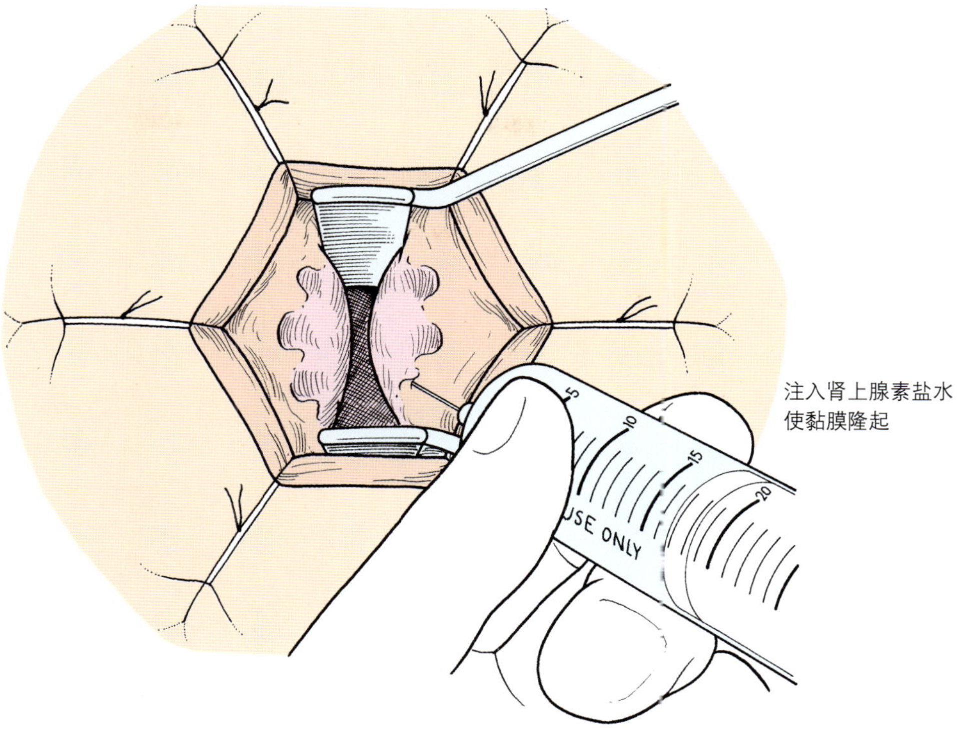


图 23　黏膜切开线

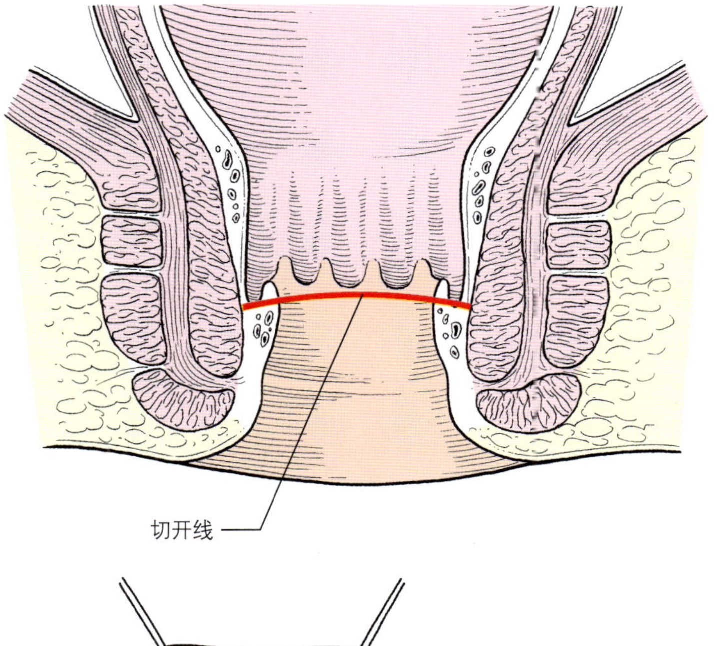


图 24　黏膜切除

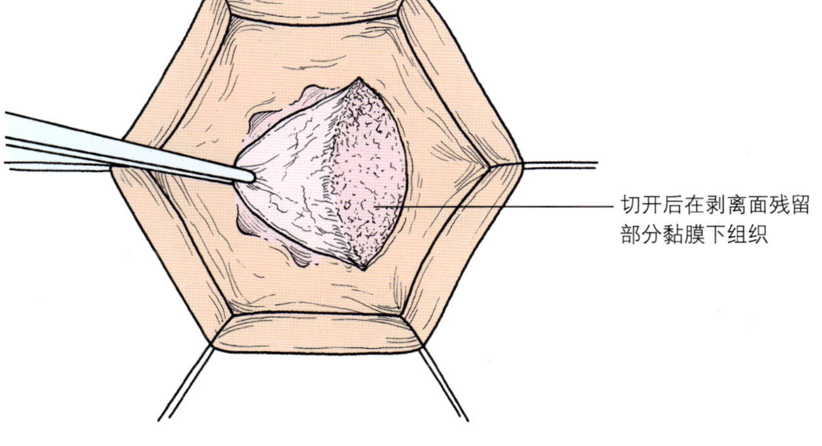

面，因此可先用电刀切开并分离黏膜 5mm 左右，再行黏膜断端缝合闭锁，防止肠内容物污染创面。牵引缝合线的同时在肛管内用钩型超声刀继续贴近黏膜推剥（**图 25**），越过肛管后即用钩型超声刀的钝部按压黏膜面，逐步切入环形肌层，切断裂孔韧带（**图 26**）。术中适当使用吸引和 2 把拉钩，保持肛管内良好的术野显露。

**图 25　用钩型超声刀切除黏膜**

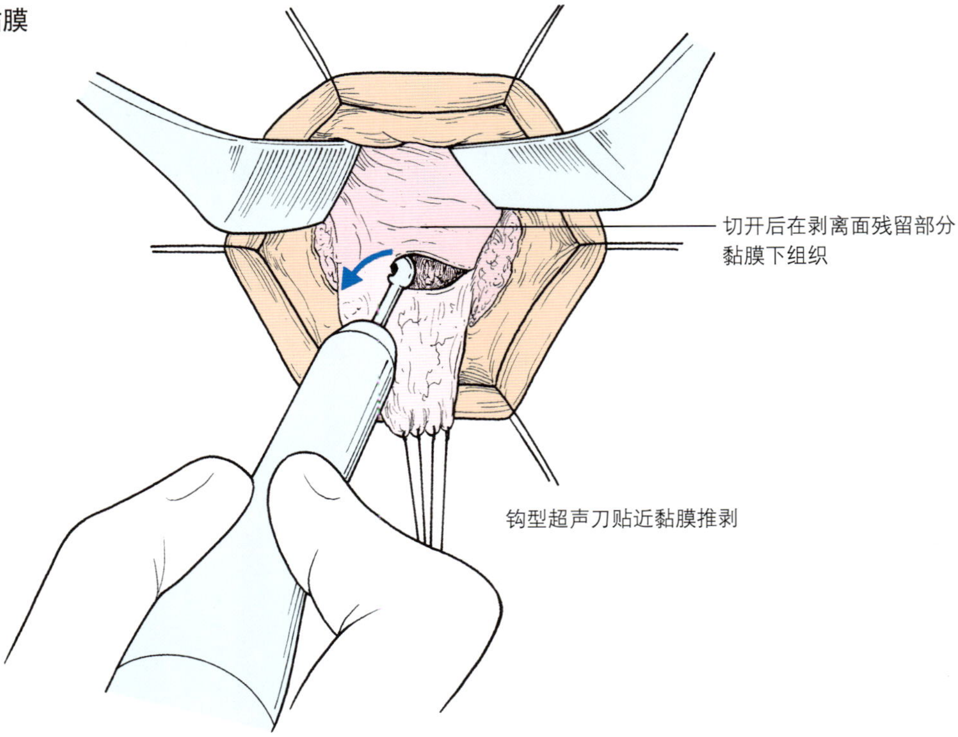


**图 26　切断裂孔韧带**

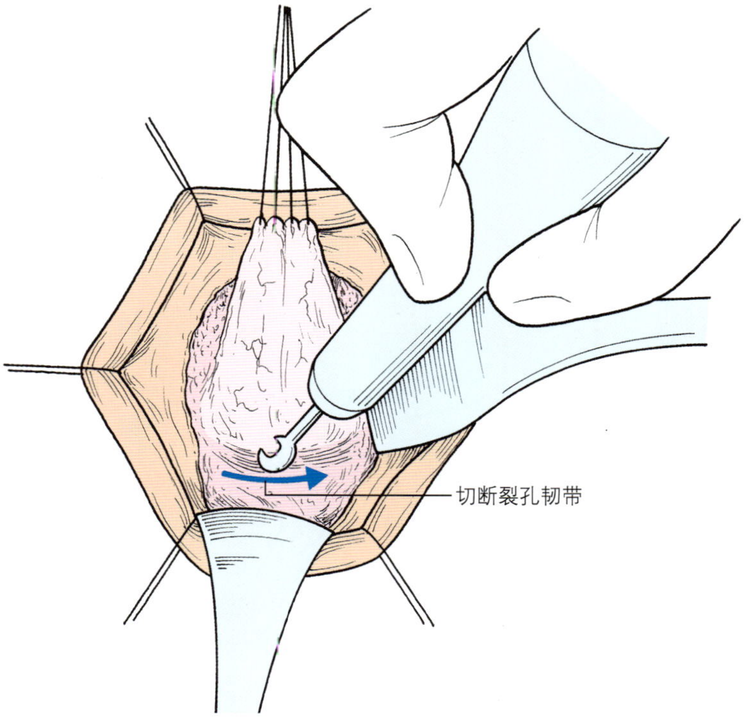

(3) 在环形肌层取切断线的要点是先切断后壁的裂孔韧带，充分分离至直肠系膜的底部，然后再向侧壁切开，最后绕到前壁（图 27）。这样不容易分离过深，避免阴道壁或前列腺损伤。此时如果环形肌层已经充分切开，将示指伸入切开部可触及柔软的脂肪组织，表明已进入盆腔的直肠系膜。熟练者可以切开环形肌层而仅留一层薄的直肠周围筋膜，初学者可将环形肌层和直肠周围筋膜在腹腔内与直肠一起切断。

(4) 距黏膜断端 2cm 行全周的烟包缝合，将断端埋入并双重闭锁。目的是防止用纱布剥离时损伤断端使纱布进入直肠内。确切止血后将连接在一起的 5 块纱布顺次插入肛门内，先用纱布填塞使直肠系膜前端从骶骨面向上推压，然后填塞侧壁，最后沿前壁将纱布填入最深处避免滑落。此法可钝性剥离阴道或前列腺和直肠壁的间隙，通常纱布可推压至腹膜返折部（图 28）。填入纱布后再度确认肛管内有无出血，女性一定要确认有无阴道后壁的损伤。溃疡性结肠炎患者如术前有直肠阴道瘘时，推剥时容易损伤阴道壁，可用吸收线缝合。通常黏膜切除需要 15 分钟左右。

图 27 确定切断线的要点

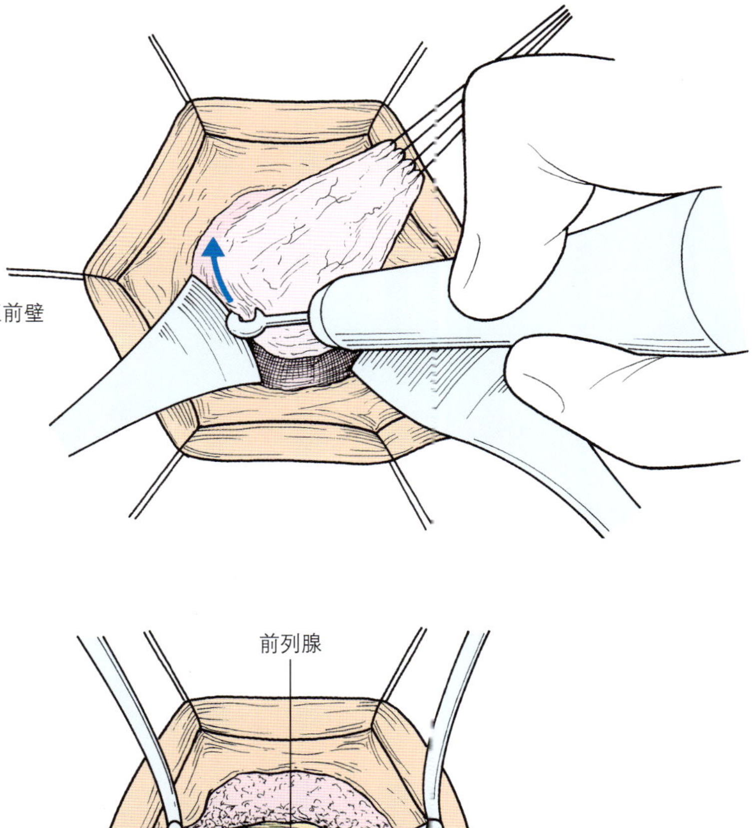


图 28 用纱布推剥

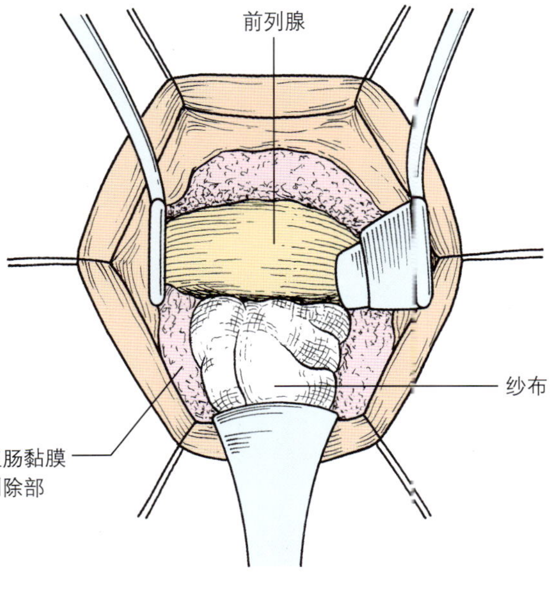

## 6 经腹腔切除直肠

肛门操作结束后，从腹腔内继续剥离直肠前壁，当触及经肛门填塞的纱布后即可切开见到纱布（**图 29**）。拔除纱布，左手第 2、3 指插入间隙内，牵拉直肠肛侧断端，将直肠后壁剩余的周围筋膜和两侧部分直肠系膜切断，但与直肠癌不同的是不要靠近骨盆壁切断两侧直肠系膜。过度牵拉会使部分骨盆神经被拉起，切断时容易损伤造成生理功能障碍，所以应靠近直肠壁切断（**图 30**）。标本整块从腹腔取出，至此全结肠切除结束，用 3L 生理盐水冲洗盆腔。

**图 29　剥离直肠前壁**

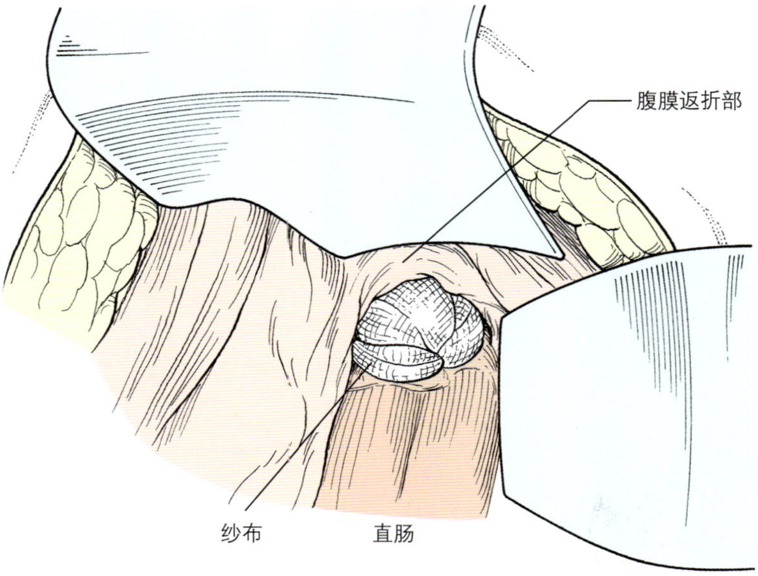


**图 30　切除直肠**

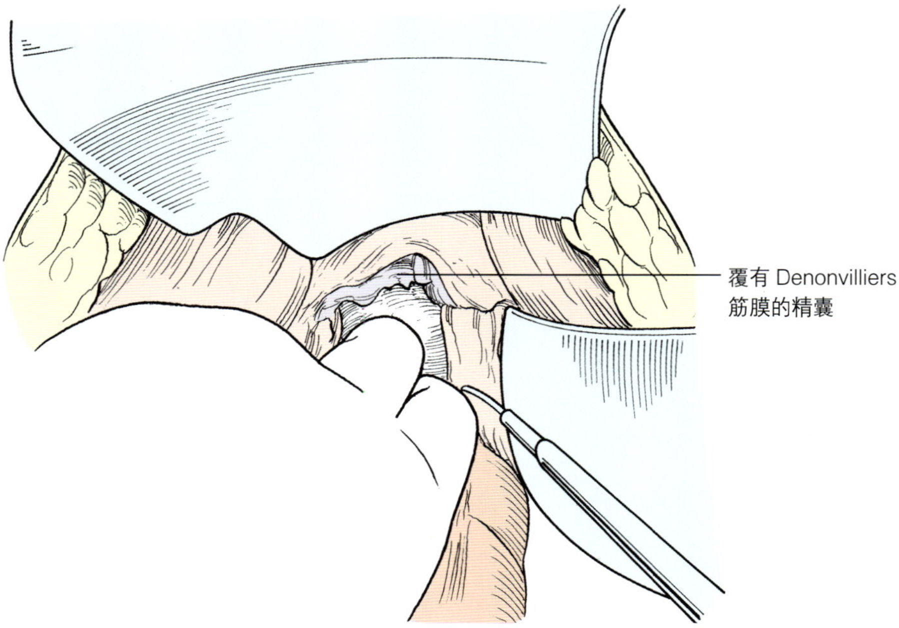

重要

## 7 回肠贮袋与肛管吻合

重建时必须注意肛管应处于展开并拉出的状态，用 Allis 钳下拉回肠贮袋前端时不要拉出过多。如果不能将回肠贮袋前端充分拉出，可逆时针旋转 90° 使其更加贴近肛门缘。在贴近肛管上缘处先将内括约肌和回肠贮袋的浆肌层用 3-0 微桥线上下左右缝 4 针固定。在贮袋前端开口，然后将开口与黏膜断端全层用 4-0 微桥线缝合 24 针。由于肛管被过度牵拉，对内外括约肌造成一定的损伤，因此缝合时按肛门缘的黏膜断端、内括约肌表层的结缔组织（黏膜切除时保留的黏膜下组织）、回肠贮袋前端的顺序缝合，使肛管内腔缩小（图 31）。缝合后先按顺序剪断牵开线，然后结扎缝合线。吻合结束后经肛门插入肠梗阻导管减压。

图 31　回肠贮袋与肛管吻合

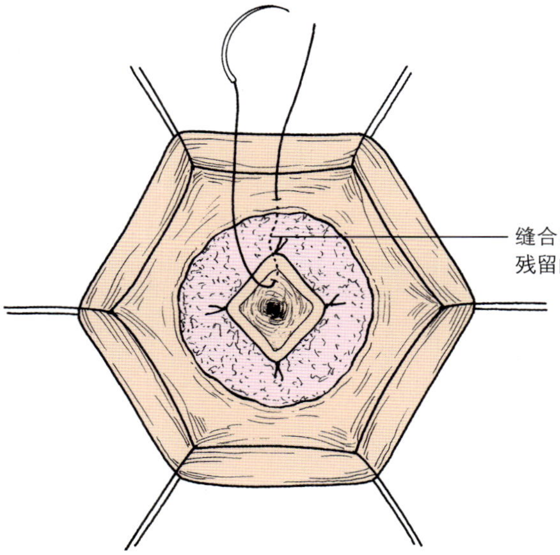


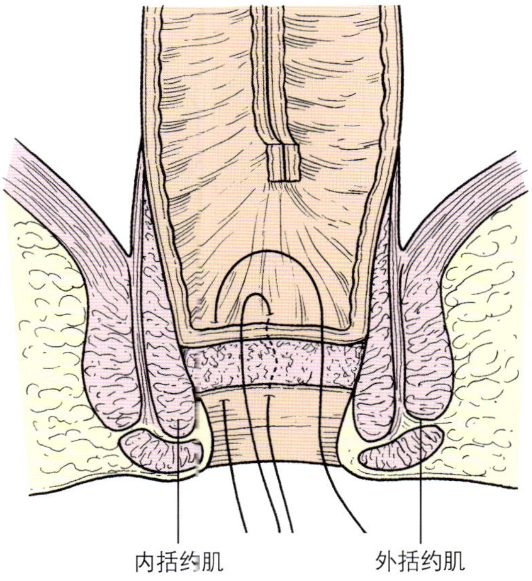


## 8 放置引流、关腹

用 3L 生理盐水冲洗腹腔，在贮袋后方放置持续负压引流管，用可吸收线和钉合器分 3 层关腹。

## 9 回肠人工肛门造设

距回肠贮袋口侧 30cm，行右下腹回肠人工肛门造设，设计好造口位置，避免内容物漏出污染切口。

## 术后管理

(1) 术后检查。用胸腹部 X 线检查判断有无肺部并发症，确认胃管、引流管及肠梗阻导管的位置。一般血、尿等常规检查即可，由于术前大量使用非甾体类抗炎药的患者较多，要注意电解质、血糖等的改变。因患者基本上都是良性疾患，生命体征平稳时，HGB8.0/dL 以上者尽量避免输血。

(2) 围术期非甾体类抗炎药的使用参照有关书籍。

(3) 持续负压引流管通常可在 48 小时左右拔除。饮水和开始经口进食与一般大肠手术相同。由于有回肠人工肛门，经口进食后可排出大量的水样便，注意防治脱水。

完成结肠全切 - 回肠贮袋肛管吻合术必须超越多个技术难点，熟练掌握本术式可用于低位直肠癌的保肛手术，是非常有用的外科术式。

**参考文献**


1) Shoji Y, Kusunoki M, Fujita S, Yamamura T, Utsunomiya J : Functional role of the preserved rectal cuff in ileoanal anastomosis. Surgery, 111 : 266–273, 1992.

2) Miki C, Ohmori Y, Yoshiyama S, Toiyama Y, Araki T, Uchida K, Kusunoki M : Factors predicting postoperative infectious complications and early induction of inflammatory mediators in ulcerative colitis patients. World J Surg, 31 : 522–529, 2007.

3) Miki C, Yoshiyama S, Okita Y, Araki T, Uchida K, Yanagi H, Kusunoki M : Neutrophil priming as a surgery-related risk factor for postoperative infectious complications in patients with ulcerative colitis. Dig Surg, 23 : 179–185, 2006.